Rabea Kieß

Die HORMON *Balance* DIÄT

Mein **7-Schritte-Programm**
zum Wohlfühlgewicht

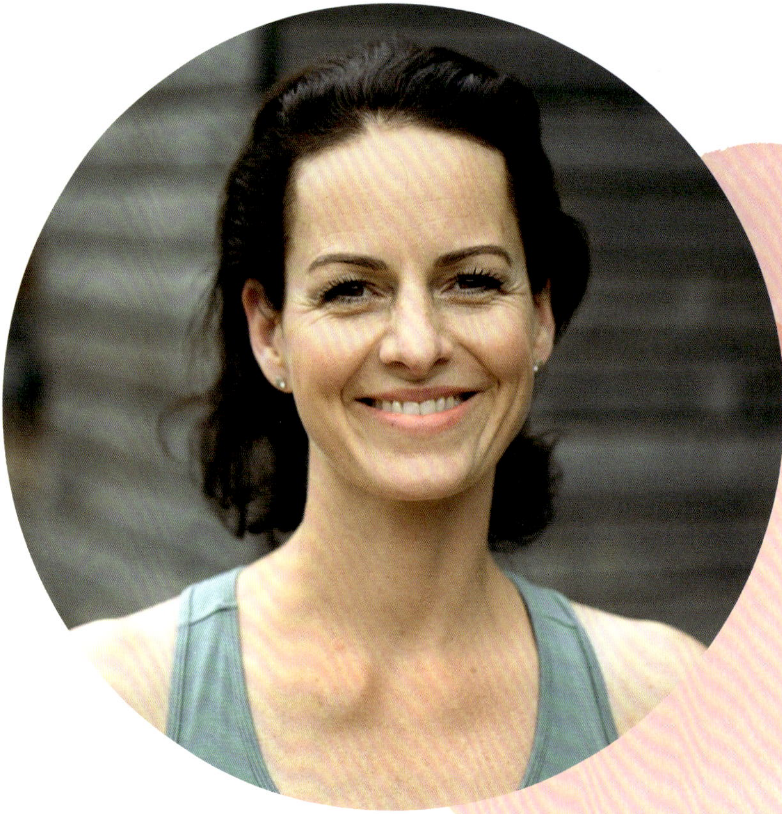

Liebe Leserin,

seit vielen Jahren unterstütze ich als Ernährungscoach und Personal Trainerin Frauen dabei, durch effektives Training und eine gesunde Ernährungsumstellung ihre Wohlfühlfigur zu erreichen. Bei vielen Klientinnen hat das auch wunderbar geklappt. Bei anderen, insbesondere bei Frauen um die 40, musste ich jedoch immer wieder frustriert feststellen, dass alles, was ich im Studium und in Fortbildungen zum Thema Abnehmen gelernt hatte, einfach nicht funktionierte. Dabei ist die Rechnung doch eigentlich ganz simpel: Wenn man weniger Kalorien aufnimmt, als man verbrennt, nimmt man automatisch ab. Also musste ich das Training bei diesen Frauen intensivieren und die Kalorienzufuhr deutlich reduzieren.

Sie ahnen, was dabei herauskam. Und vielleicht haben Sie ähnliche Erfahrungen gemacht wie meine Klientinnen und ich? Ja, das Gewicht ging etwas runter. Aber eigentlich hätte es viel mehr sein müssen angesichts der ganzen Quälerei und des Verzichts. Am frustrierendsten war, dass die Frauen die verlorenen Kilos schon bald wieder draufhatten. Bei einigen zeigte die Waage sogar mehr an als vor der Diät.

Würde die These der Kalorienbilanz stimmen, müsste die Rechnung immer aufgehen. Dann würde ich als Hormoncoach nicht immer wieder E-Mails bekommen wie die von Lea: „Obwohl ich nur 1600 kcal am Tag esse, nehme ich nicht ab: Es ist zum Verzweifeln. Mein Sportprogramm – sechsmal die Woche Ausdauer- und Krafttraining – hilft auch nicht.“ Oder die E-Mail von Romana, die schreibt: „Meine größte Herausforderung ist, dass ich momentan kein Gramm abnehme. Ich mache viermal pro Woche Sport und ernähre mich wirklich gesund. Ich weiß nicht, was ich falsch mache. Mein Mann hat acht Kilo in drei Monaten abgenommen, er macht genau das Gleiche wie ich.“ Dass die Kalorienrechnung nicht immer aufgeht, zeigt sich auch, wenn Ihre Freundin viel mehr isst als Sie, keinen Sport macht, aber trotzdem gertenschlank ist. Oder wenn Sie zunehmen, obwohl Sie an Ihrer Ernährung nichts verändert haben. Oder wenn Sie ganz gezielt gegen Ihre Problemzonen trainieren, auf Zucker verzichten und dennoch Ihr Bauchfett oder die Cellulite an den Oberschenkeln nicht loswerden.

Die These der Kalorienbilanz – weniger essen, mehr bewegen, dann klappt das Abnehmen – kann also nicht die absolute Wahrheit sein. Aber wie können wir es dann schaffen, unsere Wunschfigur zu erreichen? Diese Frage habe ich mir als Personal Trainerin immer wieder gestellt. Es konnte doch nicht sein, dass ich als Expertin meinen Klientinnen nicht helfen konnte. Es musste doch möglich sein, den Körper auf gesunde Weise, dauerhaft, ohne Crash-Diät und Jo-Jo-Effekt zum Abnehmen zu bewegen. So fing ich an nachzuforschen, durchforstete die Fachliteratur und besuchte Fortbildungen, bis ich das fehlende Puzzleteil fand:

Es sind die Hormone!

Mittlerweile weiß ich, dass Hormone jeden Abnehmversuch ausbremsen können. Und ich weiß auch, wie Sie Ihre Hormone wieder in Balance bringen und Ihr Wohlfühlgewicht ohne Hungern und Quälerei erreichen. Dieses Wissen gebe ich Ihnen in diesem Buch weiter. So kommen auch Sie ganz entspannt zu Ihrem Wunschgewicht. Und hormonelle Beschwerden wie PMS, Stimmungsschwankungen, Heißhunger, Hitzewallungen, Haar- und Hautprobleme, Zyklusbeschwerden oder Schlafstörungen bekommen Sie dabei auch in den Griff.

Ich wünsche Ihnen viel Erfolg dabei!
Ihre

Rabea Kieß

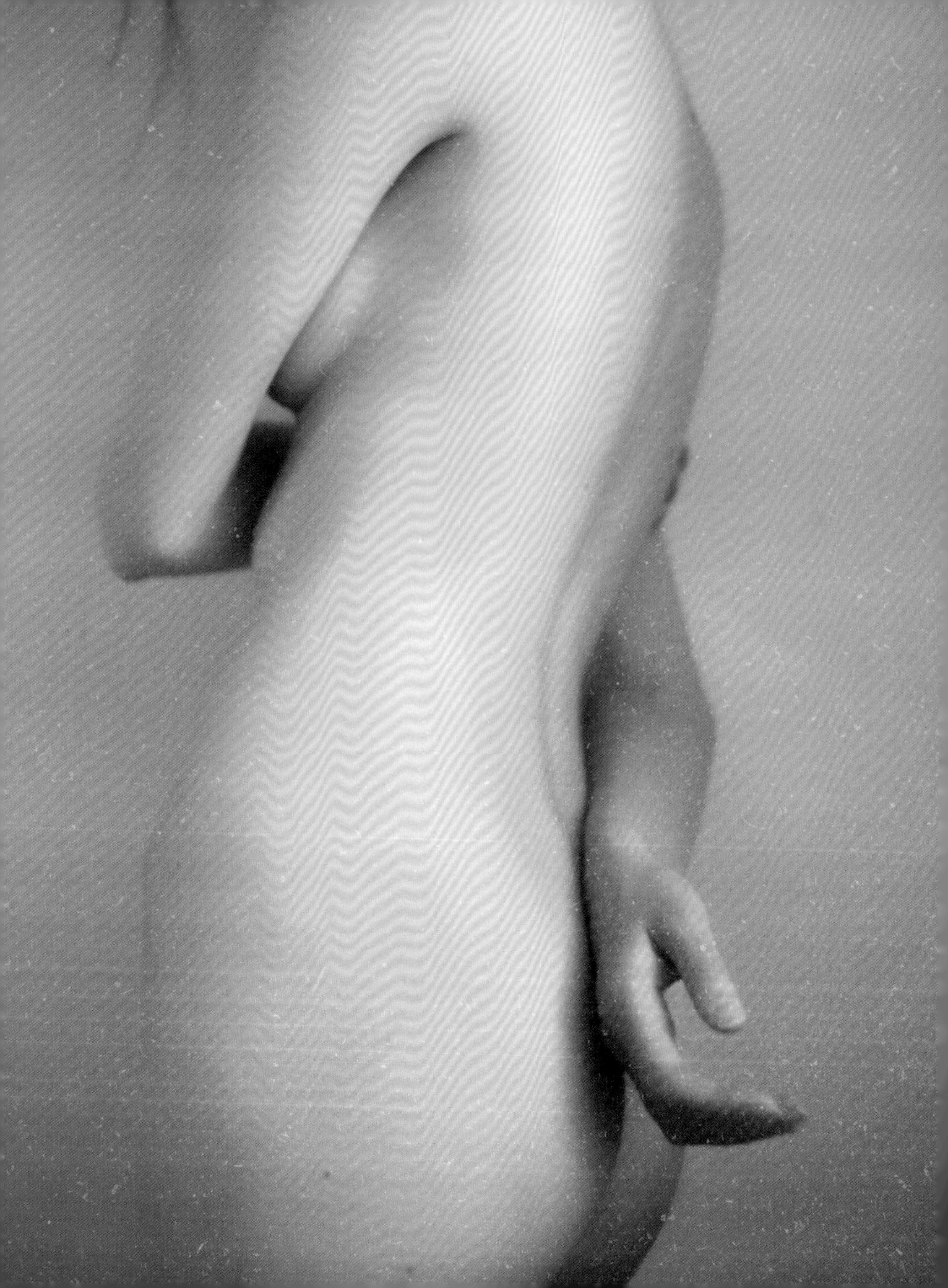

Hormone

FINDEN SIE HERAUS, WIE HORMONE DAS ABNEHMEN BREMSEN UND DER WUNSCHFIGUR IM WEGE STEHEN

Warum Diäten nicht funktionieren

Immer wieder machen Frauen die Erfahrung, dass sie trotz Diät einfach kein Gewicht verlieren. Warum das nicht an mangelnder Disziplin oder am falschen Abnehmprogramm liegt, wird klar, wenn wir betrachten, was beim Hungern in unserem Körper passiert.

Wenn wir eine kalorienreduzierte Diät machen, Mahlzeiten auslassen oder fasten, nimmt der Körper wahr, dass Essen knapp wird, und befürchtet eine Hungersnot. Als Reaktion darauf schüttet er vermehrt Stresshormone aus, die ihn in den Hungerstoffwechsel versetzen. Das ist Teil eines jahrtausendealten Überlebensprogramms, das sich bis heute nicht verändert hat. Es half unseren Vorfahren, Kriege, Unwetter, Überlebenskämpfe, Infektionen und anhaltende Hungersnöte zu überstehen. Dabei reduziert der Körper seinen Energie- bzw. Kalorienverbrauch auf ein Minimum. Das macht er z. B., indem er die Körpertemperatur und den Puls senkt, die Verdauung verlangsamt und Muskulatur abbaut. Dadurch verringert sich der Grundumsatz und wir benötigen weniger Energie zum Leben. Das ist der Grund, warum die meisten Menschen zwar zu Beginn einer Diät Gewicht verlieren, aber schon nach kurzer Zeit ein Plateau erreichen, an dem das Gewicht einfach nicht weiter heruntergeht: Der Körper hat sich auf die geringere Energiezufuhr eingestellt und kommt mit weniger aus. Geben wir jetzt aus Frust das Diätvorhaben auf, erleben wir den klassischen Jo-Jo-Effekt: Wir essen wieder normal, der Grundumsatz unseres Körpers ist aber immer noch reduziert. Das führt unweigerlich dazu, dass wir wieder zunehmen. Reduzieren wir unsere Kalorienzufuhr noch weiter und intensivieren unser Sportprogramm, um endlich wieder Erfolge auf der Waage zu sehen, bestätigt das den Körper erst recht darin, dass er sich in einer Notlage befindet und Energie sparen muss. Je häufiger wir auf Diät sind und je strenger die Diät ist, desto weiter wird der Grundumsatz nach unten gedrängt. Und umso mehr nehmen wir nach der Diät zu, wenn wir wieder normal essen.

Kalorien sind nicht alles

Das Konzept vieler Diäten geht von der Annahme aus, dass alle Kalorien gleich sind. Egal, was wir essen – solange die Kalorienanzahl möglichst niedrig ist, klappt es mit dem Abnehmen. Und so entwickelte die Diätindustrie in den letzten Jahren fett- und kalorienreduzierte Produkte, die z. B. statt Zucker künstliche Süßstoffe enthalten. Sie liefern weniger Kalorien als vergleichbare Produkte, machen theoretisch also nicht dick. In Wahrheit ist die Zahl der Übergewichtigen und die Zahl der Zivilisationskrankheiten aber in den letzten Jahren dramatisch gestiegen – trotz der von der Lebensmittelindustrie als leicht und gesund vermarkteten zahlreichen neuen Produkte. Wie kann das sein? Natürlich stimmt es, dass wer zu viel isst und sich kaum bewegt, wer es mit Junkfood, Schokolade oder Alkohol übertreibt und nachts den Kühlschrank plündert, sich nicht wundern muss, wenn er zunimmt. Aber aus meiner Erfahrung in der Praxis weiß ich, dass viele Frauen, die Gewichtsprobleme haben, sogar sehr wenig essen – weil sie Angst haben, noch mehr zuzunehmen. Und weil viele Übergewichtige auch von Ärzten immer wieder zu hören bekommen, dass sie selbst schuld sind. Dass sie einfach zu willensschwach und undiszipliniert sind. Und dass sie einfach mal weniger essen sollen, selbst wenn sie sich schon mit nur 1000 Kalorien und permanentem Hunger durch den Tag quälen. Verlieren sie trotz allen Verzichts nicht an Gewicht, ist die Verzweiflung natürlich groß. Das Selbstwertgefühl sinkt immer weiter. Was viele dieser Frauen gemeinsam haben: Ihre Hormone sind nicht im Gleichgewicht.

Ohne Balance kein Abnehmen

Jedes Mal, wenn wir etwas essen, wird eine Abfolge biochemischer Reaktionen im Körper ausgelöst, die die Ausschüttung spezieller Hormone aktiviert. Diese Hormone sind verantwortlich dafür, ob wir uns nach einer Mahlzeit satt fühlen, ob wir Heißhunger auf Süßes haben und ob Fett verbrannt oder gespeichert wird. Ist das hormonelle Gleichgewicht gestört, hat das Auswirkungen auf unser Wohlbefinden, unsere Stimmung, unsere Leistungsfähigkeit und unsere Figur. Aus meinen Erfahrungen als Personal Trainerin weiß ich: Wenn die Hormone nicht in Balance sind, ist Abnehmen so gut wie unmöglich. Das ist der Grund, warum wir mit herkömmlichen Diäten oder Sportprogrammen nicht weiterkommen. Im Gegenteil: Je mehr wir den Körper unter Stress setzen mit Kalorienrestriktion, hartem Training und eiserner Disziplin, desto mehr verstärken wir ein hormonelles Ungleichgewicht und desto unwahrscheinlicher wird es, dass wir dauerhaft abnehmen. Welche Hormone bei Ihnen möglicherweise aus dem Gleichgewicht sind und wie sich das auf Ihre Figur auswirkt, erfahren Sie bei den Hormon-Porträts und Selbsttests ab Seite 20.

Die Fasten-Falle

Ganz im Gegensatz zu Männern reagieren Frauen empfindlicher auf Nahrungsknappheit, das haben neuere Studien gezeigt. Bei unseren männlichen Vorfahren stieg die Stoffwechselaktivität stark an, um in Hungerzeiten genug Kraft und Energie für die Nahrungssuche aufbringen zu können. Im Gegensatz dazu führt Fasten bei Frauen zu einem starken Anstieg von Stresshormonen, einem Abfall der Stoffwechselaktivität und vermehrter Fetteinlagerung. Schließlich mussten unsere weiblichen Vorfahren genug Fett- und Energiereserven haben, um weiter fruchtbar zu sein und Fehlgeburten zu vermeiden, um so das Fortbestehen unserer Spezies zu sichern. Auch das in letzter Zeit sehr beliebte Intervallfasten, das verspricht, durch das Auslassen des Frühstücks oder Abendessens in Form zu kommen, kann das empfindliche Hormongleichgewicht von Frauen stören und auf Dauer zu mehr Gewicht führen. Ich rate daher allen Frauen zu regelmäßigen Mahlzeiten, insbesondere zu einem ausgewogenen Frühstück.

Der Schlüssel zur Wohlfühlfigur

Überraschung: Nicht allein wie viele Kalorien wir essen, bestimmt unser Gewicht. Denn letztlich entscheiden unsere Hormone, was mit den Kalorien passiert, die wir zu uns nehmen: Je nach Hormonlage werden sie verbrannt oder als Fett gespeichert.

Das eine Symptom, das bei den meisten Hormonstörungen auftritt, ist eine scheinbar unerklärliche Gewichtszunahme. Das bedeutet, Sie nehmen zu, obwohl Sie eigentlich gar nichts verändert haben an Ihrem Essverhalten oder Lebensstil. Oder noch schlimmer: Sie nehmen zu, obwohl Sie sich bewusst gesund ernähren und kaum noch Zucker essen oder Alkohol trinken. Oder aber es bildet sich plötzlich mehr Körperfett an Bauch, Rücken, Hüfte oder Oberschenkeln – das wäre das andere Symptom.

Hormonstörungen betreffen alle Frauen

Wenn Sie jetzt denken, das trifft nur auf Frauen in den Wechseljahren zu, muss ich Ihnen widersprechen: Hormonelle Beschwerden betreffen Frauen in jedem Alter. Denn immer mehr Frauen leiden unter Hormonstörungen wie dem polyzystischen Ovarialsyndrom (PCOS), unter Endometriose, Schilddrüsenerkrankungen, Zysten und Myomen, Insulinresistenz, prämenstruellem Syndrom (PMS) oder Unfruchtbarkeit. Dazu kommen noch die Umstellungen im Hormonhaushalt während der Pubertät, während der Schwangerschaft und Stillzeit sowie rund um die Wechseljahre. Alle Hormonstörungen gehen mit zahlreichen Symptomen einher, wie Sie bei den Homon-Porträts ab Seite 20 feststellen werden. Das liegt daran, dass alle Hormone ähnlich wie die einzelnen Instrumente eines Orchesters zusammenspielen. Wenn eines aus der Reihe tanzt, klingt das ganze Stück schief. Die anderen Instrumente versuchen zwar, lauter oder leiser zu spielen, um die Show zu retten. Aber es klingt nicht mehr harmonisch. Das ist der Moment, in dem wir Frauen spüren, dass es uns nicht mehr so gut geht wie noch vor einigen Monaten oder Jahren oder dass sich der Körper verändert hat.

Die Beschwerden sind vielfältig

Oft fängt es mit kleineren Beschwerden an, die wir zunächst vielleicht gar nicht so ernst nehmen, die aber mit der Zeit immer lauter und deutlicher werden. Vielleicht bemerken Sie verstärkte Wassereinlagerungen, die Hose sitzt enger. Es fällt Ihnen schwerer, das Gewicht zu halten. Vielleicht schlafen Sie unruhiger, sind nicht mehr so belastbar, etwas vergesslich und schneller müde. Vielleicht hat sich Ihr Zyklus verändert. In den Tagen vor der Periode spannen die Brüste, Sie haben Kopfschmerzen oder Heißhunger. Sie sind oft gereizt oder auch traurig oder ängstlich. Die Periode ist stärker und schmerzhafter oder viel unregelmäßiger als bisher oder bleibt ganz aus. All diese Symptome sind Signale und Zeichen unseres Körpers, dass das Orchester unserer Hormone aus dem Takt geraten ist. Ärgern Sie sich nicht darüber! Nehmen Sie besser die Botschaft Ihres Körpers dankbar an und helfen Sie ihm, mit meinem Hormon-Balance-Programm wieder ganz natürlich ins Gleichgewicht zu kommen.

Im Stressmodus ist Fettverbrennung nicht möglich

Im Laufe der Zeit habe ich festgestellt, dass die Hormonregulation auf vielen verschiedenen Ebenen gleichzeitig stattfinden muss. Denn die einzelnen Hormone greifen wie Zahnräder ineinander. Ernährung und Bewegung müssen neu betrachtet werden, wenn wir erfolgreich in Form kommen wollen. Der Blick auf die Kalorien oder starre Regeln bringen uns nicht weiter. Denn dafür interessieren sich unsere Hormone nicht. Vielmehr folgen sie den Anweisungen des Nervensystems, das rund um die Uhr prüft, ob unsere Lebensbedingungen optimal sind, sodass wir in Sicherheit sind. Der Zustand unseres Nervensystems entscheidet, ob wir Muskelmasse oder Fettmasse aufbauen, ob wir Kalorien verbrennen oder als Hüftgold speichern, ob wir permanent Heißhunger auf Schokolade haben oder nach einer Mahlzeit lange satt und zufrieden sind. Ob wir gehen, sitzen, denken, schlafen, lachen oder weinen - unser Körper braucht für alles, was er tut, Energie. Energie kann er aus zwei Brennstoffen beziehen: Zucker (Glukose) und Fett. Wie Sie jetzt wissen, brauchen wir bei akutem Stress sofort eine große Menge Energie. Für welchen Brennstoff entscheidet sich der Körper, wenn ihm „Kampf" oder „Flucht" bevorsteht? Fett wäre uns natürlich lieber - aber er entscheidet sich für den Zucker, Glukose. Fett kann nämlich nur sehr langsam als Energielieferant freigesetzt werden. Das wäre in einer lebensbedrohlichen Situation nicht wirklich hilfreich. Schließlich brauchen wir sofort Energie, um mit der Bedrohung fertigzuwerden. Wenn die Stressbelastung länger anhält, schütten die Nebennieren Cortisol aus, unser Langzeit-Stresshormon, das dem Körper eine Hungersnot signalisiert. Sind die Zuckerspeicher in der Leber und den Muskeln aufgebraucht, kann der Körper zur Not auch selbst Glukose herstellen, nämlich aus körpereigenem Eiweiß. Und wo steckt am meisten Eiweiß drin? In den Muskeln! Also opfert er wertvolle Muskelmasse, die wir uns mühsam im Fitnessstudio erarbeitet haben. Schließlich wird der gesamte Stoffwechsel gedrosselt, um Energie zu sparen, und jede verfügbare Kalorie in den Fettzellen gespeichert. Solange wir im Stresszustand sind, verbrennt der Körper also Zucker. Erst wenn der Körper sich sicher fühlt und die Stresshormone mit Wirkung des Parasympathikus abgebaut sind, wird der Körper seinen Fettstoffwechsel aktivieren, sodass auch Fettverbrennung wieder möglich ist. Aus diesem Grund spielen Entspannung, Schlaf, Ruhe und Regeneration eine große Rolle, wenn wir unsere Hormone wieder in Balance bekommen und unsere Wohlfühlfigur zurückgewinnen wollen.

Welches Hormon ist im Ungleichgewicht?

Wie Sie erfahren haben, hängen alle Hormone zusammen und beeinflussen sich gegenseitig. Trotzdem gibt uns unser Körper Hinweise, bei welchem Hormon wir als Erstes ansetzen sollten. Mithilfe der Hormon-Porträts und Selbstchecks ab Seite 20 können Sie Ihren eigenen Hormonen auf die Spur kommen und dann mit dem Balance-Programm gezielt gegensteuern, um wieder ins hormonelle Gleichgewicht zu kommen.

So arbeitet unser Hormonsystem

Warum es sinnvoller ist, beim Abnehmen bei der Entspannung statt beim Kalorienzählen anzusetzen, hängt damit zusammen, wie unsere Hormone und unser Nervensystem verknüpft sind.

Dass wir uns jederzeit an unsere Lebensbedingungen anpassen können, verdanken wir unseren Hormonen. Sie arbeiten eng mit unserem Nervensystem zusammen und steuern fast alles in unserem Körper. Mit ihrer Hilfe erzeugt der Körper Wärme, wenn uns kalt ist, lässt uns einschlafen, wenn wir müde sind, oder schickt uns auf Nahrungssuche, wenn wir Hunger haben. Hormone steuern unsere Libido, Energie, Konzentrationsfähigkeit und Verdauung, die Beschaffenheit von Haut, Nägeln und Haaren, unsere Stimmung und unsere Emotionen, unseren Appetit und unser Sättigungsempfinden, unsere Stresstoleranz, unseren Stoffwechsel, unsere Figur und unser Körpergewicht.

Hormone sind Teamworker

Diese genialen Alleskönner sind chemische Botenstoffe, die in unseren endokrinen Drüsen produziert werden: z. B. im Hypothalamus, in der Hypophyse, der Zirbeldrüse, der Schilddrüse, den Nebennieren und der Bauchspeicheldrüse, bei Frauen in den Eierstöcken und bei Männern in den Hoden. Von dort werden sie über das Blut im Körper verteilt, bis sie an die Rezeptoren ihrer Zielzellen andocken. Man spricht von einem Schlüssel-Schloss-Prinzip: Jedes Hormon, der Schlüssel, hat an der Zielzelle seinen eigenen Rezeptor, das Schloss, in den es hineinpasst und so eine Reaktion auslösen kann. Unsere Hormone sind dabei keine Einzelakteure – sie arbeiten mit-, aber auch gegeneinander. Viele Hormone haben einen Gegenspieler, sodass ihre Wirkung fein geregelt werden kann. Es reicht also nicht aus, dass unser Körper Hormone produziert. Wichtig ist vor allem, dass er sie in genau den richtigen Mengen herstellt. Dafür ist es notwendig, dass alle Hormondrüsen eng miteinander kommunizieren und zusammenarbeiten. Dennoch ist die Ausschüttung von Hormonen hierarchisch organisiert. Die hormonelle Kommandozentrale ist der im Zwischenhirn sitzende Hypothalamus. Er erteilt der darunter liegenden Hypophyse Aufträge, die diese wiederum an die Hormondrüsen weitergibt. Schließlich geben unsere Hormondrüsen über eine Antwortschleife dem Hypothalamus permanent Rückmeldung über den aktuellen Hormonspiegel. So kann der Bedarf ständig angepasst werden. Die meisten Hormone werden in bestimmten Rhythmen ausgeschüttet, manche unterliegen auch einem Tag-Nacht-Rhythmus. Der Hypothalamus überwacht aber nicht nur die körperinternen hormonellen Regelkreise, er reguliert auch das Nervensystem. Permanent prüft er unsere Lebensumgebung und reagiert darauf, indem er ganz spezielle Hormone in bestimmten Mengen auf den Weg durch den Körper schickt.

Das weibliche Hormonsystem

DER HYPOTHALAMUS

ist die Kommandozentrale für das Hormonsystem und reguliert, welche Hormone in welchen Mengen von den anderen Drüsen gebildet werden sollen

DIE HYPOPHYSE

stimuliert im Auftrag des Hypothalamus andere Hormondrüsen wie Schilddrüse, Eierstöcke oder Nebennieren dazu, selbst Hormone herzustellen

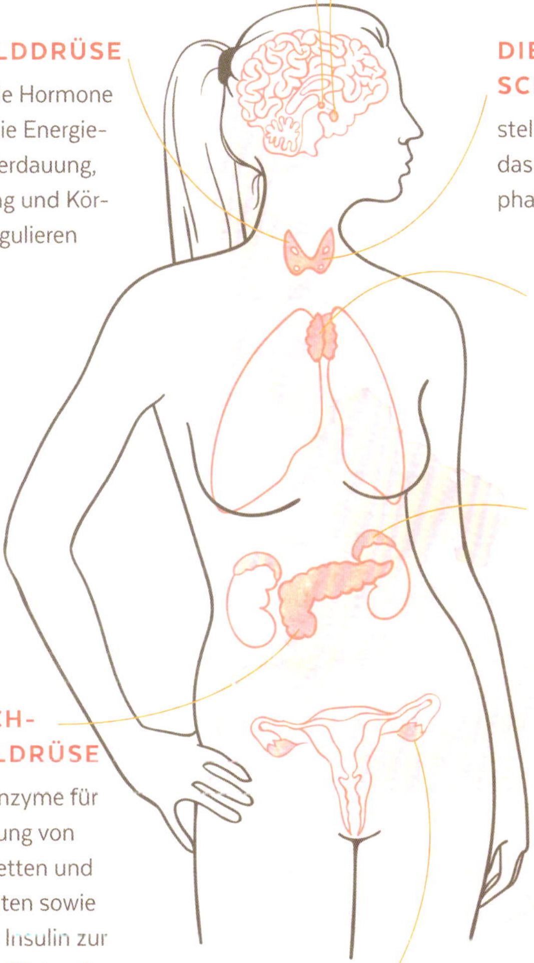

DIE SCHILDDRÜSE

produziert die Hormone T3 und T4, die Energieverbrauch, Verdauung, Fortpflanzung und Körperwärme regulieren

DIE NEBENSCHILDDRÜSE

stellt das Parathormon her, das den Kalzium- und Phosphathaushalt reguliert

DIE THYMUSDRÜSE

ist ein wichtiger Teil des Immunsystems

DIE NEBENNIEREN

produzieren Cortisol und Adrenalin, um den Körper an Stressbelastungen anzupassen. Sie regulieren Zellstoffwechsel, Blutdruck sowie Salz- und Wasserhaushalt

DIE BAUCHSPEICHELDRÜSE

produziert Enzyme für die Aufspaltung von Proteinen, Fetten und Kohlenhydraten sowie das Hormon Insulin zur Senkung des Blutzuckerspiegels

DIE EIERSTÖCKE

bilden die Geschlechtshormone Östrogen, Progesteron und Testosteron, die den Menstruationszyklus regulieren

Wie Schlafmangel unsere Hormone beeinflusst

Schlaf ist essenziell für unser Wohlbefinden. Denn unruhige oder zu kurze Nächte können unser Hormongleichgewicht empfindlich stören.

CORTISOL

Schon eine einzige Nacht mit Schlafstörungen oder zu wenig Schlaf verhindert, dass das Tagescortisol vollständig abgebaut wird. Ein hoher Cortisolspiegel verhindert die Ausschüttung unseres Schlafhormons Melatonin. In der Nacht wird normalerweise Körperfett abgebaut. Ein erhöhter Cortisolspiegel bewirkt das Gegenteil: Fett wird nicht verbrannt, sondern gespeichert.

MELATONIN

Das Schlafhormon Melatonin spielt auch eine große Rolle bei den Entgiftungsvorgängen, die eigentlich in der Nacht stattfinden sollten, während wir schlafen. Eine gestörte Nachtruhe bedeutet, dass toxische Stoffe, chemische Verbindungen und Hormone nicht ausreichend abgebaut werden. Wenn Hormone aber nicht abgebaut werden, bleiben sie im Körper und führen zu hormonellen Ungleichgewichten.

INSULIN

Schlafmangel erhöht den Blutzucker- und Insulinspiegel, begünstigt eine Insulinresistenz und steigert das Risiko für Diabetes Typ 2. Hohe nächtliche Insulinspiegel fördern außerdem Entzündungsprozesse im Körper und blockieren die nächtliche Fettverbrennung.

SCHILDDRÜSENHORMONE

Schlafmangel erhöht auch das schilddrüsenstimulierende Hormon TSH. Das kann zu einer Unterfunktion der Schilddrüse führen, den Stoffwechsel bremsen und das Abnehmen erschweren.

HUNGER- UND SÄTTIGUNGSHORMONE

Schlafentzug senkt den Spiegel des Sättigungshormons Leptin und lässt dafür den Blutspiegel des Hungerhormons Ghrelin ansteigen. Die Folge: Man fühlt sich noch hungriger. Wer zu wenig schläft, neigt dazu, hungriger zu sein und mehr zu essen.

SEXUALHORMONE

Auch die Sexualhormone können durch Schlafentzug beeinflusst werden. Wenn der Körper gestresst ist und das Cortisol steigt, werden weniger Sexualhormone hergestellt – einschließlich Testosteron, Östrogen und Progesteron. Ganz besonders schwierig ist es für Frauen, die im Nachtdienst tätig sind. Durch die Verschiebung des Tag-Nacht-Rhythmus kommt es zum Anstieg der Hormone LH und FSH, was einen negativen Einfluss auf die Produktion unserer Sexualhormone hat und z. B. mit Zyklusbeschwerden in Zusammenhang gebracht werden kann.

Das Nervensystem entscheidet über An- und Entspannung

Das Hormonsystem und das vegetative Nervensystem arbeiten Hand in Hand, um den Körper im Gleichgewicht, in der Homöostase, zu halten. Während wir unseren täglichen Aufgaben nachgehen, reguliert das Nervensystem unter der Regie des Hypothalamus Herzschlag, Atmung, Nahrungsaufnahme und Verdauung, Fortpflanzung, Körpertemperatur, Tag-Nacht-Rhythmus, Immun- und Hormonsystem. Das vegetative Nervensystem besteht aus zwei gleichberechtigten Gegenspielern: dem Sympathikus, zuständig für Aktivität und Stressreaktion, und dem Parasympathikus, der für Beruhigung sorgt.

Stress aktiviert unseren Überlebensmodus

Befinden wir uns in einer bedrohlichen Situation und sind angespannt, ist der Sympathikus aktiv. Er löst eine Stressreaktion aus, die ich als Überlebensmodus bezeichne. Um sofort ein Maximum an Energie verfügbar zu machen, schütten die Nebennieren die Stresshormone Adrenalin und Noradrenalin aus.
Die Folgen: Der Blutfluss wird weg von den Verdauungs- und Fortpflanzungsorganen hin zu Armen und Beinen umgelenkt. Blutdruck und Blutzuckerspiegel steigen, das Herz schlägt schneller, die Pupillen weiten sich, die Atmung wird schneller, die Verdauung gedrosselt. Wir sind jetzt hoch konzentriert und körperlich extrem leistungsfähig, um es mit unserem Gegner aufzunehmen (Fight) oder zu fliehen (Flight). Diese durch den Sympathikus ausgelöste Stressreaktion ist die natürliche Erwiderung des Körpers auf Situationen, in denen unsere Existenz auf dem Spiel steht. Der Sympathikus kann nicht unterscheiden, ob wir gestresst sind, weil uns ein wildes Tier angreift, weil wir Streit mit dem Partner oder einfach nur Hunger haben. Die körperliche Reaktion auf Stress jeglicher Art ist identisch mit der unserer Vorfahren vor 200 000 Jahren. Diese akute Stressantwort hält nur etwa zehn Minuten an – länger reichen die Energiereserven nicht, die durch den hohen Adrenalinausstoß angezapft werden. Spätestens nach zehn Minuten sollten wir also unser Problem aus der Welt geschafft haben: dem Tiger entkommen sein, den Rivalen besiegt oder - übertragen auf unsere heutige Welt - uns mit dem Partner versöhnt, den Zug in letzter Sekunde erreicht, die mündliche Prüfung bestanden haben. Erleichterung! Die Muskeln entspannen sich, Glückshormone werden ausgeschüttet. Wir atmen tief durch und könnten die ganze Welt umarmen.

Entspannung ist wichtig für einen gesunden Körper

Für das entspannte friedliche Gefühl nach einer akuten Stressbelastung sorgt der Parasympathikus - der Teil unseres Nervensystems, der für Erholung, Entspannung und Regeneration zuständig ist. Wir sind jetzt in Sicherheit. Stresshormone werden abgebaut, Blutdruck, Blutzucker, Atmung und Herzschlag normalisieren sich. Endlich kann der Körper sich wieder um Reparatur- und Wachstumsprozesse kümmern und Energie investieren in Nährstoffaufnahme, Verdauungsprozesse und Fortpflanzung.
Wir wechseln vom Überlebensmodus „Fight or Flight“ in den „Feed and Breed“- bzw. „Rest and Digest“-Modus. Wir können uns entspannen und uns um uns selbst und unseren Nachwuchs kümmern. Dauert die Stressbelastung allerdings länger als zehn Minuten an, vielleicht sogar Wochen oder Monate, reagiert unser Körper mit völlig anderen Mechanismen. Und die können unser Hormonsystem empfindlich stören, wie Sie auf den folgenden Seiten sehen werden.

Das bringt uns aus der Balance

Unser Nerven- und Hormonsystem ist äußerst sensibel und lässt sich schnell aus dem Gleichgewicht bringen. Dabei können viele Faktoren eine Rolle spielen. Das Gute: Wir haben es durch unsere Ernährung und unser Verhalten selbst in der Hand, ausgleichend auf den Körper einzuwirken.

Einen besonders weitreichenden Einfluss auf unser Hormongleichgewicht hat Dauerstress. Das liegt vor allem daran, dass sich die Stressbelastung, der wir heute ausgesetzt sind, deutlich von der unserer Vorfahren unterscheidet. In unserer Gesellschaft ist Dauerstress zum Normalzustand geworden. Unser Alltag besteht heute oftmals aus unzähligen Stresssituationen, die sich aneinanderreihen und übereinanderstapeln. Viele Frauen verausgaben sich bei dem Versuch, endlose To-do-Listen, viele Termine, Job, Haushalt, Kochen, Kindererziehung, WhatsApp-Gruppen, Partnerschaft, Diät und Fitnesskurse unter einen Hut zu bringen.

Wenn es nicht der Stress von außen ist, machen wir uns selbst Stress: Wir spielen immer wieder gedanklich den Streit mit dem Partner durch, regen uns jeden Tag aufs Neue über die Arbeitskollegin auf. Das schlechte Gewissen beim Pasta-Essen, der überkritische Blick auf den Bauch, das Gefühl, es allen recht machen zu müssen, Schuldgefühle, Ängste, Einsamkeit, überzogener Perfektionismus, Selbstzweifel, der Druck, immer gut aussehen zu müssen, und noch vieles mehr stressen uns tagtäglich. Oft stecken wir unbewusst in negativen Gedankenschleifen fest. Dann liegen wir nachts wach und grübeln, um am nächsten Tag müde, verspannt und alles andere als erholt aufzuwachen. Daueranspannung kann sich durch viele Beschwerden bemerkbar machen: Nacken-, Rücken- und Kopfschmerzen, Bluthochdruck, innere Unruhe, Verdauungsprobleme, Schlafstörungen, häufige Infekte und schließlich hormonelle Beschwerden.

Gründe für ein Hormonchaos

Unser Körper reagiert auf alles, was auf ihn einprasselt, und passt die Hormonproduktion entsprechend an. Indem wir uns bewusst werden, welche Faktoren sich wie auf unseren Körper auswirken, können wir gezielt gegensteuern.

→ DAUERSTRESS

Hält der Stress über längere Zeit an, kompensiert der Körper die Belastung, indem er kontinuierlich mehr von unserem Stresshormon Cortisol über die Nebennieren ausschüttet. Das steht in der Hormonhierarchie ganz oben, da es uns in schwierigen Zeiten das Überleben sichern soll. Lebensbedrohlicher Stress war für unsere Urahnen vor allem Hunger. Aus diesem Grund reagiert unser Körper auch heute noch bei anhaltendem Stress mit dem Herunterfahren aller nicht lebenswichtigen Vorgänge. Er versucht, möglichst effizient zu arbeiten, Energie zu sparen und schnelle Energie-

Was unser Hormonsystem stresst

schlechte Verdauung · Koffein · Reizüberflutung · Umweltgifte · Trauma · chronische Entzündung · Verlust · Lichtmangel · Schlafmangel · Ängste · entzündungsfördernde Lebensmittel · Sorgen · negatives Denken · lange Arbeitstage · die Pille · Diäten · Medikamente · intensives Training · Blutzuckerschwankungen · Einsamkeit · Nährstoffmangel · Alkohol · Parasiten · Bewegungsmangel

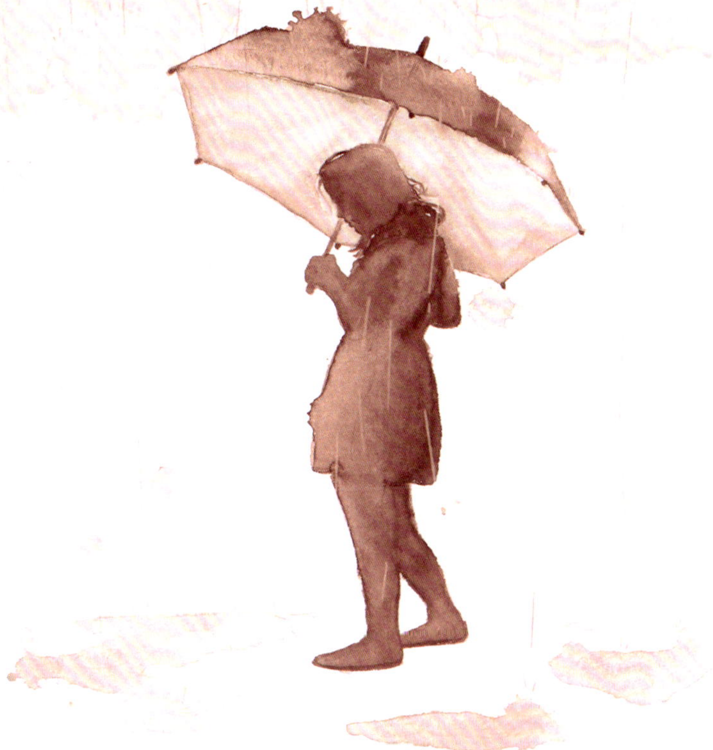

reserven anzuzapfen. Die Folgen: Der Blutzucker- und Insulinspiegel erhöhen sich, es werden weniger Hormone in den Eierstöcken produziert, die Schilddrüsenfunktion wird gedrosselt und der Stoffwechsel wird langsamer. All diese Vorgänge führen dazu, dass der Körper gezwungenermaßen Fett einlagert und wir zunehmen.

→ ENERGIEMANGEL

Die Makronährstoffe Eiweiß, Fett und vor allem Kohlenhydrate sind unsere wichtigsten Energielieferanten. Da der Körper sie nicht selbst herstellen kann, müssen wir sie durch Nahrung aufnehmen. Viele herkömmliche Diäten schränken die Zufuhr von Fetten oder Kohlenhydraten stark ein. Bei einer veganen Ernährung kommt es nicht selten zu Eiweißmangel. Unser Körper braucht aber alle drei essenziellen Makronährstoffe, um optimal zu funktionieren. Sie sind wichtig für die Hormonproduktion, für einen stabilen Blutzuckerspiegel, anhaltende Energie und Leistungsfähigkeit sowie eine hohe Stoffwechselaktivität, die entscheidend ist, wenn wir Körperfett verbrennen wollen.

→ NÄHRSTOFFMANGEL

Immer wieder stelle ich in meinen Coachings fest, dass viele Frauen zu wenig essen, Mahlzeiten auslassen oder sehr einseitig essen – entweder weil sie Angst haben zuzunehmen oder weil sie sich im Alltagsstress keine Zeit für ausgewogene Mahlzeiten nehmen. Daher fehlt es ihnen an wichtigen Vitaminen und Mineralstoffen, die für die optimale Hormonproduktion gebraucht werden. Hinzu kommt, dass wir durch industriell verarbeitete Lebensmittel viele körperfremde Substanzen wie Farbstoffe, Konservierungsmittel oder künstliche Süßungsmittel aufnehmen, die unser Hormonsystem verwirren. Auch chronischer Stress, Medikamente, die Antibabypille, Rauchen, eine gestörte Darmflora oder regelmäßiger Alkohol- und Kaffeekonsum können die Nährstoffaufnahme stören oder den Bedarf an bestimmten Nährstoffen erhöhen.

→ CHRONISCHE ENTZÜNDUNGEN

Neben akuten Entzündungen, z. B. in der Haut, die man spüren und von außen sehen kann, können in unserem Körper auch Entzündungen entstehen, die man weder spürt noch sieht. Halten solche Entzündungsreaktionen länger an, spricht man von chronischen Entzündungen. Sie versetzen das Immunsystem in einen dauerhaften Alarmzustand und bringen unsere Hormone gewaltig aus der Balance: Sie führen zu chronisch erhöhten Cortisolspiegeln, Insulinresistenz, Schilddrüsenunterfunktion und stören das Gleichgewicht der weiblichen Hormone.

Darüber hinaus können sie die Hormonwirksamkeit stark einschränken. Ich habe Ihnen bereits das Schlüssel-Schloss-Prinzip zwischen Hormon und Hormonrezeptor erklärt. Chronische Entzündungen wirken wie ein Kaugummi, der im Schlüsselloch klebt. Vielleicht bekommt man den Schlüssel gerade so ins Loch und schafft es auch, ihn etwas zu drehen. Aber wenn überhaupt, gelangt die

Hormone kennen keine Diäten

Wenn Sie Ihre Kalorienzufuhr stark reduzieren oder Mahlzeiten auslassen, signalisiert das Ihrem Körper, dass er nicht in Sicherheit ist. Er kennt keinen Unterschied zwischen „Ich esse wenig, weil es nichts zu essen gibt“ und „Ich esse wenig, weil ich abnehmen will“. Also startet er über die Ausschüttung von Stresshormonen sein jahrtausendealtes Überlebensprogramm und schaltet den Stoffwechsel und den Kalorienverbrauch auf Sparmodus um. Dies ist auch der Grund, warum laut Studien fast 80 Prozent der Menschen nach einer Diät wieder zu ihrem Ausgangsgewicht zurückkehren oder sogar schwerer werden: Der Körper will nach der „Hungersnot“ vorsorgen für den nächsten Notfall und hortet jede Kalorie, die wir ihm zuführen.

Information nur sehr langsam und ineffizient zur Zelle. Chronische Entzündungen können ein Grund sein, warum eine Frau Beschwerden hat, obwohl die Hormonwerte bei Blutuntersuchungen unauffällig sind. Sie sind auch die Hauptursache für die meisten chronischen Erkrankungen. Da sich über 80 Prozent unseres Immunsystems im Darm befinden, geht man heute davon aus, dass die Ursache vieler chronischer Entzündungen in einer gestörten Darmflora liegt, die vor allem durch unsere Ernährung beeinflusst wird.

→ GESTÖRTER TAG-NACHT-RHYTHMUS

Wussten Sie, dass mehr als 50 Prozent des täglichen Fettabbaus im Schlaf passieren? Unsere Hormonausschüttungen folgen einem ungefähren 24-Stunden-Rhythmus, den man zirkadianen Rhythmus bzw. Tag-Nacht-Zyklus nennt. Dieser Rhythmus wird von äußeren Zeitgebern aus unserem Lebensumfeld beeinflusst. Den größten Einfluss hat natürlich das Licht, aber auch unsere Lebensgewohnheiten und unsere Ernährung sind entscheidend. Bei vielen Menschen besteht ein Konflikt zwischen der inneren biologischen Uhr und den äußeren Zeitgebern. Statt früh schlafen zu gehen und über Nacht zu fasten, wie es der natürliche Zyklus vorsieht, setzen wir uns bis spät nachts künstlichem oder blauem Licht von Fernseh- und Handybildschirmen aus, snacken zu später Stunde oder trinken vor dem Zubettgehen ein Gläschen Wein. All das verhindert die Ausschüttung unseres Schlafhormons Melatonin und erhöht die Insulin- und Cortisolspiegel, die nachts eigentlich auf ihrem Tiefststand sein sollten. Das blockiert die Fettverbrennung.

→ UMWELTHORMONE

Wir sind tagtäglich umgeben von sogenannten Umwelt- bzw. Xenohormonen wie z. B. Bisphenol A (BPA), Phthalaten oder Parabenen. Das sind synthetisch veränderte körperfremde Hormone, die meistens östrogenartig wirken und im Verdacht stehen, eine der Hauptursachen für Übergewicht und hormonelle Störungen zu sein. Sie stecken z. B. in hormonellen Verhütungsmitteln, als Weichmacher in Verpackungen, in Kosmetikprodukten, Weichspülern, Reinigungs- und Desinfektionsmitteln, in Pflanzenschutzmitteln oder Düngern. Da sie nicht die gleiche Molekülstruktur haben wie unsere körpereigenen Hormone, bringen sie unser Hormonsystem gewaltig durcheinander. Sie sind für den Körper schwer abbaubar und belasten unsere Entgiftungs- und Verdauungsorgane, insbesondere Leber und Darm. Sind diese überlastet, können Giftstoffe und Fremdhormone nicht ausgeschieden werden, reichern sich im Körper an und werden ins Fettgewebe eingelagert. Hartnäckiges Körperfett kann demnach auch das Ergebnis einer überlasteten Leber sein.

→ BEWEGUNGSMANGEL ODER ÜBERTRAINING

Bewegungsmangel führt zu einem hohen Blutzucker- und Insulinspiegel und versetzt den Körper in einen Stresszustand. Außerdem fehlt Bewegungsmuffeln Muskulatur, die verhindert, dass überschüssige Kalorien im Fettgewebe eingelagert werden. Regelmäßige Bewegung und moderates Training sind wichtig, um Stresshormone abzubauen. Allerdings kann Sport auch den gegenteiligen Effekt haben: Trainieren wir zu oft und zu intensiv, werden Stresshormone ausgeschüttet.

Cortisol – das Stresshormon

Unseren Vorfahren sicherte Cortisol das Überleben, uns steht es oft beim Abnehmen im Weg. Wie das kommt und warum Entspannungsübungen für einen flachen Bauch wichtiger als Bauchübungen sind, erfahren Sie hier.

Cortisol wird in den Nebennieren gebildet und ist als „Aktivitätshormon" dafür zuständig, dass wir tagsüber konzentriert, belastbar und leistungsfähig sind. Dabei folgt es einem bestimmten Rhythmus. Morgens ist die Cortisolausschüttung am höchsten, damit wir genug Energie zum Aufwachen und Aufstehen haben und voller Elan in den Tag gehen. Danach sinken die Cortisolwerte im Tagesverlauf mit leichten Schwankungen immer weiter ab, damit wir abends müde werden und unser Schlafhormon Melatonin die Schicht übernimmt. Gegen Mitternacht erreicht die Cortisolmenge im Blut ihren niedrigsten Wert. In dieser Zeit sollten wir bereits tief und fest schlafen, denn jetzt läuft das Entgiftungs- und Regenerationsprogramm des Körpers auf Hochtouren. Gegen zwei Uhr nachts steigt der Cortisolspiegel langsam wieder an, bis er morgens zwischen sieben und acht erneut seinen Höchstwert erreicht.

Stress lässt den Cortisolspiegel steigen

Viel bekannter ist Cortisol jedoch in seiner Funktion als Stresshormon. Wenn unsere Urahnen feindlichen Angreifern oder Tieren gegenüberstanden, mussten sie blitzschnell reagieren. Dazu aktiviert der Körper über das sympathische Nervensystem den sogenannten „Fight or Flight"-Modus, eine Stressreaktion, die uns bis heute hilft, bei Gefahr außergewöhnliche Kräfte zu mobilisieren, um kämpfen oder schnell weglaufen zu können. Das gelingt, indem das Gehirn die Nebennieren dazu veranlasst, Stresshormone auszuschütten, von denen jedes ganz bestimmte Funktionen hat. Das Alarmhormon Adrenalin wird in kurzfristigen Stress- und Gefahrensituationen ausgeschüttet: Es macht uns hellwach und leistungsfähig. Hält die Gefahrensituation länger als zehn Minuten an, veranlasst unsere oberste Schaltzentrale, der Hypothalamus, die Nebennieren, anstelle von Adrenalin Cortisol auszuschütten. Entwicklungsgeschichtlich wurde es vor allem in langen Hungerperioden ausgeschüttet und sicherte unseren Urahnen das Überleben.

So beeinflusst Cortisol das Körpergewicht

Auch heute reagiert unser Körper nach wie vor nach diesem Mechanismus: Signalisieren die Nebennieren durch hohe Cortisolausschüttungen Dauerstress, bereitet er sich auf eine Hungersnot vor. Er verbrennt automatisch weniger Kalorien und lagert Körperfett ein. Da Cortisol unser Überleben sichert, steht es gemeinsam mit Insulin ganz oben in der Hormonhierarchie. Steigt der Cortisolspiegel, werden andere

Problemzonen bei einem Cortisol-Ungleichgewicht

Die Fettzellen am Bauch besitzen viermal mehr Cortisolrezeptoren als andere Körperbereiche. Deshalb speichert der Körper bei Langzeitstress hier besonders viel Fett – vermutlich, um die lebenswichtigen Organe im Bauchraum bei Nahrungsknappheit schneller mit Energie zu versorgen. Das Bauchfett, auch Viszeralfett genannt, ist dabei nicht nur ein optisches Problem: Es ist selbst hormonaktiv und produziert um die 200 Botenstoffe, Entzündungsmoleküle und Fettsäuren, die eine Zunahme von Körperfett und entzündlichen Prozessen fördern. So entsteht schnell ein Teufelskreis, der den Bauch noch dicker macht.

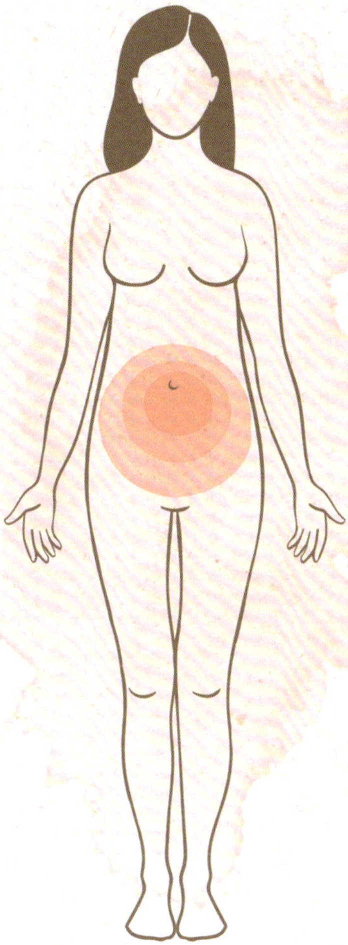

Hormondrüsen, die zu viel Energie verbrauchen oder nicht unbedingt für das Überleben wichtig sind, in ihren Funktionen stark eingeschränkt. Das hat weitreichende Auswirkungen auf unser Gewicht und unsere Figur.

→ Bei chronischem Stress wird die Funktion der Schilddrüse gedrosselt, um unseren Energieverbrauch zu senken. Frauen mit einer Schilddrüsenunterfunktion spüren diesen Effekt ganz deutlich: Sie frieren, fühlen sich müde und antriebslos und nehmen aus heiterem Himmel zu.

→ Stress senkt unsere Fruchtbarkeit. In der Annahme, dass Nahrung knapp ist und die Mutter zu wenig Ressourcen hat für eine Schwangerschaft, bildet der Körper weniger Sexualhormone. Die Lust auf Sex lässt deutlich nach, es kommt zu Zyklen ohne Eisprung, die zu einem Progesteronmangel führen. Dadurch bekommt das

Speicherhormon Östrogen eine starke Gewichtung und verursacht nicht nur Zyklusbeschwerden, sondern Wassereinlagerungen und Gewichtszunahme (mehr erfahren Sie ab Seite 28).

→ Dem stressverursachten Dauereinsatz von Cortisol fällt auch unsere Muskulatur zum Opfer. Zum einen verbraucht sie viel zu viel Energie, zum anderen bietet sie bestes Brennmaterial zur Energiegewinnung. Je länger der Stresszustand anhält, desto mehr Muskelmasse bauen wir ab – und desto mehr Fettgewebe entsteht.

→ Chronischer Stress wirkt appetitanregend und kann Heißhunger auslösen. Aus Angst zu verhungern, schickt der Körper uns auf Nahrungssuche und zieht uns zu hoch kalorischen Nahrungsmitteln wie Pizza, Chips, Schokolade oder Keksen. Essen wir diese vielversprechenden Energiequellen, belohnt unser Gehirn uns mit Glückshormonen. So lernen wir, uns mit diesen Lebensmitteln zu trösten: Sie ziehen uns magisch an, wenn wir gestresst, traurig oder einsam sind – ein Teufelskreis entsteht, der zu unkontrolliertem, emotionalem und suchtartigem Essen führen kann.

Habe ich ein Cortisol-Ungleichgewicht?

Kreuzen Sie an, welche Aussagen auf Sie zutreffen. Blicken Sie dabei auf die letzten sechs Monate zurück. Wenn Sie vier oder mehr Kreuze gemacht haben, kann das auf Probleme mit dem Cortisolspiegel hinweisen.

- ◯ Ich fühle mich oft erschöpft und energielos.
- ◯ Wenn ich aus dem Liegen oder Sitzen aufstehe, ist mir schwindelig.
- ◯ Ich habe ein stressiges Leben, fühle mich gehetzt oder stehe oft unter Strom.
- ◯ Es fällt mir schwer, zur Ruhe zu kommen, sogar wenn ich mich bewusst entspannen will.
- ◯ Ich habe zugenommen, vor allem am Bauch.
- ◯ Ich bin leicht reizbar oder verärgert und brauche lange, um zu verzeihen.
- ◯ Meine Beziehung ist nicht glücklich bzw. mich belasten familiäre Probleme.
- ◯ Ich habe Probleme mit dem Blutzucker, mit Diabetes oder Insulinresistenz.
- ◯ Ich habe Verspannungen, Rücken-, Gelenk- oder Muskelschmerzen.
- ◯ Ich bin anfälliger für Infekte als früher und erhole mich nach Erkrankungen nur langsam.
- ◯ Ich leide unter Asthma, Bronchitis, chronischem Husten, Allergien oder Ekzemen.
- ◯ Ich habe oft Heißhunger auf Süßes oder Salziges.
- ◯ Ich habe Einschlaf- und Durchschlafprobleme, kreisende Gedanken halten mich wach.
- ◯ Ich leide an PMS, unregelmäßigen schmerzhaften Perioden oder Unfruchtbarkeit.
- ◯ Ich habe hohen Blutdruck oder plötzliches Herzrasen ohne äußeren Grund.
- ◯ Ich leide unter Verdauungsbeschwerden, Reizdarm oder Sodbrennen.

So kann ein Cortisol-Ungleichgewicht entstehen

Stress ist nicht automatisch ungesund für uns. Kurzzeitige Stressbelastungen fördern Konzentration, Leistungsfähigkeit und Motivation. Sie können einen positiven Effekt auf das Immunsystem haben und trainieren unsere körperliche und geistige Anpassungsfähigkeit. Haben wir die Herausforderung gemeistert, belohnt uns das Gehirn sogar mit der Ausschüttung von Glückshormonen. Eine gesunde Stressreaktion bedeutet für den Körper, nach einer Gefahrensituation wieder in den Zustand von Entspannung und Regeneration zurückzukommen.

Im Tierreich funktioniert der Wechsel zwischen Sympathikus (Spannung) und Parasympathikus (Entspannung) noch wunderbar. Wenn der Löwe erfolgreich seine Beute gejagt oder den Kampf mit seinem Rivalen überstanden hat, liegt er den ganzen Tag dösend im Schatten und ruht sich aus. Bei uns Menschen sieht das leider oft anders aus. In unserer Gesellschaft ist Dauerstress für viele zum Normalzustand geworden. Das führt dazu, dass der Körper keine Zeit zum Regenerieren und Entspannen hat. Die Folge: Die Nebennieren müssen immer mehr Cortisol bereitstellen.

Lieber bald auf die Bremse steigen

Durch die anhaltende Ausschüttung von Stresshormonen können wir irgendwann gar nicht mehr abschalten, schlafen schlecht, sind unruhig, haben Herzrasen, Hitzewallungen oder Heißhunger, sind reizbar oder unkonzentriert. Wenn wir hier nicht ganz bewusst die Notbremse ziehen, machen die Nebennieren irgendwann schlapp und stellen nicht mehr ausreichend Cortisol bereit. Ist das der Fall, spüren Sie die Auswirkungen einer fortgeschrittenen Nebennierenerschöpfung: Sie wachen morgens wie erschlagen auf, sind tagsüber auf Kaffee und Süßes angewiesen, um sich wachzuhalten, und Ängste, Traurigkeit, depressive Verstimmungen oder Schlafstörungen nehmen zu. Diese Symptome können zu noch mehr Stress führen, weil wir uns schlecht fühlen und weniger leistungsfähig sind. So kann eine wahre Stressspirale entstehen.

Gewichtsfalle Stress

Chronischer Stress bringt unser sensibles Hormonsystem aus dem Gleichgewicht. Da Cortisol unser Überleben sichert, steht es ganz oben in der Hormonhierarchie und beeinflusst auch unsere anderen Hormone. Mit höheren Cortisolspiegeln ist immer auch ein erhöhter Blutzucker- bzw. Insulinspiegel verbunden. Die Dominanz dieser Hormone schwächt die Hormonproduktion in den Eierstöcken und drosselt die Schilddrüsenfunktion. Bei Dauerstress befindet sich der Körper daher in einem katabolen, das heißt abbauenden Zustand. Dieser geht mit Energieverlust, schlechter Stoffwechselaktivität, hormonellen Beschwerden und schließlich Fetteinlagerung und Gewichtszunahme einher. Abnehmen unter Dauerstress ist daher kaum möglich.

Insulin – das Speicherhormon

Wenn Sie ständig an Essen denken und mit Heißhunger kämpfen, könnten Insulinschwankungen dahinterstecken. Warum das sämtliche Abnehmversuche sabotiert und es selbst Frauen treffen kann, die sehr gesund leben, erkläre ich Ihnen hier.

Nahrung ist für unseren Körper wie Benzin für das Auto: Ohne sie geht nichts. Wir müssen regelmäßig essen, damit genügend Energie für unser Gehirn, unsere Muskeln und Organe, unser Nerven- und Hormonsystem zur Verfügung steht. Nur so kann der Körper optimal funktionieren und uns am Leben halten.

Schnelle Kohlenhydrate lassen den Insulinspiegel steigen

Alles, was wir essen, wird in Zucker, genauer gesagt in Glukose, zerlegt. Die Glukose gelangt zunächst ins Blut. Deshalb steigt der Blutzuckerspiegel, sobald wir etwas essen. Vom Blut aus wird die Glukose in die Körperzellen geschleust. Dazu brauchen wir Insulin, das einzige Hormon, das dazu in der Lage ist. Es ist quasi der Türöffner, der Glukose in die Zellen eintreten und dadurch den Blutzuckerspiegel sinken lässt. Essen wir etwas, steigt also der Blutzuckerspiegel und als Reaktion darauf produziert der Körper Insulin, um den Zucker im Blut in die Körperzellen weiterzuleiten. Das, was wir essen, entscheidet, wie hoch und wie schnell unser Blutzuckerspiegel und folglich unser Insulinspiegel ansteigen und wieder abfallen. Es beeinflusst ebenfalls, wie oft und wie viel Insulin ausgeschüttet werden muss. Insulin hat jedoch nicht nur die Aufgabe, den Blutzuckerspiegel zu senken. Es ist auch ein Speicherhormon. Nehmen wir mehr Energie auf, als wir verbrauchen, wird die überschüssige Glukose in der Leber und im Muskelgewebe als Glykogen gespeichert. Dort dient sie uns als schnell verfügbare Energiereserve, die zum Einsatz kommt, wenn wir länger nichts essen oder uns körperlich belasten. Wenn die Glykogenspeicher bereits gefüllt sind, aber immer noch zu viel Glukose im Blut ist, sorgt Insulin dafür, diesen Überschuss in Form von Fett in den Fettzellen zu speichern.

So beeinflusst Insulin das Körpergewicht

Sogenannte einfache Kohlenhydrate wie Weißbrot, Zucker, Kartoffeln, weißer Reis, Nudeln, Kuchen, Softdrinks, industriell hergestellte Lebensmittel oder Süßigkeiten bestehen aus kurzen Kohlenhydratketten, die der Körper schnell in Glukose zerlegen kann. Das bedeutet, sie sind schnell verdaut und lassen den Blutzucker wie eine Rakete hochgehen. Die Bauchspeicheldrüse muss sofort viel Insulin ausschütten, um den bedrohlich hohen Blutzucker zu senken. In einer Art Dominoeffekt entsteht dadurch ein Teufelskreis:

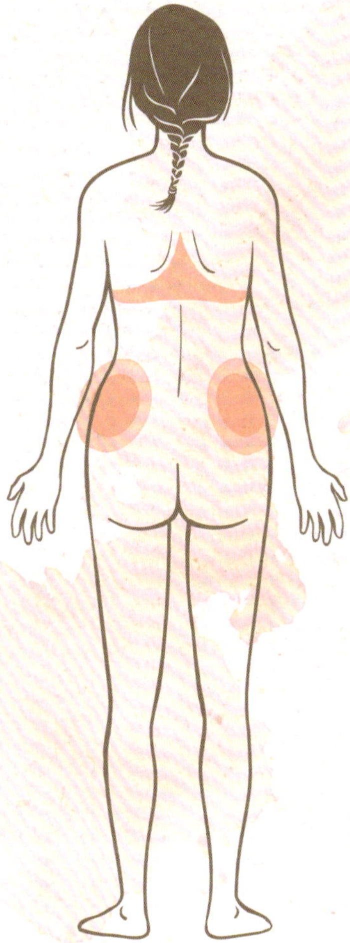

Problemzonen bei einem Insulin-Ungleichgewicht

Die vermehrte Anhäufung von Körperfett an der Hüfte, sogenannte Love Handles, sowie unterhalb der Schulterblätter auf der BH-Linie können ein Hinweis auf hohe Insulinspiegel bzw. Insulinresistenz sein.

→ Die Insulinflut schleust schnell viel Glukose in die Zellen. Im Blut bleibt nicht genügend Glukose zurück, sodass der Blutzuckerspiegel bedrohlich tief absinkt. Es kommt zu einer Unterzuckerung, die häufig Heißhunger auslöst. Instinktiv zieht es uns nun zu zucker- und kohlenhydratreichen Snacks wie z. B. Süßigeiten, Schokolade oder Kuchen, die unseren Blutzuckerspiegel möglichst schnell wieder in die Höhe treiben sollen.

→ Geben wir dem Heißhunger nach, sind wir gefangen in einer Spirale aus Unter- und Überzuckerung, aus Zuckerrausch und Heißhunger. Findet dieser Kreislauf über einen längeren Zeitraum statt, passt sich die Bauchspeicheldrüse an und produziert konstant mehr Insulin, als wir brauchen.

→ Um sich zu schützen, reagieren unsere Zellen irgendwann nicht mehr auf den ständigen Insulinüberschuss. Darauf reagiert die Bauchspeicheldrüse mit noch mehr Insulin - so lange, bis die Zellen schließlich gar nicht mehr reagieren und resistent werden gegenüber dem Hormon. Es entsteht eine Insulinresistenz, die zu Diabetes Typ 2 führen kann.

→ Kommt das Insulin nicht mehr in die Zellen, können diese nicht ausreichend mit Energie versorgt werden. Auf Zellebene hungert der Körper dann und versucht, sich vor diesem Energiemangel zu schützen. Das tut er, indem er einerseits den Stoffwechsel und unseren Energieverbrauch drosselt. Andererseits schickt er uns immer wieder auf die Suche nach Hochkalorischem.

→ Geben wir dem Heißhunger nach, wird jede überschüssige Kalorie im Fettgewebe gespeichert. Schließlich glaubt der Körper, sich in einer Hungersnot zu befinden. Essen wir jetzt noch weniger oder legen lange Esspausen ein, weil wir einfach nicht abnehmen, bestätigt das den Körper in der Annahme, dass Nahrung knapp ist, und der Effekt verstärkt sich.

→ Hohe Blutzucker- und Insulinspiegel bewirken darüber hinaus einen Dominoeffekt: Sie bringen auch alle anderen Hormone aus dem Gleichgewicht, die das Körpergewicht beeinflussen. Dazu zählen Cortisol, Östrogen, Testosteron und unsere Schilddrüsenhormone.

Habe ich ein Insulin-Ungleichgewicht?

Kreuzen Sie an, welche Aussagen auf Sie zutreffen. Blicken Sie dabei auf die letzten sechs Monate zurück. Wenn Sie drei oder mehr Kreuze gemacht haben, kann das auf Probleme mit dem Insulinspiegel hinweisen.

- ◯ Ich habe Probleme abzunehmen und neige zu Körperfett vor allem an Taille, Hüfte oder oberem Rücken.
- ◯ Ich habe häufig Heißhunger auf Süßes oder Kohlenhydratreiches wie Kuchen, Schokolade, Brot, Pasta oder Pommes frites.
- ◯ Ich schaffe es nicht, länger auf süße oder kohlenhydratreiche Nahrung zu verzichten.
- ◯ Ich habe Bluthochdruck.
- ◯ Ich wache nachts häufig auf und muss zur Toilette.
- ◯ Ich bin kurz nach dem Essen nicht wirklich satt.
- ◯ Mir wurde eine „Fettleber“ diagnostiziert.
- ◯ Mein Taillenumfang ist an der schmalsten Stelle auf Taillenhöhe größer als 89 Zentimeter.
- ◯ Ich leide am polyzystischen Ovarialsyndrom (PCOS), an Akne oder starker Gesichtsbehaarung.
- ◯ Ich treibe keinen Sport und/oder habe eine überwiegend sitzende Tätigkeit.
- ◯ Ich bin müde und reizbar, wenn ich Mahlzeiten auslasse oder länger als 3 Stunden nichts esse.

So entsteht ein Insulin-Ungleichgewicht

Wie bereits erwähnt, führt der hohe Konsum von einfachen Kohlenhydraten und Zucker zu Insulinschwankungen und vermehrter Einlagerung von Körperfett. Unsere Nahrung ist aber nicht der einzige Faktor, der den Blutzuckerspiegel und die Insulinausschüttung beeinflusst. Ein weiterer wichtiger Faktor ist die Bewegung. Wenn wir im Alltag wenig aktiv sind, vor allem nach einer kohlenhydratreichen Mahlzeit, kann die schnell bereitgestellte überschüssige Energie nicht von der Muskulatur verbrannt werden und landet auf unseren Hüften. Das ist ein großes Problem für all jene Frauen, die einer überwiegend sitzenden Tätigkeit nachgehen.

Risikofaktor Stress

Der dritte Faktor, der Einfuss auf den Insulinspiegel nimmt, ist Stress. Das wird Sie vielleicht überraschen, erklärt aber, warum auch Frauen, die sich gesund ernähren und ausreichend bewegen, ein Insulinproblem haben können. Bei Stress aktiviert unser Körper einen uralten Überlebensmechanismus. Er stimuliert die Nebennieren und schüttet Stresshormone aus, die unsere Energiereserven in der Leber und den Muskeln mobilisieren. Das lässt den Blutzucker- und automatisch auch den Insulinspiegel ansteigen. Umgekehrt gilt: Sinkt der Blutzuckerspiegel zu weit ab, bedeutet dies für den Körper Lebensgefahr, also Stress, und er aktiviert über die Nebennieren die Ausschüttung des Stresshormons Cortisol. Das hat wiederum die Mobilisierung der Energiereserven und die Erhöhung des Blutzucker- und Insulinspiegels zur Folge.
Die Nebennieren kommen also immer dann ins Spiel, wenn wir a) Stress ausgesetzt sind und b) der Blutzuckerspiegel im Keller ist. Vorausgesetzt, die Nebennieren sind leistungsfähig und in der Lage, ausreichend Stresshormone zu produzieren. Aus meiner Erfahrung sind die meisten Frauen mit hormonellen Problemen chronisch überlastet und leiden an erschöpften Nebennieren bzw. Cortisolschwankungen. Deshalb sind Entspannung und Stressreduktion wichtig, um den Blutzucker stabil zu halten.

Blutzuckerschwankungen

Für die Hormon-Balance ist ein stabiler Blutzucker essenziell. Blutzuckerschwankungen entstehen, wenn wir einfache Kohlenhydrate aus zuckerhaltigen oder hoch verarbeiteten Lebensmitteln essen. Aber auch, wenn wir stundenlang nichts essen oder Mahlzeiten auslassen, bei Bewegungsmangel, Schlafmangel oder chronischem Stress.
Ein chronisch niedriger oder schwankender Blutzuckerspiegel und daraus resultierend ein hoher Insulinspiegel sind nicht nur die Vorstufe für Insulinresistenz und Diabetes, sondern stören die Hormon-Balance und begünstigen eine Gewichtszunahme.

Östrogen – das Weiblichkeitshormon

Wenn mit Anfang 40 die Pfunde einfach nicht mehr verschwinden wollen und alle früher erfolgreichen Abnehmstrategien auf einmal versagen, können Verschiebungen im Östrogen-Gleichgewicht dahinterstecken. Was dazu führen kann und wie sich das auswirkt, erfahren Sie hier.

Östrogen ist der Oberbegriff für eine ganze Gruppe von Hormonen, zu denen beispielsweise Östron, Östradiol und Östriol zählen. Jede Östrogenform hat ihre eigenen Aufgaben, doch zur Vereinfachung werden sie alle als „Östrogen" zusammengefasst. Östrogen wird hauptsächlich in den Eierstöcken gebildet. Aber auch die Nebennieren, Muskeln und Fettzellen sowie die Haut können Östrogene synthetisieren. Das ist für Frauen vor oder während der Menopause wichtig, wenn die Produktion in den Eierstöcken abnimmt.

Der Östrogenspiegel ist zyklusabhängig

Ist die Östrogenproduktion in Balance, schenkt uns das Hormon schöne weibliche Rundungen, kräftige Haare und weiche Haut, hebt die Libido, unterstützt die Fruchtbarkeit und ermöglicht eine Schwangerschaft. Es hält den Blutzucker stabil und reguliert unser Hungergefühl, versorgt uns mit Energie und wirkt wie ein natürliches Antidepressivum. Dass auch Männer Östrogen produzieren, wenn auch wesentlich weniger, zeigt, wie überaus wichtig es mit über 400 verschiedenen Funktionen für unseren Körper ist. In den fruchtbaren Jahren produzieren die Eierstöcke viel Östrogen, um eine Schwangerschaft zu gewährleisten. Im weiblichen Zyklus dominiert es die erste Zyklushälfte und ist verantwortlich dafür, dass sich die Gebärmutterschleimhaut aufbaut, in die sich später die Eizelle einnisten kann. Nach dem Eisprung sinkt der Östrogenspiegel und der Gegenspieler Progesteron übernimmt die Führung. Wurde die Eizelle nicht befruchtet, sinkt der Spiegel des Hormons so weit ab, dass die Gebärmutterschleimhaut durch die Periodenblutung wieder abgebaut wird. Östrogen bereitet den Körper also jeden Monat auf eine Schwangerschaft vor. Deshalb will es auch stets für ausreichend Fettreserven und elastisches Bindegewebe sorgen. Das erklärt, warum Frauen einen höheren Körperfettanteil als Männer haben, zu Cellulite und Wassereinlagerungen neigen und sich schwerer mit dem Abnehmen tun – erst recht, wenn Östrogen im Ungleichgewicht ist.

So beeinflusst Östrogen das Körpergewicht

Die häufigste hormonelle Störung bei Frauen im fruchtbaren Alter ist eine Östrogendominanz. Sie kann hervorgerufen werden durch einen Überschuss an Östrogen oder durch einen Mangel an seinem Gegenspieler

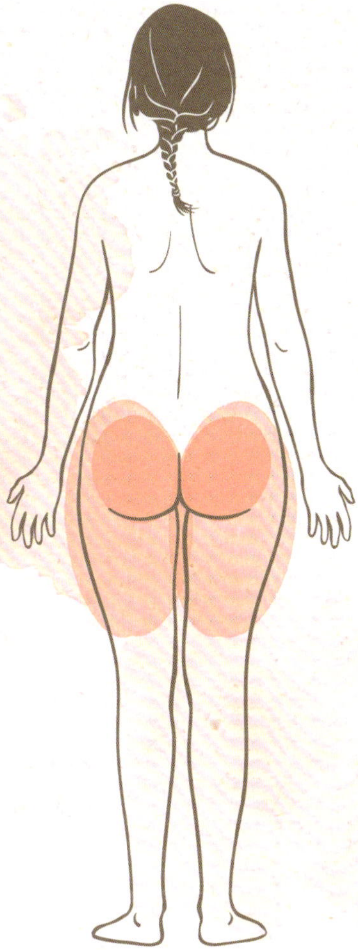

Problemzonen bei einem Östrogen-Ungleichgewicht

Östrogen bereitet den Körper jeden Monat auf eine Schwangerschaft vor. Dazu gehören auch ausreichend Fettreserven, um die Versorgung von Fötus und Mutter mit Energie zu gewährleisten. Östrogen sorgt für elastisches Bindegewebe und ist verantwortlich für Fetteinlagerungen in die weiblichen Problemzonen wie Unterbauch, Hüfte, Po und Oberschenkel. Das verleiht Frauen die typische Birnenfigur.

Progesteron. Damit es uns gut geht, müssen beide Hormone in guter Balance zueinander stehen. Bei einem Progesteronmangel produzieren die Eierstöcke zu wenig Progesteron, immer öfter auch bei jüngeren Frauen. Die Gründe dafür sind vielfältig: chronischer Stress, zu niedriger oder zu hoher Körperfettanteil, Einschränkung der Kalorienaufnahme, Nährstoffmangel, Leistungssport, Schilddrüsenunterfunktion, chronische Entzündungen, Insulinresistenz, polyzystisches Ovarialsyndrom (PCOS) oder hormonelle Verhütung. Bei Frauen ab Ende 30 ist eine Östrogendominanz normal, weil die Eisprünge seltener werden. Ohne Eisprung und Gelbkörper kann kein Progesteron in den Eierstöcken produziert werden. Dadurch sinkt zunächst der Progesteronspiegel ab, während der Östrogenspiegel meist noch einige Jahre stabil bleibt. Diese Phase der hormonellen Umstellung vor der eigentlichen Menopause wird als Prä- bzw. Perimenopause bezeichnet.

Manche Frauen bemerken kaum Symptome, bei anderen können sich Zyklusbeschwerden, Zystenbildung, Brustschmerzen oder das prämenstruelle Syndrom (PMS) verstärken. Anders als früher oft behauptet wurde, ist in der Perimenopause nicht der Östrogenmangel das Problem. Im Gegenteil: Bei 80 Prozent der Frauen zeigt sich gerade in den ersten Jahren der Perimenopause trotz langsam sinkender Östrogenspiegel ein relativer Überschuss des Hormons Östrogen im Verhältnis zu Progesteron. Ohne die stoffwechselanregende und entwässernde Wirkung von Progesteron füllt Östrogen nun gnadenlos unsere Fettspeicher auf und lagert Wasser im Bindegewebe ein. Der Effekt verstärkt sich meist in den Tagen vor Einsetzen der Periode. Wir fühlen uns vor allem um den Bauch herum aufgeschwemmt und aufgebläht. Gehen Sie in dieser Zeit bitte nicht auf die Waage! Ich kenne Frauen, die vor der Periode bis zu drei Kilogramm mehr wiegen, obwohl sie nicht anders gegessen haben. Kein Grund zur Panik! Das sind Wassereinlagerungen, die sich mit Einsetzen der Periode wieder normalisieren. Wenn Sie in den 40ern sind, verstehen Sie jetzt, warum Sie plötzlich scheinbar grundlos zunehmen oder Abnehmstrategien, die früher gut funktioniert haben,

Habe ich ein Östrogen-Ungleichgewicht?

Kreuzen Sie an, welche Aussagen auf Sie zutreffen. Blicken Sie dabei auf die letzten sechs Monate zurück. Wenn Sie vier oder mehr Kreuze gemacht haben, kann das auf Probleme mit dem Östrogenspiegel hinweisen.

- ◯ Ich habe in letzter Zeit zugenommen, obwohl ich meinen Lebensstil nicht geändert habe.
- ◯ Es fällt mir schwer abzunehmen – besonders an Hüfte, Po und Beinen.
- ◯ Ich leide an Reizbarkeit, Ängsten, Weinerlichkeit oder depressiven Phasen.
- ◯ Ich leide am prämenstruellen Syndrom und an schweren schmerzhaften Periodenblutungen.
- ◯ Ich wiege vor der Menstruation ein bis zwei Kilo mehr als üblich.
- ◯ Ich habe Probleme mit Völlegefühl, Blähungen und/oder Verstopfung.
- ◯ Ich leide unter gespannten, schmerzhaften Brüsten, vor allem in der zweiten Zyklushälfte.
- ◯ Ich leide unter Wassereinlagerungen.
- ◯ Meine Augen, Haut und Haare sind sehr trocken.
- ◯ Trockene Schleimhäute bereiten mir Schmerzen beim Geschlechtsverkehr.
- ◯ Ich leide unter Hitzewallungen oder nächtlichem Schwitzen.
- ◯ Ich habe Schlafprobleme.
- ◯ Ich habe keine Lust auf Sex.
- ◯ Ich bin vergesslich und unkonzentriert.
- ◯ Ich nehme/nahm die Antibabypille oder andere Hormonersatzpräparate ein.
- ◯ Ich habe Probleme mit der Galle bzw. meine Gallenblase wurde operativ entfernt.
- ◯ Ich habe Myome oder Zysten in der Gebärmutter und/oder Zysten in der Brust.

nicht mehr anschlagen. Irgendwann um die 50, wenn die Eisprünge bzw. Perioden immer seltener werden und schließlich ganz versiegen, können die Eierstöcke kein Progesteron und Östrogen mehr produzieren. Der Körper muss nun auf andere Hormondrüsen ausweichen, um wenigstens noch ein bisschen Östrogen und Progesteron herzustellen. Progesteron synthetisiert er in den Nebennieren. Nur für die Östrogenproduktion hätte er sich wirklich einen besseren Ort aussuchen können: Für sie sind nun die Fettzellen zuständig. Und die beginnen, sich wie wild zu teilen und zu vergrößern in der wohlgemeinten Absicht, möglichst viel Östron, die Speicherform des Hormons, herzustellen. Besonders viele dieser östrogenproduzierenden Fettzellen befinden sich im Bauchbereich. Das erklärt, warum sich die Körperform vieler Frauen in der Menopause ändert: Beine, Po und Busen werden dünner, der Bauch dicker. Aus der typisch weiblichen Birnenform wird eine Apfelform.

So entsteht ein Östrogen-Ungleichgewicht

Wie Sie jetzt wissen, versetzt ein niedriger Progesteronspiegel uns automatisch in die Östrogendominanz. Hauptgrund für einen Progesteronmangel sind Perioden ohne Eisprünge, weil nur der durch den Eisprung entstandene Gelbkörper in der Lage ist, ausreichende Progesteronmengen zu produzieren. Der Eisprung ist somit nicht nur für eine Schwangerschaft, sondern für unsere gesamte hormonelle Balance von großer Bedeutung. Eine hohe und vor allem dauerhafte Stressbelastung beeinträchtigt die Hormonausschüttung in den Eierstöcken und kann zu unregelmäßigen oder ausbleibenden Perioden, Zyklen ohne Eisprung und Zyklusbeschwerden führen. Denn unter Stress steckt der Körper sicherheitshalber keine Energie in die Reproduktion. Auch wenn Frauen in der Zeit vor den Wechseljahren, der sogenannten Perimenopause, naturgemäß immer weniger Progesteron produzieren, sollten wir unsere Progesteronspiegel so lange wie möglich hoch halten. Daher ist Stressreduktion für Frauen ab 40 ganz besonders wichtig. Zunehmende Stressbelastung scheint ein entscheidender Grund für den Anstieg von Hormonstörungen in diesem Alter zu sein.

Hormonstörer von außen

Ein weiterer massiver Störfaktor im Östrogen-Gleichgewicht sind östrogenwirksame Substanzen aus unserer Umwelt, auch als Xenoöstrogene oder endokrine Disruptoren bezeichnet. Umweltöstrogene sind eine Gruppe von über 800 chemischen Stoffen, die in ihrer Struktur unserem körpereigenen Östrogen ähneln. Sie besetzen die Östrogenrezeptoren unserer Zellen und blockieren so den Zugang des echten Hormons zum Rezeptor. Dadurch verändern sich hormonelle Regelkreise, die Zahl der Hormonrezeptoren und die Menge der Hormonausschüttungen in bestimmten Körperregionen.
Xenoöstrogene befinden sich in fast allen Produkten und Materialen, mit denen wir heutzutage in Kontakt kommen. Der bekannteste Stoff ist Bisphenol A (BPA), der in Plastik oder Kunststoffbeschichtungen vorkommt. Weitere Informationen dazu finden Sie auf Seite 64. Tierversuche haben gezeigt, dass Umweltöstrogene in den Körper eindringen und dort innerhalb von 30 Minuten den Blutzuckerspiegel reduzieren, gleichzeitig aber den Insulinspiegel dramatisch erhöhen können. Nach nur vier Tagen BPA-Exposition beginnt die Bauchspeicheldrüse, mehr Insulin auszustoßen. Das erhöht das Risiko einer Insulinresistenz. Auch von der Antibabypille, die ebenfalls körperfremdes Östrogen enthält, weiß man, dass sie negative Auswirkungen auf den Insulinspiegel haben kann.

Schilddrüsenhormone – die Antreiber

Wenn das Gewicht scheinbar ohne Grund steigt und wir uns träge und kraftlos fühlen, kann die Schilddrüse schuld sein. Das kleine Organ hat eine umfassende Wirkung auf unseren Körper – und kann das Abnehmen ganz schön ausbremsen.

Was für das Auto der Motor ist, ist für den Menschen die Schilddrüse. Sie sorgt dafür, dass jede einzelne Körperzelle Energie erzeugt. Dadurch reguliert sie nicht nur unseren Grundumsatz und unser Körpergewicht. Sie unterstützt auch das Zellwachstum, sorgt für kräftige Haare, Nägel und Knochen und weiche Haut. Sie reguliert die Körpertemperatur, Nährstoffaufnahme, Verdauung und Fortpflanzung. Weil sie den Stoffwechsel der Nervenzellen beeinflusst, reguliert sie außerdem unsere Motivation, Stimmung, Psyche, Konzentration und Leistungsfähigkeit.

Die Schilddrüse steuert unser Energielevel

Auch wenn wir den besten Motor unter der Haube haben, bestimmt immer noch der Fahrer, wie schnell oder langsam das Auto fährt. Am Gas- und Bremspedal unserer Schilddrüse sitzt die Hypophyse, eine endokrine Drüse im Gehirn. Je nach Bedarf schüttet sie viel oder wenig TSH (thyroideastimulierendes Hormon) aus und teilt auf diesem Weg der Schilddrüse mit, wie viele Schilddrüsenhormone sie produzieren soll. Die Hypophyse wiederum untersteht dem Hypothalamus. Er fungiert als Rennleiter, der jederzeit den Überblick hat und im Notfall eingreifen kann. Die Schilddrüse selbst produziert unter anderem die Hormone T4 (Trijodthyronin) und T3 (Thyroxin). T4 ist ein inaktives Speicherhormon, das allein nicht wirken kann. Zuvor muss es in Leber und Darm in das aktive T3 umgebaut werden, um an die Zelle andocken und den Zellstoffwechsel in Gang bringen zu können. T3 erhöht den Sauerstoffverbrauch und den Energieumsatz der Mitochondrien, der winzigen Energiekraftwerke in unseren Zellen. Glukose wird verbrannt und Körperfett zur Energiegewinnung abgebaut. Wir sind wach, konzentriert und leistungsfähig. Wie viel geistige und körperliche Energie wir haben, hängt von unserer Schilddrüse ab. Umgekehrt führt ein Mangel oder eine eingeschränkte Wirkung von Schilddrüsenhormonen zu einer verringerten Stoffwechselaktivität. Kein Wunder, dass Frauen mit einer Schilddrüsenunterfunktion meist unter einer Gewichtszunahme leiden.

So beeinflusst die Schilddrüse das Körpergewicht

So ist denn auch das erste Symptom, das Frauen bei einer Schilddrüsenunterfunktion bemerken, häufig eine unerklärliche Gewichtszunahme: Obwohl sie nichts an ihrer Ernährung geändert haben und sich bewegen wie zuvor, geht der Zeiger auf der Waage unaufhaltsam nach oben. Und trotz Einschränkung der Kalorienzufuhr und vermehrtem Training

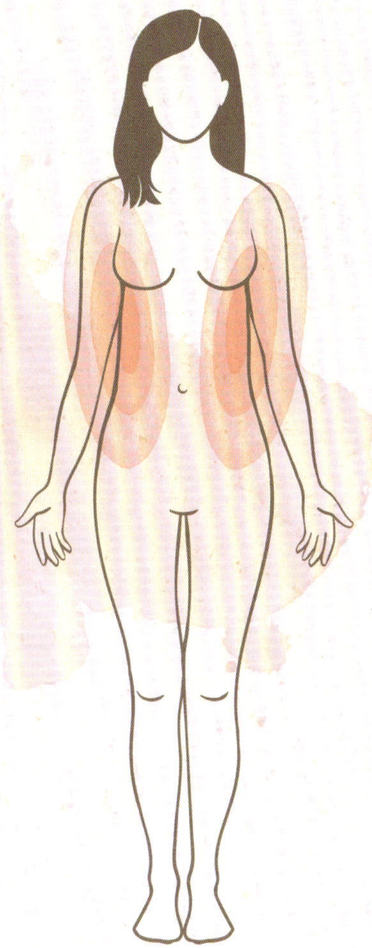

Problemzonen bei der Schilddrüsenunterfunktion

Bei einer Schilddrüsenunterfunktion nehmen wir meist relativ gleichmäßig am ganzen Körper zu, häufig auch vermehrt am Rumpf. Das steigende Gewicht ist oft auch auf Wassereinlagerungen zurückzuführen, die typisch sind für eine Schilddrüsenunterfunktion.

schlagen sämtliche Abnehmversuche fehl. Wenn zu wenig Schilddrüsenhormone produziert werden, können wir über die Nahrung aufgenommene Kalorien nicht mehr so effektiv verbrennen. Ein Teil dieser Energie wird also nicht verbraucht und in die Fettzellen eingelagert. Die Folge: Wir nehmen zu.
In den meisten Fällen handelt es sich jedoch nicht ausschließlich um die Zunahme von Körperfett. Wassereinlagerungen sind ein typisches Problem der Schilddrüsenunterfunktion und mitverantwortlich für die Gewichtszunahme. Zusätzlich führt die ständige Müdigkeit zu einem starken Verlangen nach Aufputschmitteln wie Kaffee, Zucker und Kohlenhydraten, die schnelle Energie versprechen. Dadurch werden zum einen rasch mehr Kalorien zugeführt, als verbrannt werden können. Zum anderen landet man direkt wieder im Teufelskreis aus Blutzucker- und Insulinschwankungen und Heißhunger. Das hat einen negativen Einfluss auf die Insulin- und Cortisolspiegel

und begünstigt zusätzlich Fetteinlagerungen. Zu guter Letzt provoziert die Schilddrüsenunterfunktion auch ein weiteres Fettspeicherhormon: Östrogen. Nicht nur der Stoffwechsel, auch die Entgiftungs- und Verdauungsorgane sind sehr träge. Wenn wir nicht täglich Stuhlgang haben, können Östrogene und Umweltgifte mit östrogenartiger Wirkung nicht vollständig ausgeschieden werden. Das begünstigt ein Östrogen-Ungleichgewicht, was ebenfalls zur Gewichtszunahme führt.

So entsteht eine Unterfunktion

In 80 Prozent der Fälle ist die Autoimmunerkrankung Hashimoto-Thyreoiditis die Ursache für Funktionsstörungen der Schilddrüse bei Frauen. Das Immunsystem richtet sich dabei gegen sich selbst und bildet Eiweiße im Blut, sogenannte Antikörper, die Entzündungsreaktionen auslösen und beginnen, das eigene Schilddrüsengewebe zu zerstören. Das ist wichtig zu wissen, denn häufig hört die Schilddrüsendiagnostik des Hausarztes bei TSH und T3/T4 auf. Sobald Sie Symptome einer Schilddrüsenunterfunktion entwickeln, rate ich Ihnen, auch die Schilddrüsenantikörper überprüfen lassen.

→ Bestimmte Hormone können die Funktion der Schilddrüse entweder fördern oder unterdrücken. Unter chronischem Stress und erschöpften Nebennieren drosselt der Körper die Schilddrüsen-

Habe ich ein Schilddrüsenhormon-Ungleichgewicht?

Kreuzen Sie an, welche Aussagen auf Sie zutreffen. Blicken Sie dabei auf die letzten sechs Monate zurück. Wenn Sie vier oder mehr Kreuze gemacht haben, kann das auf Probleme mit der Schilddrüse hinweisen. Bitte lassen Sie in diesem Fall Ihre Schilddrüsenwerte von einem Arzt überprüfen.

- ◯ Ich leide unter Müdigkeit, Antriebslosigkeit oder depressiven Verstimmungen.
- ◯ Ich habe einen hohen Cholesterinspiegel (falls bekannt).
- ◯ Ich habe Haarausfall, auch meine Wimpern und Augenbrauen sind dünner geworden.
- ◯ Ich habe oft Verstopfung oder das Gefühl, den Darm nicht richtig zu entleeren.
- ◯ Ich bin kälteempfindlich und habe fast immer kalte Hände und Füße.
- ◯ Meine Muskeln und Gelenke tun mir weh, morgens fühle ich mich besonders steif.
- ◯ Ich habe scheinbar grundlos zugenommen, Abnehmen ist so gut wie unmöglich.
- ◯ Ich habe trockenes, stumpfes Haar, dünne brüchige Fingernägel oder kühle, sehr trockene Haut.
- ◯ Ich kann mich schlecht konzentrieren oder mir Dinge merken.
- ◯ Ich leide unter Wassereinlagerungen bzw. Ödemen.
- ◯ Ich habe keine Lust auf Sex.
- ◯ Ich leide unter dem prämenstruellen Syndrom (PMS), Zyklus- und Periodenbeschwerden.
- ◯ Ich habe Probleme, schwanger zu werden.
- ◯ Ich habe Angstzustände und Panikattacken.

aktivität. Auf diese Weise spart er Energie und schützt sich vor Überlastung. Darüber hinaus wird aber auch die Produktion von Progesteron zugunsten des Stresshormons Cortisol reduziert. Progesteron ist wichtig für die Schilddrüse, denn es sorgt für die Umwandlung von T4 in das aktiv wirksame T3. Ein Progesteronmangel hat nicht nur eine Östrogendominanz zur Folge, sondern ruft auch Symptome einer Schilddrüsenunterfunktion hervor. Umgekehrt kann eine Schilddrüsenunterfunktion zu Progesteronmangel und Östrogenüberschuss führen.

- Viele hormonwirksame Umweltgifte wie Bisphenol A (BPA) hemmen nicht nur die Wirkung von Östrogen, sondern stören auch die Schilddrüse. Das gilt ebenso für Schwermetalle wie Quecksilber, Fluoride, Chlor oder Brom.

- Einige Medikamente können die Schilddrüse stören, weil sie die Umwandlung von T4 in das wirksame T3 verhindern: Betablocker, Cholesterinsenker, Magensäureblocker oder Cortison. Auch die Antibabypille hat einen negativen Einfluss. Sie entzieht dem Körper genau die Nährstoffe, die für die Schilddrüse essenziell sind: Magnesium, Selen, Zink und B-Vitamine.

- Fast alle Schilddrüsenunterfunktionen gehen mit einem Jodmangel einher. Experten gehen davon aus, dass mindestens ein Drittel bis die Hälfte der deutschen Bevölkerung nicht optimal mit Jod versorgt ist. Darüber hinaus können Umweltgifte einen Jodmangel fördern, weil sie die Jodrezeptoren besetzen. Lassen Sie daher regelmäßig Ihren Jodspiegel im Morgenurin prüfen.

- Vitamin D_3 hat eine hormon- und immunmodulierende und antientzündliche Wirkung. Ein Mangel kann die Schilddrüsemfunktion beeinträchtigen. Frauen mit Hashimoto haben oft sehr niedrige Vitamin-D_3-Spiegel.

- Aus meiner Erfahrung kann Gluten aus Getreide wie Weizen, Roggen oder Dinkel über Kreuzreaktionen zwischen Gluten-Antikörpern und Schilddrüsen-Antikörpern, die bei Hashimoto erhöht sind, Autoimmunerkrankungen verschlechtern und so die Schilddrüsenfunktion beeinträchtigen. Außerdem steht auch Soja im Verdacht, die Schilddrüse zu stören.

- Radikaldiäten und Fasten verstärken den Energiemangel, der bei Schilddrüsenunterfunktion besteht: Nehmen wir zu wenig Kalorien auf, können wir auch keine Energie verbrennen. So entsteht oftmals ein Teufelskreis, denn gerade Frauen mit Schilddrüsenunterfunktion möchten häufig mit drastischen Mitteln abnehmen.

Ganzheitliche Hilfe

Leider hören Frauen oft, dass man bei der Autoimmunkrankheit Hashimoto-Thyreoiditis nichts machen kann, außer lebenslang Hormonpräparate zuzuführen. Aus meiner Erfahrung kann ich sagen, dass Autoimmunprozesse durch gesunde Ernährung, bewussten Lebensstil und eine ganzheitliche Unterstützung der Hormon-Balance sehr wohl verlangsamt oder sogar zum Stillstand gebracht werden können.

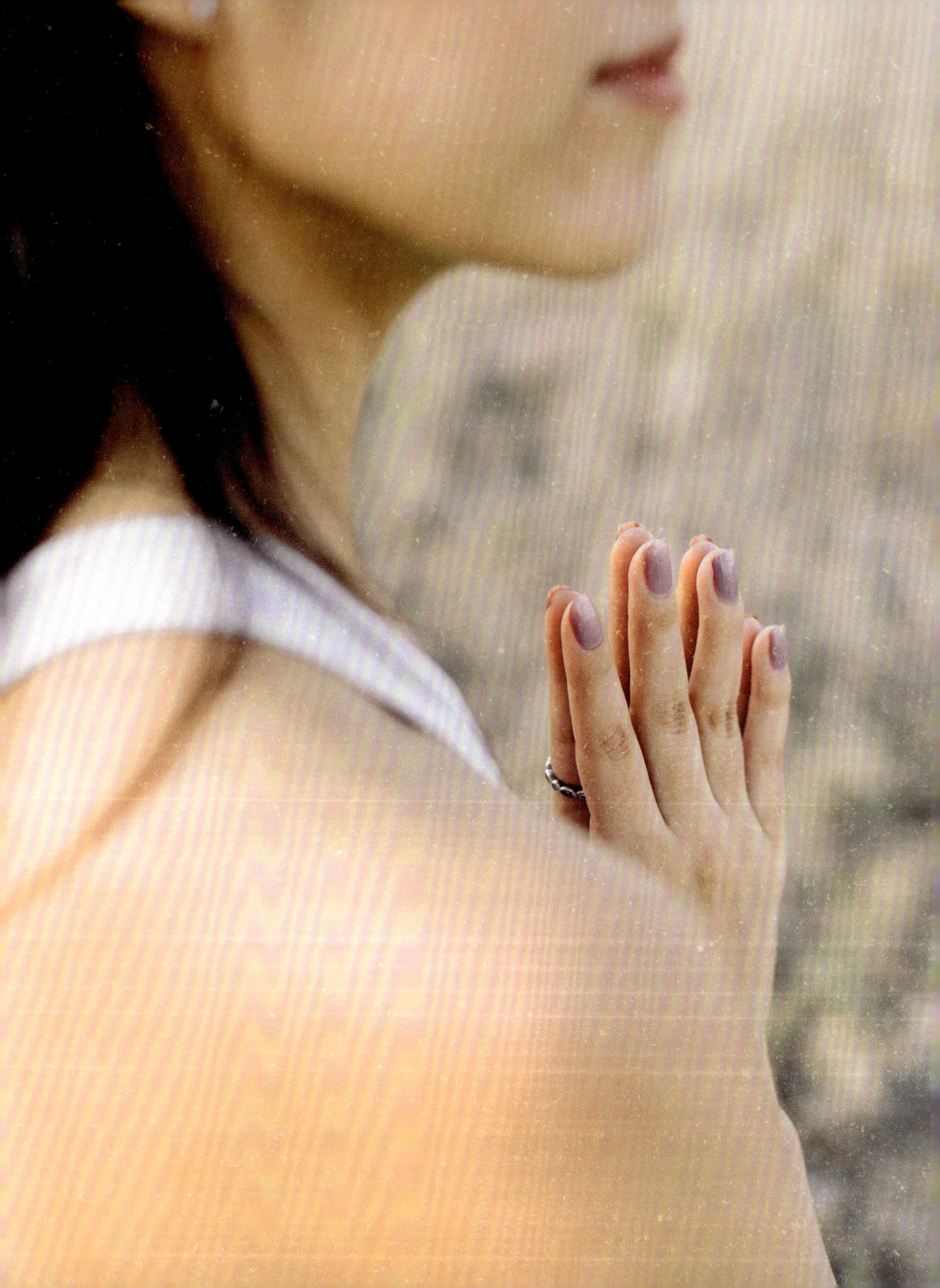

Das Balance-Programm

BRINGEN SIE IHRE HORMONE INS GLEICHGEWICHT UND ERREICHEN SIE IHRE WUNSCHFIGUR

Step by step zur Hormon-Balance

Bringen Sie mit meinem Programm Ihre Hormone schrittweise wieder ins Gleichgewicht. Das gibt dem Körper die nötige Energie, um Ihrem Wohlfühlgewicht näherzukommen.

Sie haben nun die vier wichtigsten Hormone kennengelernt, die Ihnen als Frau das Abnehmen erschweren und Ihre Figur beeinflussen, wenn sie im Ungleichgewicht sind. Es ist ganz normal, dass nicht nur eines, sondern mehrere Hormone aus dem Gleichgewicht geraten sind. Alle Hormone sind miteinander verbunden und beeinflussen sich gegenseitig – wenn eines in die Schieflage gerät, können auch die anderen aus der Balance kommen.

Wo soll man dann aber ansetzen, wenn nicht nur ein Hormon, sondern gleich mehrere betroffen sind? Das ist gar nicht so kompliziert! Cortisol und Insulin haben immer Vorrang vor allen anderen Hormonen, weil sie unser Überleben sichern. Auf sie haben wir auch die stärkste Kontrolle, das ist die gute Nachricht. Über unsere Ernährung und unseren Lebensstil können wir Einfluss auf sie nehmen. Aber auch den Östrogenstoffwechsel und die Wirksamkeit der Schilddrüsenhormone können wir optimieren, indem wir Nahrungsmittel und Heilpflanzen gezielt auswählen und kombinieren und Darm und Leber mit sanften Maßnahmen unterstüzen. Auf diese Weise kommen Ihre Hormone wieder ins Gleichgewicht – und Sie können den Teufelskreis aus Diäten, Zuckersucht und Jo-Jo-Effekt durchbrechen, um endlich wieder effektiv Fett zu verbrennen.

So integrieren Sie das Hormon-Balance-Programm in Ihr Leben

Vielleicht fühlen Sie sich überfordert bei dem Gedanken an all die Veränderungen, die die Hormon-Balance-Diät mit sich bringt. Aber keine Angst: Es ist nicht nötig – und auch nicht möglich –, alles auf einmal umzusetzen. Gewohnheiten und Denkweisen, die sich über Jahre oder Jahrzehnte eingebrannt haben, lassen sich nicht von heute auf morgen über Bord werfen. Wie Sie mittlerweile wissen, braucht unser Gehirn das Gefühl, in Sicherheit zu sein. Im Grunde will es gar nicht, dass wir etwas ändern, denn das bedeutet unsicheres Terrain. Neue Gewohnheiten zwingen das Gehirn, seinen Autopilotmodus zu verlassen. Wussten Sie, dass wir nur fünf Prozent unserer Entscheidungen bewusst treffen? 95 Prozent passieren also unbewusst – wir leben und handeln täglich im Autopiloten. Das erklärt, warum Verhaltensmuster nicht mal eben aus rein rationalen Gründen gebrochen werden können. Ich lege Ihnen daher ans Herz: Setzen Sie das Hormon-Balance-Programm nicht perfektionistisch und mit eiserner Disziplin um. Denken Sie vielmehr daran, wie wichtig es ist, den Körper zu unterstützen, ihn zu nähren und liebevoll für ihn zu sorgen. Leichtigkeit, Energie, Lebensfreude und Ihr Wohlfühlgewicht sind dann das Resultat vieler kleiner Schritte, die Sie jeden Tag aufs Neue gehen.

7 Schritte zur Hormon-Balance

Bitte versuchen Sie nicht, von heute auf morgen alles umzusetzen. Picken Sie sich zunächst die Anregungen heraus, die Sie am einfachsten in Ihren Alltag integrieren können. Bei einer Ernährungsumstellung helfen Ihnen meine Rezepte. Wichtig ist, dass Sie aktiv werden und den ersten Schritt machen.

Schritt 1
Energie bereitstellen und den Blutzucker ausgleichen

Schritt 2
Nährstoffe auffüllen

Schritt 3
Entzündungen reduzieren

Schritt 4
Den Tag-Nacht-Rhythmus in Balance bringen

Schritt 5
Den Körper entlasten

Schritt 6
Hormonfreundlich bewegen

Schritt 7
Das Nervensystem beruhigen

Schritt 1
Energie bereitstellen und den Blutzucker ausgleichen

Kohlenhydrate, Fette und Proteine sind unsere wichtigsten Energielieferanten. Sie werden als Makronährstoffe bezeichnet. „Makro" bedeutet „groß" und deutet darauf hin, dass wir die Nährstoffe in großen Mengen benötigen. Weil der Körper sie nicht selbst herstellen kann, müssen wir sie täglich über unsere Nahrung aufnehmen. Viele herkömmliche Diäten setzen auf das Reduzieren oder Weglassen von Fetten oder Kohlenhydraten. Aus meiner Sicht ein fataler Fehler und ein Grund dafür, dass die meisten Diäten scheitern. Denn wir brauchen alle drei essenziellen Nährstoffe, um satt und wohlgenährt zu sein, was die Basis für unsere Hormon-Balance ist.

Kohlenhydrate

Ihr Ruf hat in den letzten Jahren schwer gelitten. Denn Trenddiäten wie Paleo, Keto oder Low Carb vermitteln den Eindruck, dass Kohlenhydrate dick und krank machen. Die Wahrheit ist: Wir brauchen Kohlenhydrate. Sie stellen dem Körper die wichtigste und effektivste Energiequelle für alle Zellen zur Verfügung: Glukose. Mit der über die Nahrung aufgenommenen Glukose versorgen wir Gehirn, Leber und Muskeln. Gerade Frauen benötigen Kohlenhydrate für ihre Fruchtbarkeit, einen stabilen Zyklus und eine optimale Schilddrüsenfunktion. Nimmt der Hypothalamus wahr, dass der Kohlenhydratspiegel konstant unter einen bestimmten Wert fällt, bewertet er dies als Bedrohung und schaltet in den Überlebensmodus. Fortpflanzung hat dann keine Priorität mehr, weshalb kohlenhydratarme oder kalorienreduzierte Diäten nicht selten zu Progesteronmangel, ausbleibenden Perioden oder verstärkten Wechseljahrsbeschwerden führen.

Kohlenhydrate sind nicht gleich Kohlenhydrate

Der Begriff „Kohlenhydrate" ist eigentlich ein Überbegriff für Lebensmittel, die aus einfachen, doppelten oder mehreren Zuckermolekülen bestehen. Besser bekannt sind sie als Zucker, Stärke und Ballaststoffe. Mit Ausnahme von Ballaststoffen besteht die Hauptfunktion von Kohlenhydraten darin, Energie bereitzustellen. Nach dem Verzehr werden alle Kohlenhydrate vom Verdauungstrakt in den Einfachzucker Glukose zerlegt, um vom Körper als Energiequelle genutzt zu werden. Trotzdem sind Kohlenhydrate nicht gleich Kohlenhydrate: Während die einen unsere Hormon-Balance unterstützen und uns lange satt halten, verursachen die anderen Fetteinlagerung, Blutzuckerschwankungen, Heißhunger und Hormonchaos. Der Unterschied liegt darin, wie stark sie die Insulinausschüttung beeinflussen – je nachdem, ob es sich um einfache oder komplexe Kohlenhydrate handelt.

Einfache Kohlenhydrate: besser nicht

Einfache Kohlenhydrate sind an ihrem süßen Geschmack zu erkennen und kommen so-

wohl in natürlichen als auch in verarbeiteten Lebensmitteln vor. Natürliche Lebensmittel, die einfache Kohlenhydrate enthalten, sind Ahornsirup, Honig oder Obst.
Die stärkste Wirkung auf den Blutzuckerspiegel haben jedoch verarbeitete zuckerhaltige Lebensmittel wie Weißbrot, Kuchen, Kekse, Nudeln, Süßigkeiten oder Limonade. Einfache Kohlenhydrate enthalten wenig bis keine Ballaststoffe oder Stärke. Dadurch werden sie schnell verdaut und gelangen rasch in den Blutkreislauf. Dort werden sie entweder verbrannt oder durch die Wirkung von Insulin als Fett gespeichert. Einfache Kohlenhydrate führen zu starken Blutzuckerschwankungen und hohen Insulinausschüttungen. Sie haben keinen sättigenden Effekt, provozieren Heißhunger und haben keinen sonstigen Nährwert für den Körper. In der Hormon-Balance-Diät verzichten wir deshalb auf einfache Kohlenhydrate aus verarbeiteten oder industriell hergestellten Lebensmitteln und Zucker. Gelegentlich nutzen wir aber Ahornsirup, Kokosblütenzucker oder Honig zum Süßen.

Obst? Bitte, ja!

Zwar enthält Obst aufgrund seines hohen Fruchtzuckeranteils vorrangig einfache Kohlenhydrate. Aber im Obst ist der Zucker in einer intakten Struktur an Ballaststoffe gebunden. Dadurch werden die Zuckermoleküle im Körper nur nach und nach aus der Frucht herausgelöst und gelangen auch nur langsam über den Darm in die Blutbahn. Außerdem wird Fruktose ohne Insulinausschüttung in der Leber verstoffwechselt, sodass der Blutzuckerspiegel relativ stabil bleibt. Insbesondere, wenn Sie zuckerarme Früchte wie Beeren essen. Sie können problemlos zwei bis drei Portionen Obst täglich essen, solange Sie es nicht in Form von Säften konsumieren. Welche Obstsorten besonders empfehlenswert sind, sehen Sie auf Seite 59.

Komplexe Kohlenhydrate: Die brauchen wir!

Die Kohlenhydrate, auf die wir uns bei unserer hormongesunden Ernährung fokussieren, sind die komplexen Kohlenhydrate. Sie bestehen aus mehreren Zuckermolekülen, sodass der Körper mehr Zeit benötigt, um sie aufzunehmen und zu zerlegen. Dadurch steigt der Blutzuckerspiegel nur langsam an und wir sind länger satt. Komplexe Kohlenhydrate in Form von Stärke stammen aus echten unverarbeiteten Lebensmitteln, genauso wie sie in der Natur vorkommen (z. B. aus Vollkorngetreide, Süßkartoffeln, Kürbis oder Bohnen). Da die Stärke bei diesen Lebensmitteln in Fasern verpackt ist, kommt die Glukose viel langsamer ins Blut und wir brauchen weniger Insulin, um den Blutzucker stabil zu halten.

Ballaststoffe: unbedingt

Und noch ein weiterer Bestandteil naturbelassener Lebensmittel sorgt dafür, dass der Blutzuckerspiegel stabil bleibt: die Ballaststoffe. Sie sind eine Form von Kohlenhydraten, die wir nicht verdauen können und unverändert ausscheiden. Ballaststoffe helfen dem Körper, Abfallstoffe, Toxine und überschüssige Hormone auszuscheiden. Werden beispielsweise Östrogene nicht vollständig ausgeschieden, wird eine Östrogendominanz begünstigt. Ballaststoffe bremsen den Anstieg von Insulin, weshalb sie uns lange sättigen und Heißhunger gar nicht erst entstehen kann. Zudem tun Ballaststoffe der Darmflora gut. Besonders empfehlenswert sind lösliche Ballaststoffe aus Linsen, Möhren, Brokkoli, Beeren, Haferflocken oder Leinsamen. Unlösliche Ballaststoffe sind schwerer verdaulich und werden von Menschen mit empfindlichem Darm nicht so gut vertragen. Sie stecken vor allem in Vollkorn, Nüssen und Samen oder Schalen von Obst und Gemüse.

Gemüse und Salate: die Superstars

Gemüse und Salate enthalten ebenfalls komplexe Kohlenhydrate, viele verdauungsfördernde Ballaststoffe, dazu Mineralstoffe, Vitamine und sekundäre Pflanzenstoffe. Die stärkearmen Gemüsesorten sind die Superstars der Hormon-Balance-Ernährung und sollten möglichst zu jeder Mahlzeit gegessen werden. Sie stecken voller sekundärer Pflanzenstoffe, die wir für die Entgiftung und Ausscheidung toxischer Substanzen, Stoffwechselprodukte und Hormone dringend benötigen. Zudem füllen sie den Magen mit viel Volumen, aber wenig Kalorien.

Fette

Haben Sie auch Angst zuzunehmen, wenn Sie fettreiche Lebensmittel essen? In den letzten zwei Jahrzehnten haben uns die Antifett-Kampagnen der Lebensmittelindustrie weismachen wollen, dass Fett schlecht und die Ursache für Übergewicht und andere chronische Krankheiten ist. Dennoch hat sich seit der Einführung fettreduzierter Lebensmittel die Zahl der Übergewichtigen verdoppelt bis verdreifacht, was darauf hindeutet, dass die Vermeidung von Fett nicht die Lösung sein kann. Im Gegenteil! Das Problem bei fettarmen Lebensmitteln ist, dass sie von Natur

Getreide und Hülsenfrüchte immer einweichen

Die Schalen von Getreide und Hülsenfrüchten enthalten sogenannte Anti-Nährstoffe wie z. B. Lektine, Phytinsäure oder Enzymhemmer. Diese blockieren die Aufnahme wichtiger Mineralstoffe wie Kalzium, Magnesium, Kupfer, Eisen und Zink. Sie machen Getreide, Hülsenfrüchte und teilweise auch Nüsse, Samen und Saaten für manche Menschen schwer verdaulich und belasten den Darm. Mit der richtigen Vor- und Zubereitung können Sie aber einen Großteil der enthaltenen Anti-Nährstoffe unschädlich machen und die nährstoffreichen Lebensmittel ohne Reue genießen. Durch das Einweichen in Wasser über mehrere Stunden verkürzt sich nicht nur die Garzeit – auch der Keimprozess des Korns wird in Gang gesetzt. Dadurch werden Phytinsäure und Enzym-Inhibitoren neutralisiert, der Vitamin- und Eiweißgehalt steigt und andere schwer verdauliche Substanzen werden leichter verfügbar.

So geht's:
Geben Sie Getreide, Bohnen oder Linsen in eine Schüssel aus Glas, Porzellan oder Keramik, gießen Sie die dreifache Menge lauwarmes Wasser dazu und lassen Sie das Ganze 12 bis 24 Stunden, am besten über Nacht, bei Zimmertemperatur stehen. Anschließend das Einweichwasser abgießen, die Hülsenfrüchte in einem Sieb abbrausen, gut abtropfen lassen und in frischem Wasser weich garen.

Mein Tipp:
Ich koche immer gleich größere Mengen Vollkornreis, Linsen oder Buchweizen vor, um sie mit Gemüse anzubraten, in die Lunchbowl zu geben oder als Suppeneinlage zu verwenden.

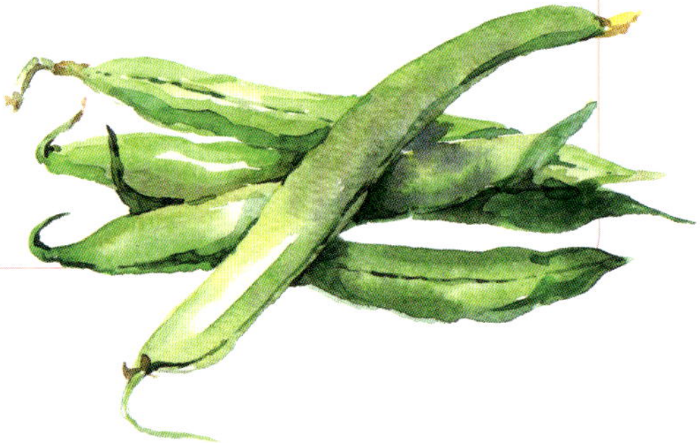

aus mehr Kohlenhydrate und Zucker enthalten, die die Freisetzung von Insulin auslösen - unserem Fettspeicherhormon. Fette wiederum erzeugen so gut wie keine Insulinausschüttung. Kombiniert man sie mit Kohlenhydraten, verhindern sie einen starken Blutzuckeranstieg und halten den Insulinspiegel stabil. Wenn Sie Ihre Hormone in Balance bringen wollen, ist es unverzichtbar, täglich zu jeder Mahlzeit hochwertige Fette zu essen. Das erhöht zudem den Sattmachereffekt.

Warum gesunde Fette wichtig sind

Fett - genauer gesagt: Cholesterin - ist der Grundbaustein für die Herstellung von Östrogen, Testosteron und Progesteron. Ohne genügend Fett kann Ihr Körper keine ausreichenden Mengen dieser Hormone herstellen, was Periodenbeschwerden, Hautprobleme, prämenstruelles Syndrom (PMS) oder Gewichtszunahme begünstigt. Fett ist darüber hinaus entscheidend für die Aufnahme der fettlöslichen Vitamine A, D, E und K. Es spielt aber nicht nur eine wichtige Rolle bei der Produktion und Regulierung von Hormonen. Fett hilft auch, unser Gewicht zu kontrollieren. Der Körper nutzt die Menge unserer Fettaufnahme als Hinweis darauf, ob wir genug gegessen haben. Wenn wir Fett konsumieren, wird das Hormon Leptin freigesetzt. Es signalisiert dem Gehirn, dass wir genug Energie haben und aufhören können zu essen. Eine ausreichende Fettaufnahme bedeutet für das Gehirn Sicherheit. Essen wir zu wenig Fett, fehlt dem Gehirn dieser Nährstoff: Wir sind nicht lange satt und haben wieder Heißhunger.

Fett ist nicht gleich Fett

Es gibt Fette, die Ihre Hormone glücklich machen. Und es gibt Fette, die unserer Gesundheit schaden. Je nach Aufbau der Fettstruktur unterscheiden wir folgende Fettarten:

⟶ **Mehrfach ungesättigte Fette** stecken in fettreichen Seefischen wie Lachs, Sardine, Makrele und Hering sowie in Samen, Kernen und Nüssen wie Leinsamen oder Walnüssen und auch in hochwertigen kalt gepressten Pflanzenölen.

⟶ **Einfach ungesättigte Fette** stecken in Oliven, Nüssen und Samen, in Avocados sowie in Makrelen.

⟶ **Gesättigte Fette** sind vor allem in Fleisch, Milchprodukten, Kokos- oder Palmfetten enthalten.

⟶ **Transfette** entstehen beim industriellen Härten von Fetten. Sie stecken vor allem in Margarine, Chips, Keksen sowie hoch erhitzbaren Pflanzenölen.

Welche Fette sollten Sie essen?

Besonders positiv auf Ihre Gesundheit, Ihren Hormonhaushalt und Ihr Gewicht wirken sich mehrfach ungesättigte und einfach ungesättigte Fettsäuren aus. Zwei der wichtigsten mehrfach ungesättigten Fette sind die Omega-3- und Omega-6-Fettsäuren. Fette bestehen aus Ketten von Fettsäuren, die die Grundbausteine von Körperfett und vieler Hormone des Körpers sind. Unser Körper kann die meisten Fettsäuren aus der Nahrung herstellen, die wir konsumieren. Es gibt jedoch zwei Arten, die er nicht produzieren kann: Omega-3 und Omega-6. Diese werden deshalb essenzielle Fettsäuren genannt: Sie sind überlebenswichtig und wir müssen sie regelmäßig mit der Nahrung aufnehmen. Ich empfehle auch hochwertige gesättigte Fette tierischen Ursprungs wie Hähnchenfleisch, Ziegen- und Schafsmilchprodukte. Hier ist es aber wichtig, auf Bio-Qualität und artgerechte Weidehaltung der Tiere zu achten. Transfette sollten Sie ganz aus Ihrer Ernährung verbannen (siehe Seite 56), da sie Entzündungen und Herz-Kreislauf-Erkrankungen fördern und massiv die Hormon-Balance stören. Empfehlenswerte Nahrungsmittel mit gesunden Fetten finden Sie in der Lebensmitteltabelle auf Seite 60.

Omega-3-Fettsäuren

Diese essenziellen Fettsäuren unterstützen sowohl die Produktion als auch die Funktion von Hormonen und haben starke entzündungshemmende Eigenschaften. Sie sind außerdem Teil der Zellmembran jeder einzelnen Zelle in Ihrem Körper. Es gibt drei verschiedene Formen von Omega-3-Fettsäuren: Alpha-Linolensäure (ALA), die in pflanzlichen Lebensmitteln wie Leinsamen, Chiasamen und Walnüssen enthalten ist. Sowie Docosahexaensäure (DHA) und Eicosapentaensäure (EPA), die sich in Lachs, Sardellen, Makrelen und Sardinen sowie Meerespflanzen wie Algen finden. Leider reichen pflanzliche Omega-3-Quellen, bis auf Algen, bei Weitem nicht aus, um unseren Bedarf zu decken. Der Körper muss das pflanzliche ALA erst in DHA und EPA umwandeln, bevor er es verwenden kann. Laut Studien werden weniger als 5 Prozent von ALA in EPA umgewandelt und weniger als 0,5 Prozent von ALA in DHA. Hohe Mengen an Omega-6-Fettsäuren in der Nahrung erschweren diese Umwandlung und wir benötigen dafür ausreichend Zink, Eisen und Vitamin B_6. Wenn Sie nicht zwei- bis dreimal pro Woche fetten Seefisch essen, vegetarisch oder vegan leben, können Sie eine hochwertige Omega-3-Ergänzung in Betracht ziehen.

Proteine

Kohlenhydrate und Fette sind unsere wichtigsten Energielieferanten. Proteine bzw. Eiweiße dienen zwar auch als Energieträger. In erster Linie werden sie aber als lebenswichtige Stoffe für den Aufbau unserer Millionen Körperzellen, für Körpergewebe und Muskulatur gebraucht. Einige wichtige Hormone können nur mithilfe von Proteinen gebildet werden, beispielsweise Insulin, die Schilddrüsenhormone T3 und T4, das Wachstumshormon, das Schlafhormon Melatonin und unser Glückshormon Serotonin. Wir benötigen Proteine, um alle Lebensprozesse am Laufen zu halten. Der Körper ist immer bestrebt, seinen Proteinbedarf zu decken. Bei einer eiweißreichen Mahlzeit sendet er ein Signal ans Gehirn, das anzeigt, dass wir unser Soll erfüllt haben. Wir sind schneller und lang anhaltender satt als bei einer eiweißarmen Mahlzeit. Ohne ausreichend Protein tendieren wir dazu, zu viele Kohlenhydrate zu essen – mit der Folge, dass wir schneller wieder hungrig sind. Wenn Sie Protein essen, produziert Ihr Körper viel weniger Insulin. Die Ausschüttung unseres Speicherhormons wird also in Schach gehalten, was eine sehr gute Nachricht für Ihren Hormonspiegel und für Ihren Taillenumfang ist! Unter den drei Makronährstoffen hat Protein den stärksten Sättigungsfaktor.

Sind alle Proteine gleich?

Bei den Proteinen wird zwischen zwei verschiedenen Arten unterschieden:

→ 80 bis 100 Prozent des **Proteins aus tierischen Lebensmitteln** kann der Körper für sich nutzen – das heißt, es hat eine sehr hohe Bioverfügbarkeit. Tierische Proteinquellen enthalten alle essenziellen Aminosäuren und zudem eine große Fülle von Mineralstoffen und Vitaminen.

→ **Pflanzliche Proteinquellen** enthalten nicht alle essenziellen Aminosäuren, die Bioverfügbarkeit liegt bei nur 40 bis 70 Prozent. Zudem sind z. B. Hülsenfrüchte wegen bestimmter Anti-Nährstoffe wie Phytinsäure und Lektin für manche Menschen schwer verdaulich.

Welche Eiweiße sollten Sie essen?

Ich empfehle Ihnen, mindestens einmal täglich tierische Produkte wie Fleisch, Fisch Schafs- oder Ziegenmilchprodukte oder Eier aus ökologischer Tierzucht zu essen. Ihr Protein hat eine sehr hohe biologische Wertigkeit (der Körper kann es fast vollständig verarbeiten) und enthält alle neun essenziellen Aminosäuren, die Sie für die Hormonsynthese brauchen. Da tierische Produkte neben einem hohen Eiweiß- häufig auch einen guten Fettanteil haben, sättigen sie extrem gut und lang anhaltend, sorgen für einen stabilen Blutzuckerspiegel und beugen Heißhungerattacken vor. Bei pflanzlichen Proteinquellen fehlen – bis auf ganz wenige Ausnahmen – immer bestimmte Aminosäuren.
Bei einer veganen Ernährungsweise ist es deshalb schwieriger, alle essenziellen Aminosäuren aufzunehmen. Wenn Sie sich nicht vorstellen können, Eier, Ziegenkäse oder Schafsjoghurt zu essen, ist es besonders wichtig, bestimmte pflanzliche Lebensmittel gezielt miteinander zu kombinieren, um die biologische Wertigkeit der Pflanzenproteine zu erhöhen. Gute Kombinationen sind Hülsenfrüchte mit Vollkorngetreide wie Quinoa, Buchweizen oder Hafer, Hülsenfrüchte mit Kartoffeln oder Hülsenfrüchte mit Nüssen. Wichtig zu wissen: Die Eiweiße ergänzen sich auch, wenn sie nicht in einer Mahlzeit, sondern im Laufe eines Tages kombiniert werden – selbst dann, wenn sie innerhalb von 4 bis 6 Stunden hintereinander gegessen werden. Ein paar Nüsse als Snack zwischen den Hauptmahlzeiten können so ebenfalls eine tolle Ergänzung in Sachen Protein sein. Egal, welche Eiweißsorte Sie essen: Ich empfehle Ihnen immer ein eiweißreiches Frühstück, da es eine gute Basis für einen stabilen Blutzuckerspiegel über den ganzen Tag darstellt. Die Rezeptideen für ein gesundes Frühstück ab Seite 76 habe ich im Hinblick darauf zusammengestellt.

Wasser

Wasser ist lebenswichtig und hilft aus mehreren Gründen beim Abnehmen. Wenn Sie ausreichend trinken, unterstützen Sie die Funktion der Nieren als wichtiges Entgiftungsorgan und entlasten damit indirekt die Leber, die eine große Rolle im Fettstoffwechsel spielt. Außerdem reguliert regelmäßiges Trinken, aber auch der Verzehr von Obst und Gemüse mit hohem Wasseranteil unser Appetit- und Sättigungsempfinden. Denn Wasser füllt mit viel Volumen, aber wenig Kalorien schnell den Magen. Dadurch dehnen sich die Magenwände und schütten ein Hormon aus, das den Appetit bremst. Aus meiner Erfahrung trinken Frauen oft zu wenig. Ideal sind täglich über den Tag verteilt mindestens 0,03 Liter Wasser pro Kilogramm Körpergewicht. Bei einer 70 Kilogramm schweren Frau sind das mindestens 2,1 Liter. Auch ungesüßter Tee ist möglich, aber der größte Teil sollte aus reinem gefiltertem Wasser bestehen. Insbesondere vormittags sollten Sie viel trinken. Ein großes Glas warmes Wasser am frühen Morgen, gerne mit frischem Zitronensaft, hilft bei der Entgiftung und regt die Verdauung an.

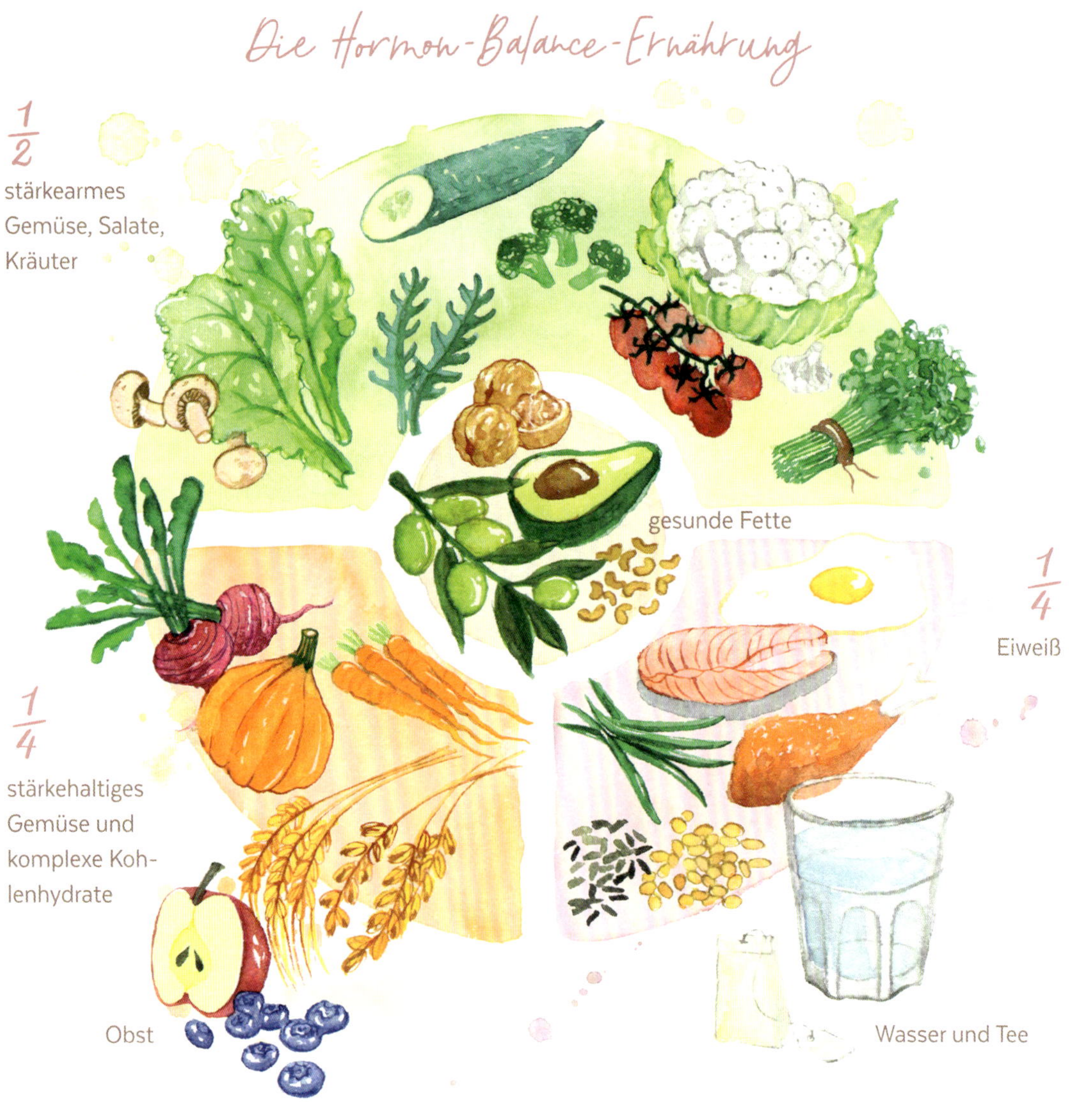
Die Hormon-Balance-Ernährung
1/2
stärkearmes Gemüse, Salate, Kräuter
gesunde Fette
1/4
Eiweiß
1/4
stärkehaltiges Gemüse und komplexe Kohlenhydrate
Obst
Wasser und Tee

Den Blutzucker ausgleichen

Der Fokus der Hormon-Balance-Ernährung liegt auf einer optimalen Energie- und Nährstoffzufuhr und einem stabilen Blutzuckerspiegel. Wenn wir regelmäßig essen und die Makronährstoffe clever kombinieren, bleibt der Blutzucker auch über einen längeren Zeitraum stabil. Damit verhindern wir Cortisol- und Insulinausschüttungen, die letztlich hauptverantwortlich dafür sind, dass wir zunehmen. Zugleich werden Sie feststellen, dass Sie länger satt sind, keinen Heißhunger mehr haben und mit viel mehr Energie über den Tag kommen. Kombinieren Sie zu jeder Mahlzeit komplexe Kohlenhydrate, gesunde Eiweiße und Fette und ergänzen Sie Ihren Teller, so oft es geht, mit reichlich stärkearmem Gemüse, mit Salaten und Kräutern. Wenn Sie gesunde Kohlenhydrate mit Protein und Fett gemeinsam essen, wird die aufgenommene Glukose ganz langsam ins Blut gebracht. Der Blutzucker steigt sehr langsam an und bleibt über ein paar Stunden stabil im optimalen Bereich, sodass wir keine Insulinflut brauchen, um den Zucker abzubauen.

7 Tipps für einen stabilen Blutzucker

1. Perfekte Kombi
Essen Sie Kohlenhydrate nicht isoliert, sondern kombinieren Sie sie in jeder Mahlzeit mit gesunden Fetten und Proteinen. Das bremst den Blutzuckeranstieg ab.

2. Nie ohne Frühstück
Frühstücken Sie innerhalb von 30 bis 60 Minuten nach dem Aufwachen. Ein eiweiß- und ballaststoffreiches Frühstück mit guten Fetten verschafft Ihnen lang anhaltende Energie und Sättigung. Gleichzeitig hält es den Blutzuckerspiegel über den ganzen Tag stabil. So verhindern Sie spätere Heißhungerattacken.

3. Kein Kaffee auf nüchternen Magen
Koffein regt die Nebennieren an, Adrenalin auszuschütten. Das lässt den Blutzucker- und Insulinspiegel ansteigen und kann Heißhunger verursachen. Aber: Wenn Sie Kaffee oder auch schwarzen Tee zu einer proteinreichen Mahlzeit essen, bleibt der Blutzuckerspiegel stabiler und Sie fühlen sich länger satt.

4. Esspausen einhalten
Geben Sie Ihrem Körper genug Zeit, das Essen zu verdauen, indem Sie zwischen den Mahlzeiten jeweils eine 3- bis 4-stündige Pause einhalten. So verhindern Sie eine übermäßige Insulinausschüttung, die sowohl durch ständiges Snacken als auch durch zu große Mahlzeiten nach zu langen Esspausen entstehen kann. Das hilft außerdem der Verdauung.

5. Bewegen Sie sich
Durch Bewegung und Muskelaktivität verbrennen Sie Glukose, sodass die Bauchspeicheldrüse weniger Insulin ausschütten muss. Dadurch halten Sie den Blutzuckerspiegel stabil und verhindern, dass überschüssiger Zucker als Körperfett gespeichert wird. Dafür müssen Sie nicht gleich ein umfangreiches Work-out machen. Das geht auch mit einem kurzen Treppenlauf, einem Verdauungsspaziergang oder zehn Kniebeugen vor oder nach dem Essen.

6. Frühes Abendessen
Essen Sie die letzte Mahlzeit am besten 2 bis 3 Stunden vor dem Schlafengehen oder vor 20 Uhr, damit der Insulinspiegel absinken und unser Schlafhormon Melatonin in ausreichender Menge gebildet werden kann. Achten Sie auf komplexe Kohlenhydrate am Abend. Sie haben eine beruhigende Wirkung und bereiten auf eine erholsame Nacht vor. Wenn Sie Probleme haben durchzuschlafen, kann es helfen, einen kleinen gesunden Snack vor dem Schlafengehen zu essen, um den Blutzucker über Nacht stabil zu halten.

7. Aromatische Helfer
Gewürze wie Zimt und Kurkuma helfen dem Körper, den Blutzuckerspiegel unter Kontrolle zu halten. Das liegt daran, dass sie effektive Pflanzenstoffe enthalten, die einen regulierenden Effekt auf die Höhe des Blutzuckers haben. Würzen Sie also gerne großzügig!

Schritt 2
Nährstoffe auffüllen

Für die Hormonregulation benötigen wir Mikronährstoffe: Vitamine, Mineralstoffe und Spurenelemente. Im Gegensatz zu den Makronährstoffen brauchen wir sie nur in kleinen Mengen. Dennoch sind sie von großer Bedeutung für die Hormonbildung, da viele Stoffwechselprozesse abhängig von ihnen sind. Unser Körper kann sie, mit Ausnahme von Vitamin D, nicht selbst produzieren, deshalb müssen wir sie regelmäßig über die Nahrung zuführen. Mit einer ausgewogenen Ernährung lässt sich das leicht erreichen, vor allem wenn Sie auf saisonale, regionale oder ökologisch angebaute Lebensmittel setzen. Ein Mehrbedarf oder Mangel kann mit hochwertigen Nahrungsergänzungsmitteln ausgeglichen werden. Nehmen Sie aber nicht auf Verdacht Nahrungsergänzungsmittel, das kann den Körper unnötig belasten. Lassen Sie sich vor einer Einnahme von einem fachkundigen Arzt, Heilpraktiker oder Ernährungsberater untersuchen und beraten.

Die wichtigsten Nährstoffe für Ihre Hormon-Balance

→ B-VITAMINE

Die Gruppe der B-Vitamine ist für viele Bereiche der Hormonregulation wichtig. Insbesondere Vitamin B_{12}, das nur in tierischen Lebensmitteln steckt, hilft der Leber, überschüssiges Östrogen zu verstoffwechseln. Ein Mangel an Vitamin B_9 (Folsäure) kann eine Östrogendominanz begünstigen. Vitamin B_6 lindert Entzündungen, Progesteronmangel, prämenstruelles Syndrom (PMS), Schlaflosigkeit, Ängste und Depressionen. Vitamin B_5 unterstützt die Nebennieren und verbessert so die Stresstoleranz. Gute Nahrungsquellen für B-Vitamine sind Leber, Sardinen, Geflügel, Eier, Milchprodukte, Vollkornreis, Avocado, Sonnenblumenkerne, Walnüsse, Sesam, Hülsenfrüchte und Süßkartoffeln. Veganerinnen empfehle ich, den Vitamin-B-Status bestimmen zu lassen und bei Bedarf Nahrungsergänzungsmittel einzunehmen.

→ VITAMIN D

Das Sonnenvitamin ist essenziell für die Progesteronproduktion und wirkt einem Östrogenüberschuss entgegen. Es erhöht die Insulinempfindlichkeit der Zellen bei Insulinresistenz, ist also auch für unser Gewichtsmanagement von Bedeutung. Außerdem ist Vitamin D wichtig für die Darmgesundheit, für das Immunsystem und für starke Knochen. Ein Vitamin-D-Mangel kann zu depressiven Verstimmungen und Ängsten führen. Nahrungsmittel wie Eier, Lachs, Sardinen oder Pilze enthalten zwar gewisse Mengen an Vitamin D. Zur Deckung des Bedarfs sind wir trotzdem auf Sonnenlicht angewiesen, denn die UV-Strahlen sorgen dafür, dass das Vitamin in unserer Haut hergestellt werden kann. In der warmen Jahreszeit reichen dafür täglich etwa 20 Minuten direkte Sonnenbestrahlung auf die nackte Haut. Im Schatten, wenn wir Sonnencreme verwenden oder in den Wintermonaten kann allerdings nicht ausreichend Vitamin D gebildet werden. Lassen Sie den Vitamin-D-Spiegel regelmäßig von Ihrem Arzt überprüfen und erwägen Sie in Rücksprache mit ihm vor allem in den Wintermonaten eine sinnvolle Nahrungsergänzung. Das gilt vor allem für ältere Personen sowie kranke und lichtempfindliche Menschen.

→ VITAMIN C

Ohne Vitamin C können die Nebennieren nicht genug Cortisol und andere wichtige Hormone herstellen. Stress und einseitige Ernährung können schnell zu einem Mangel führen, der das Immunsystem und die Funktion der Eierstöcke schwächt und Entzündungen fördert. Vitamin C finden Sie in fast allen Obst- und Gemüsesorten, in besonders großer Menge in roter Paprika, Brokkoli, Kiwi, Erdbeeren, Petersilie, Kirschen und Zitrusfrüchten.

→ VITAMIN E

Das fettlösliche Vitamin wirkt entzündungshemmend und hormonausgleichend. Es unterstützt die Gesundheit der Eierstöcke, einen optimalen Östrogen- und Progesteronspiegel und kann Menstruationsschmerzen lindern. Gute Quellen sind pflanzliche Öle, Mandeln, Nüsse und Kerne (wie z. B. Sonnenblumenkerne), fettreiche Fische (wie z. B. Lachs und Makrele), Garnelen, Eier, Avocado, Ziegenmilch, Hirse und einige Obst- und Gemüsesorten wie Kiwi, Spargel, Erbsen und Gurken.

→ ZINK

Das Mineral ist an über 300 Enzymreaktionen im Körper beteiligt. Es kann Entzündungen reduzieren, stärkt das Immunsystem und unterstützt einen regelmäßigen Menstruationszyklus. Es ist wichtig für die Produktion von Eizellen und die Auslösung des Eisprungs und stellt sicher, dass wir ausreichend Östrogen und Progesteron herstellen. Damit kann es beim prämenstruellen Syndrom (PMS) und bei Periodenbeschwerden helfen. Da Zink die Ausschüttung männlicher Hormone reduziert, kann es auch bei hormoneller Akne, Haarausfall oder starker Gesichtsbehaarung unterstützen. Die Wahrscheinlichkeit eines Zinkmangels ist höher bei Veganerinnen oder Frauen, die die Pille nehmen oder genommen haben. Gute Quellen sind Austern, Muscheln, Rindfleisch oder Milchprodukte. Auch pflanzliche Lebensmittel wie Hülsenfrüchte, Vollkorngetreide und Nüsse enthalten Zink. Hier ist die Bioverfügbarkeit jedoch nicht sehr hoch.

→ JOD

Jod ist essenziell für die Produktion von Schilddrüsenhormonen, fördert einen gesunden Östrogenstoffwechsel und stabilisiert östrogenempfindliche Gewebe wie Gehirn, Eierstöcke, Gebärmutter und Brüste. Die besten Nahrungsquellen für Jod sind Meeresfrüchte, Seetang, Sardinen und Hering.

→ MAGNESIUM

Es ist das wichtigste Mineral für die Hormon-Balance, beruhigt das Nervensystem und reguliert die Cortisolausschüttung. Es fördert erholsamen Schlaf, reduziert Hitzewallungen, Ängste und Herzrhythmusstörungen. Es wirkt gegen Insulinresistenz, gleicht den Blutzuckerspiegel aus und reduziert Heißhunger. Es kann Beschwerden wie gespannte Brüste, Blähungen, Menstruations- und Muskelschmerzen oder Kopfschmerzen lindern. Wenn Sie chronisch gestresst sind oder regelmäßig Kaffee oder Alkohol trinken, ist ein Mangel sehr wahrscheinlich. Essen Sie idealerweise täglich magnesiumreiche Lebensmittel wie grünes Blattgemüse (z. B. Grünkohl), Avocado, Mandeln, Kürbiskerne, glutenfreie Vollkornprodukte oder Rohkakao.

→ SELEN

Das Spurenelement ist wichtig für den Zellstoffwechsel, das Nerven- und Immunsystem. Vor allem aber unterstützt es die Schilddrüse bei der Umwandlung des inaktiven T4 in T3. Selen reguliert die Progesteron- und Östrogenspiegel, indem es die Östrogenausscheidung unterstützt. Stress, vegane Ernährung, hoher Zucker-, Kaffee- und Alkoholkonsum oder die Einnahme der Pille können zu einem Mangel führen. Gute Quellen sind z. B. Paranüsse, Lachs, Mangold, Leber und Knoblauch.

10 Richtige
für mehr Balance

Bitte zugreifen – und zwar möglichst oft. Denn diese Top-Lebensmittel bringen Ihren Hormonhaushalt ganz natürlich ins Gleichgewicht:

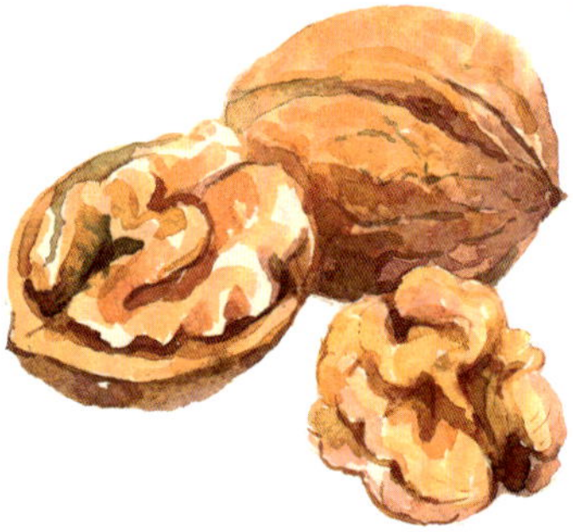

WALNÜSSE

Walnüsse wirken positiv auf unseren Progesteronspiegel und gleichen eine relative Östrogendominanz aus. Sie enthalten eine ganze Batterie an Nährstoffen, die für die Hormonbildung wichtig sind: die Vitamine E und B_6 sowie Kupfer, Mangan, Kalium, Kalzium, Eisen, Magnesium, Zink und Selen. Zudem enthalten sie mehr Omega-3-Fettsäuren und Antioxidantien als jede andere Nuss und wirken Entzündungen im Körper entgegen. Leicht geröstet in einer Pfanne ohne Fett schmecken sie besonders aromatisch, z. B. als gesunder Snack, in Müslis oder Salaten, als Topping für Suppen, Nudel-, Reis- oder Gemüsegerichte und mehr. Da sie recht kalorienreich sind, sollten Sie sie in Maßen genießen: 25 Gramm sind eine gute Portion.

BROKKOLI

Das grüne Gemüse enthält einen hochwirksamen Pflanzenstoff aus der Familie der Senföle: Sulforaphan. Der hilft dabei, synthetisches Östrogen und Umweltgifte sicher aus dem Körper auszuscheiden. Bei östrogendominanten Erkrankungen und Beschwerden wie Endometriose, Myomen, PMS, Zyklusbeschwerden oder Brustkrebs sollten Sie täglich eine Portion Brokkoli oder anderes Kohlgemüse wie Blumenkohl, Weißkohl, Rosenkohl, Radieschen oder Kohlrabi essen. Da Sulforaphan sehr hitzeempfindlich ist, das Gemüse möglichst oft roh genießen oder schonend über Wasserdampf garen.

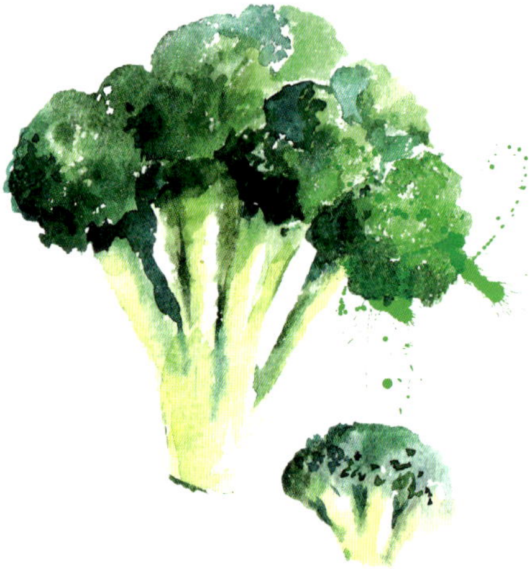

HÜLSENFRÜCHTE

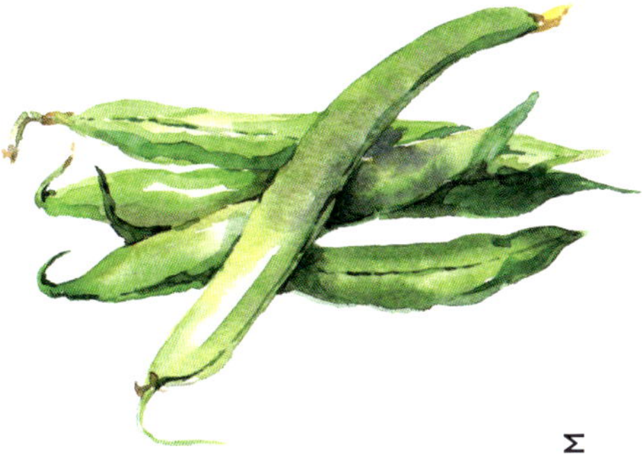

Linsen, Bohnen und Erbsen sind reich an löslichen Ballaststoffen und resistenter Stärke, die eine gesunde Darmflora unterstützen. Sie überzeugen zudem mit vielen B-Vitaminen, die wichtig für die Hormon-Balance sind, und enthalten Mineralstoffe wie Magnesium und Eisen. Hülsenfrüchte sind darüber hinaus eine der besten Quellen für pflanzliches Eiweiß. Mit ihrem wertvollen Nährstoff-Mix aus langsam verdaulichen Kohlenhydraten und Eiweiß liefern sie lang anhaltende Energie, halten den Blutzuckerspiegel stabil und machen so nachhaltig satt. Sie sollten daher nicht nur bei Vegetariern und Veganern mehrmals wöchentlich auf den Tisch kommen. Für die schnelle Variante sind vorgegarte Hülsenfrüchte aus dem Glas praktisch.

QUINOA

Quinoa ist ein ausgezeichneter glutenfreier Getreideersatz. Das Pseudogetreide gehört zu den wenigen Pflanzen, die alle essenziellen Aminosäuren enthalten, die der Körper nicht selbst herstellen kann. Die gelben, roten oder schwarzen Samen sind mit 14 Gramm Protein pro 100 Gramm – ebenso wie Amarant – eine gute pflanzliche Eiweißquelle. Außerdem punkten die kleinen Körnchen mit langsam verdaulichen Kohlenhydraten und vielen Ballaststoffen. Das hält den Blutzucker stabil. Ein weiterer Bonus sind reichlich enthaltene Mineralstoffe wie Eisen, Folsäure, Magnesium und Zink.

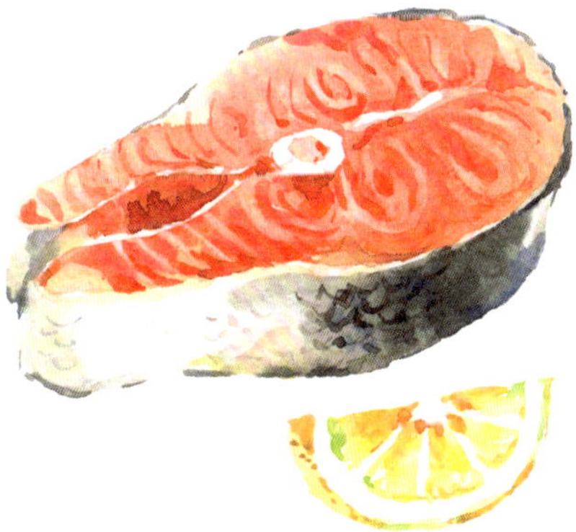

LACHS

Der fettreiche Fisch gehört zu den besten Quellen für die wertvollen Omega-3-Fettsäuren EPA und DHA. Diese sind wahre Wunderwaffen gegen entzündliche Prozesse im Körper, die ein Ungleichgewicht aller Hormondrüsen verursachen können. Achten Sie beim Fischkauf darauf, dass er aus biologischer Aquakultur oder nachhaltigem Wildfang stammt. Auch andere fettreiche Fische wie Sardinen, Heringe und Makrelen sowie Forellen und Algen liefern die gesunden Fettsäuren. Empfehlenswert sind zwei Fischmahlzeiten pro Woche. Wenn Sie keinen oder wenig Fisch essen, sollten Sie hochwertiges Fisch- oder Algenöl als Nahrungsergänzungsmittel verwenden.

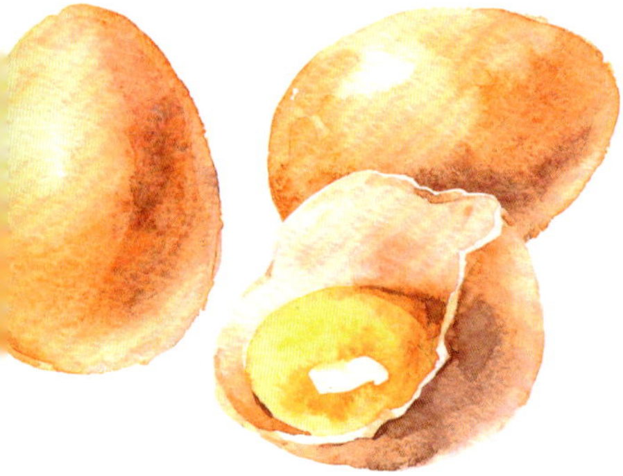

EIER

Sie sind eine perfekte Quelle für hochwertiges Eiweiß und gute Fette - die Grundbausteine vieler Hormone. Dieser Mix macht lange satt, sodass sich Eier hervorragend zur Regulierung des Appetits und zum Ausgleich des Blutzucker- und Insulinspiegels eignen. Das Power-Lebensmittel enthält zudem viel Selen, Magnesium und Zink und hat einen besonders hohen Anteil an Cholin, das für den Fettstoffwechsel der Leber wichtig ist. Unbedingt zu Bio-Eiern greifen, die durch hochwertiges Futter für die Hühner in Sachen Nährstoffe mehr zu bieten haben als Eier von konventionell gehaltenen Tieren und uns nicht mit Schadstoffen belasten.

LEINSAMEN

Die kleinen Kraftpakete enthalten spezielle Ballaststoffe, die Lignane, die überflüssige Östrogene im Darm an sich binden und helfen, sie auszuscheiden. So wirken sie ausgleichend auf den Östrogenspiegel. Außerdem versorgen sie uns mit Pflanzeneiweiß, zellschützenden Antioxidantien, gesunden Omega-3-Fettsäuren und Mineralstoffen wie Magnesium, Eisen und Zink. Am besten im Ganzen kaufen und nach Bedarf in kleinen Portionen frisch im Mixer oder Blitzhacker mahlen. So bleiben alle Nährstoffe erhalten und die Samen bleiben lange frisch. Sie schmecken in Müsli, Porridge oder Smoothies, über Salate oder Suppen gestreut und in Brot oder anderem Gebäck. Die ideale Dosis sind 2 bis 3 TL am Tag. Zur Abwechslung können Sie auch mal zu ähnlich gesunden Alternativen wie Chiasamen, Hanfsamen, Sesam, Kürbis- oder Sonnenblumenkernen greifen.

AVOCADO

Die grüne Frucht ist zu Recht ein Hormon-Superfood! Sie liefert viele der wichtigsten Hormonbausteine: Magnesium, Kalium und die Vitamine B_5, B_6, C und E. Avocados enthalten hohe Mengen Beta-Sitosterol, ein besonderes pflanzliches Fett, das den Cholesterinspiegel senkt, überschüssiges Östrogen abbaut und damit eine gute Balance zwischen Progesteron und Östrogen unterstützt. Avocados wirken aufgrund ihres hohen Anteils an Ballaststoffen und gesunden Fetten ausgleichend auf die Verdauung und den Blutzuckerspiegel.

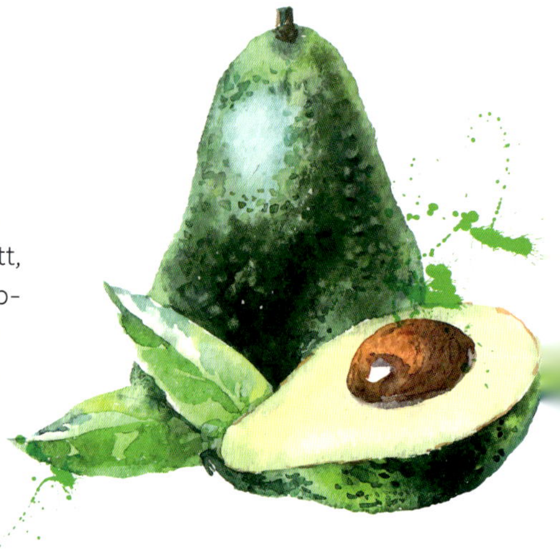

GRÜNES BLATTGEMÜSE

Endivie, Feldsalat, Kopfsalat, Löwenzahn, Mangold, Schnittsalat, Spinat, Rucola, Staudensellerie, Kresse oder Kräuter haben eines gemeinsam: Sie enthalten eine gute Portion hormonausgleichende Nährstoffe wie natürliches Folat, Magnesium, Kalzium und die Vitamine C und B_6. Außerdem wirken die grünen Blätter gegen Entzündungen, unterstützen die Leberentgiftung und regen die Verdauung an. Besonders empfehlenswert: Das Blattgemüse im Mixer zu Smoothies verarbeiten. Dabei werden die Zellmembranen aufgespalten, sodass der grüne Pflanzenfarbstoff Chlorophyll für uns verfügbar wird. Er ist sehr wertvoll für den Körper, da er die Ausleitung hormonwirksamer Umweltgifte unterstützt. Um die heilsame Kraft des Blattgemüses zu nutzen, am besten täglich 1 große Handvoll davon essen.

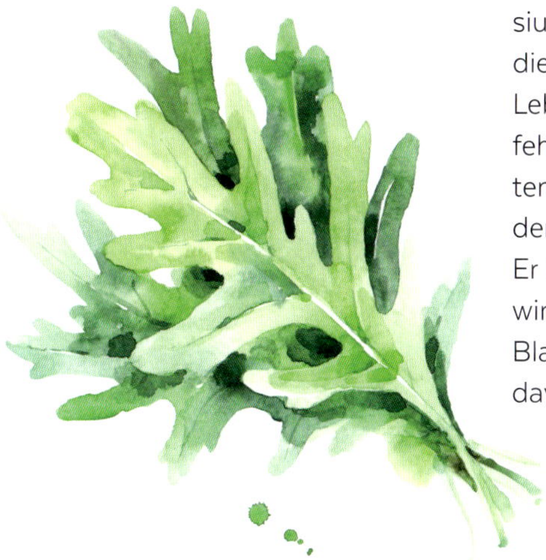

BEEREN

Egal, ob Himbeeren, Blaubeeren, Brombeeren oder Erdbeeren: Die kleinen Früchtchen sind reich an Polyphenolen. Das sind starke Antioxidantien, die den Auswirkungen von Stress und Toxinen im Körper entgegenwirken und so zu einem hormonellen Gleichgewicht beitragen können. Beeren sind eine großartige Quelle für Ballaststoffe, die nicht nur für ein gesundes Verdauungssystem wichtig sind, sondern auch dazu beitragen, verbrauchte Hormone aus dem Körper zu transportieren. Dies verhindert, dass Hormone wieder in den Blutkreislauf aufgenommen werden – ein Schlüsselfaktor für hormonelle Ungleichgewichte. Beeren zählen außerdem zu den besonders zuckerarmen Früchten.

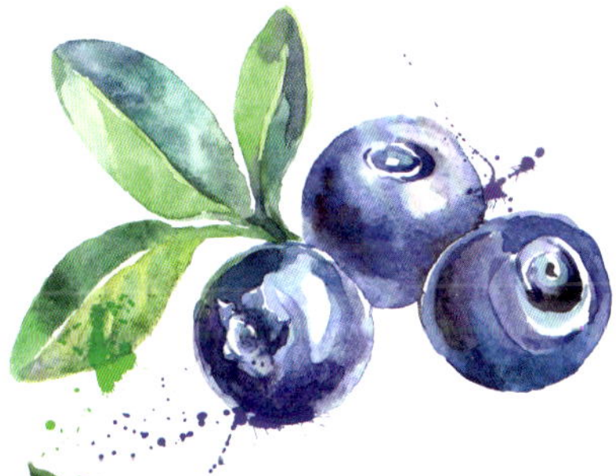

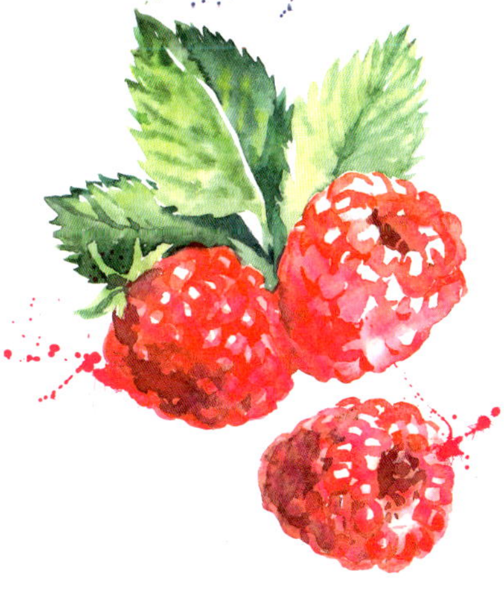

Schritt 3
Entzündungen reduzieren

Chronische Entzündungen und Darmbeschwerden stören unseren Hormonhaushalt gewaltig. Mit der Ernährung können wir solche Entzündungen wirkungsvoll bekämpfen und unsere Darmgesundheit unterstützen. Das beste „Futter" für einen gesunden Darm ist eine nährstoff- und ballaststoffreiche Enährung, wie ich Sie Ihnen in Schritt 1 und 2 vorgestellt habe.

Aber solange Sie Lebensmittel konsumieren, die immer wieder Entzündungsreaktionen an der Darmschleimhaut auslösen oder eine gesunde Darmflora stören, werden Sie wahrscheinlich keine durchschlagenden Erfolge bemerken. Unser Ziel ist es in diesem Schritt, vier Wochen möglichst konsequent entzündungsfördernde Lebensmittel zu eliminieren und sie auch danach so oft wie möglich zu vermeiden. Sie werden schon nach wenigen Tagen spüren, wie gut Ihnen das tut. Wenn Sie entzündungsfördernde Lebensmittel bisher regelmäßig konsumiert haben, kann es sein, dass Sie in den ersten Tagen der Umstellung Entgiftungssymptome wie Müdigkeit, schwere Beine, Kopfschmerzen oder Hautreaktionen bemerken. Auch der Darm kann in der Zeit der Umstellung empfindlicher reagieren. Aber es lohnt sich, gerade in den ersten vier Wochen konsequent zu sein. Sie werden schon nach einigen Tagen mit mehr Energie, geistiger Klarheit, weniger Müdigkeit, weniger Heißhunger und tieferem Schlaf belohnt. Leber, Nieren, Bauchspeicheldrüse, Magen und Darm werden entlastet und können die neue Energie nutzen, um zu regenerieren. Alternativen zu den Lebensmitteln, die Sie meiden sollten, finden Sie in der Tabelle auf Seite 61.

Diese Lebensmittel sollten Sie meiden

→ WEIZEN UND GLUTEN

Viele Menschen reagieren empfindlich auf Weizen und Gluten, ohne es direkt nach den Mahlzeiten zu spüren, wie es im Gegensatz dazu bei einer Weizenallergie oder Glutenunverträglichkeit (Zöliakie) der Fall ist. Ähnlich einer stillen Entzündung triggert Gluten meiner Beobachtung nach verschiedene Beschwerden wie die Unfähigkeit, Gewicht zu verlieren, Hautbeschwerden, Kopfschmerzen und Migräne, Gelenk- und Muskelbeschwerden, Autoimmunerkrankungen oder das Reizdarmsyndrom. Gluten ist ein sogenanntes Klebereiweiß, das in Weizen, Roggen, Gerste und Dinkel zu finden ist. Es ist außerdem in fast allen industriell hergestellten Lebensmitteln, Brot, Brötchen, Gebäck und Backwaren sowie in Getreideprodukten wie Nudeln oder Müsli enthalten.

→ ZUCKER UND ZUCKERHALTIGE LEBENSMITTEL

Darmpilzerkrankungen wie Candida entstehen vielen Experten zufolge unter anderem durch hohen Zuckerkonsum. Es gibt darüber hinaus Darmbakterien wie Firmicutes oder Proteobakterien, die sich von Zucker ernähren, sich bei hohem Konsum vermehren und immer wieder Nachschub brauchen. Sie lösen Heißhunger auf Süßes und Kohlenhydrate aus. Geben Sie diesem Drang nach und konsumieren regelmäßig Zucker, führt das zu einem Ungleichgewicht der Darmbakterien und Entzündungsreaktionen. Es kommt zu starken Blutzuckerschwankungen, Insulinresistenz und Gewichtszunahme. Zucker verhindert bei regelmäßigem Konsum, dass Hormone an ihren Rezeptoren wirken, und kann zu einem Ungleichgewicht zwischen Östrogen und Progesteron führen. Verzichten Sie auf industriell verarbeitete verpackte Lebensmittel, Fast Food und Fertigprodukte - sie enthalten hohe Mengen an Zucker oder Süßungsmitteln. Sie sollten vor allem raffinierten Haushaltszucker und künstliche Süßungsmittel vermeiden. Auch wenn kalorienarme Süßungsmittel wie Xucker, Erythrit, Xylit und Co. immer wieder als Low-Carb-Variante vorgeschlagen werden, rate ich davon ab. Zum einen haben sie nichts mit einem natürlichen Lebensmittel zu tun und enthalten keine Nährstoffe. Zum anderen lösen sie trotzdem durch die Süße auf der Zunge eine Insulinreaktion aus. Ich empfehle, sehr sparsam mit Süßungsmitteln umzugehen. Und wenn es mal süß sein soll, sind Naturprodukte, die sogar wertvolle Nährstoffe enthalten (wie Früchte und Trockenfrüchte, Honig, Ahornsirup, Dattelsirup, Vollrohr- oder Kokosblütenzucker), in Maßen vertretbar.

Alles Zucker

Auf den Etiketten von Lebensmitteln und Fertiggerichten ist Zucker oft nicht sofort als solcher erkennbar. Denn er wird in unterschiedlichen Formen zugefügt und unter vielen verschiedenen Namen aufgeführt. Verdächtig sind alle Namen, die auf „-ose" enden, z. B. Glukose, Galaktose, Laktose, Maltose, Fruktose, Saccharose. Auch andere Süßungsmittel wie Maissirup, Sorbit, Rohrzucker, Agavendicksaft oder Honig und blumige Namen wie „Süße aus Früchten" sagen nichts anderes, als dass es sich um ein gesüßtes Produkt handelt.

→ KUHMILCHPRODUKTE

Auch wenn manche Menschen empfindlich auf den Milchzucker Laktose reagieren, ist nicht die Laktose das Problem bei Kuhmilchprodukten. Kuhmilch enthält das Milcheiweiß A1-Casein bzw. Casomorphin. Bei einigen Menschen mit Caseinempfindlichkeit löst A1-Casein Entzündungen aus. Im Gegensatz zu Kuhmilch enthalten Ziegen-, Schafs- und Büffelmilch kein A1-Casein und werden im Allgemeinen gut vertragen. Im Hormon-Balance-Programm verwenden wir Käse, Quark und Joghurt aus Bio-Schafs- und -Ziegenmilch. Sie sind hervorragende Protein- und Nährstoffquellen, sättigen lange und halten den Blutzucker stabil. Wenn Sie gar keine tierischen Milchprodukte vertragen oder aus ethischen Gründen darauf verzichten wollen, können Sie auf Joghurt auf Kokos- oder Haferbasis, Mandel- oder Cashewdrinks zurückgreifen. Mit ihrem geringen Nährstoff- und Proteingehalt stellen sie allerdings keinen vollwertigen Ersatz für tierische Milchprodukte dar.

→ VERARBEITETE FLEISCHWAREN UND SCHWEINEFLEISCH

Fleisch, Wurst und Räucherwaren liefern viel Salz, Konservierungsmittel, Farbstoffe und Nitrate, die unseren Körper belasten. Schweinefleisch enthält zudem in hohen Mengen Arachidonsäure, die Entzündungen im Körper verursachen kann. Häufig ist konventionelles (Schweine-)Fleisch belastet mit Antibiotika oder Hormonen aus der Tiermast.

→ FRUCHTSÄFTE UND LIMONADEN

Sie enthalten einen hohen Anteil an Zucker, Fruchtzucker (Fruktose) oder künstlichen Süßungsmitteln. Selbst frisch gepresster Saft ist nicht zu empfehlen: Er ist zwar vitaminreich, bringt aber den Blutzucker aus dem Gleichgewicht. Essen Sie lieber die ganze

Frucht, die Faser- und Ballaststoffe enthält und dadurch den Blutzucker viel langsamer ansteigen lässt als der ausgepresste Saft.

→ KAFFEE

Viele Frauen mit Hormonproblemen halten sich mit Kaffee wach. Allerdings triggert jede Tasse Kaffee unsere Nebennieren, Stresshormone auszuschütten. Das führt automatisch zu einer Insulinausschüttung und Blutzuckerschwankungen, die nicht nur Heißhunger auslösen können, sondern auch die Hormon-Balance stören.
Ich möchte Sie ermutigen, Kaffee einmal konsequent vier Wochen wegzulassen und zu beobachten, wie es Ihnen damit geht. Wenn Sie bis jetzt täglich Kaffee getrunken haben, kann ein abruptes Absetzen zu unangenehmen Nebenwirkungen wie Kopfschmerzen oder starker Müdigkeit führen. Setzen Sie den Kaffee deshalb besser langsam ab, indem Sie jeden Tag eine Tasse weniger trinken. Zuerst lassen Sie den Kaffee nachmittags weg, bis Sie nur noch morgens eine Tasse trinken und auf diese dann nach ein paar Tagen ebenfalls verzichten. Wenn Sie das Gefühl haben, ohne Koffein nicht über die Runden zu kommen, ersetzen Sie jede weggelassene Tasse durch grünen Tee, der sogar sehr gesund ist. Entkoffeinierter Kaffee ist leider keine empfehlenswerte Option, da er meist mit chemischen Lösungsmitteln entkoffeiniert wird und Rückstände davon enthält.

→ ALKOHOL

Alkohol begünstigt den Hefepilz Candida im Darm und belastet die Leber. Die Leber ist das wichtigste Organ für die Entgiftung und Synthese von Hormonen. Ist sie mit dem Abbau von Alkohol oder auch Koffein beschäftigt, bleibt ihr weniger Energie und Zeit für die Entgiftung überschüssiger Östrogene. Das kann eine Östrogendominanz und sogar Brustkrebs begünstigen. Alkohol und auch Kaffee können nächtliche Schweißausbrüche und Hitzewallungen auslösen. Zudem reduziert Alkohol die Dauer oder Intensität unserer Tiefschlafphasen. Darüber hinaus hemmt er die Fettverbrennung und verhindert so, dass wir abnehmen. Darum sollten Sie ihn nur selten und in kleinen Mengen genießen.

→ FERTIGSAUCEN UND WÜRZMITTEL

Fertige Saucen und Würzmischungen sind oft überladen mit Salz, Zucker, Farbstoffen oder künstlichen Aromen, die unserem Darm zu schaffen machen. Im Rezeptteil finden Sie viele Anregungen für herrlich aromatische und einfache Dressings, Gewürzmischungen, Dips und Saucen – ganz ohne künstliche Zutaten. Kleiner Tipp von mir: Ein paar Spritzer Apfelessig, Limetten- oder Zitronensaft geben jedem Essen das gewisse Extra und regen außerdem den Stoffwechsel an.

→ TRANSFETTE UND HOCH ERHITZBARE PFLANZENÖLE

Transfette sind eine der Hauptursachen für Entzündungsreaktionen im Körper. Sie entstehen bei der industriellen Verarbeitung und Härtung von Fetten und Ölen. Transfette findet man beispielsweise in Margarine, allen Fertigprodukten, Süßigkeiten, industriellen Backwaren (z. B. in abgepackten Croissants), Chips und frittiertem Essen.
Sie sind immer auf der sicheren Seite, wenn Sie ganz auf Fertigprodukte und Fast Food verzichten. In Ihrer Küche sollten Sie auf hoch erhitzbare Pflanzenöle wie Maisöl, Distelöl, Sonnenblumenöl, Sojaöl oder Rapsöl verzichten. Denn diese durchlaufen zahlreiche drastische Verarbeitungsschritte und kommen mit giftigen Chemikalien in Kontakt. Deshalb sollten Sie diese Öle unbedingt meiden und auf gesunde Alternativen, wie ich Sie Ihnen in der Lebensmitteltabelle auf Seite 60 vorstelle, zurückgreifen.

→ SOJA

Soja wird von vielen Veganerinnen und Vegetarierinnen geschätzt, weil es einen hohen Eiweißanteil hat und in der Küche vielseitig einsetzbar ist: Sojamilch, Sojaghurt, Tofuschnitzel oder die knackigen Edamame-Bohnen im Salat erfreuen sich großer Beliebtheit. Dennoch kann ich Soja aus vielerlei Gründen nicht empfehlen. Zum einen besteht Soja zu 95 Prozent aus Omega-6-Fettsäuren, die in diesem Verhältnis stark entzündungsfördernd wirken. Hinzu kommt, dass die meisten verarbeiteten Sojaprodukte hitzebehandelt wurden. Dadurch oxidieren die enthaltenen Fettsäuren und es entstehen stark entzündliche freie Radikale und Transfette.
Sojabohnen enthalten außerdem sogenannte Anti-Nährstoffe wie Lektine, Saponine, Phytinsäure oder Proteasehemmer. Diese kommen zwar auch in anderen Hülsenfrüchten vor, aber Soja enthält mit Abstand die höchsten Konzentrationen. Phytinsäure bindet wichtige Mineralstoffe wie Zink, Kalzium, Eisen und Magnesium, was zu einem Nährstoffmangel führen kann. Lektine können die Darmwände angreifen und Entzündungsreaktionen auslösen. Die in Soja enthaltenen Proteasehemmer blockieren die Verdauung von Proteinen. Insofern nützt der hohe Eiweißgehalt recht wenig, weil das Eiweiß nicht gut verdaut wird. Dadurch fehlen dem Körper wichtige Aminosäuren, die er für die Hormonsynthese benötigt. Und nicht zu vergessen: Soja enthält große Mengen Phytoöstrogene, die eine Östrogendominanz verstärken können. Wenn Sie auf keinen Fall auf Soja verzichten wollen, können fermentierte Sojaprodukte wie Tempeh, Natto oder Miso eine Alternative sein. Denn durch die Fermentation werden Anti-Nährstoffe abgebaut und die Produkte dadurch bekömmlicher. Dem gelegentlichen Würzen mit kleinen Mengen Tamari, einer fermentierten glutenfreien Sojasauce, steht aber nichts im Wege.

Top 6 für einen gesunden Darm

1. Machen Sie eine Darmkur
Vier Wochen lang täglich je ½ TL Heilerde und Flohsamenschalen 30 bis 60 Minuten vor dem Frühstück in ein Glas warmes Wasser rühren und langsam trinken.

2. Je bunter, deso besser
Essen Sie eine große Vielfalt pflanzlicher Nahrungsmittel.

3. Feste Essmomente
Nehmen Sie sich Zeit für Ihre Mahlzeiten.

4. Achtsam essen
Essen Sie langsam und kauen Sie gründlich. Gut gekaut ist halb verdaut!

5. Saure Verdauungshilfe
Trinken Sie 15 Minuten vor jeder Mahlzeit ein Glas mit ½ bis 1 EL Apfelessig. Viele Menschen haben zu wenig Magensäure, der Essig wirkt dann unterstützend und hält zudem den Blutzucker stabil.

6. Superfoods
Essen Sie fermentierte Lebensmittel wie Naturjoghurt oder nicht erhitztes Sauerkraut für eine gesunde Darmflora.

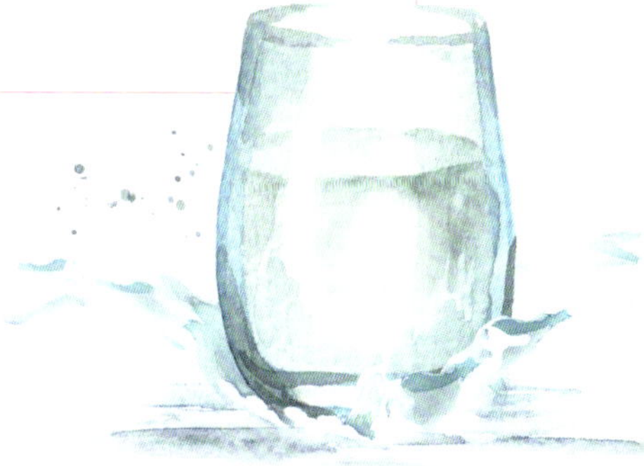

Nahrungsmittel für die Hormon-Balance

Die Nahrungsmittel, die den Hauptteil Ihrer Ernährung ausmachen sollten, sind die, die wir seit Jahrtausenden essen. Sie kommen in der Natur vor und werden nicht durch moderne Herstellungsverfahren verändert. Eine Auswahl dieser Lebensmittel – die Sie am besten in Bio-Qualität kaufen sollten – finden Sie hier auf einen Blick.

Stärkearmes Gemüse

Kohlgemüse

- Brokkoli
- Rosenkohl
- Weiß-, Rot-, Spitz-, Wirsing und China-kohl
- Pak Choi
- Blumenkohl
- Kohlrabi
- Radieschen

Lauch- und Zwiebelgemüse

- Lauch
- Schalotten, Speise- und Gemüsezwiebeln
- Frühlingszwiebeln
- Knoblauch
- Schnittlauch
- Bärlauch

Blattsalate und Kräuter

- Rucola
- Kopfsalat
- Feldsalat
- Pflücksalat
- Radicchio
- Chicorée
- Blattspinat
- Mangold
- Löwenzahn
- Wildkräuter wie Giersch, Brennnessel, Spitzwegerich
- Küchenkräuter wie Petersilie, Thymian, Minze, Koriander, Basilikum, Rosmarin, Salbei

Sprossen und Mikrogrün

- Brokkolisprossen
- Alfalfasprossen
- Mungobohnen-sprossen
- Radieschensprossen
- Linsensprossen
- Kresse

Sonstiges Gemüse

- Spargel
- Sellerie
- Fenchel
- Artischocke
- Bohnen
- Salatgurke
- Zucchini
- Paprika
- Pilze
- Tomaten
- Erbsen
- Steckrübe
- Mairübchen
- Auberginen
- Oliven

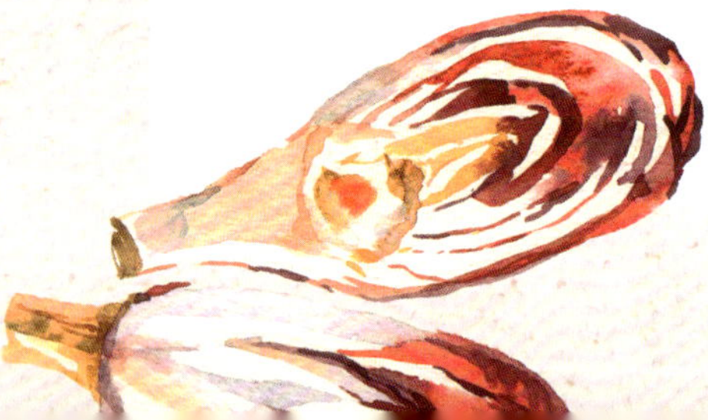

Obst

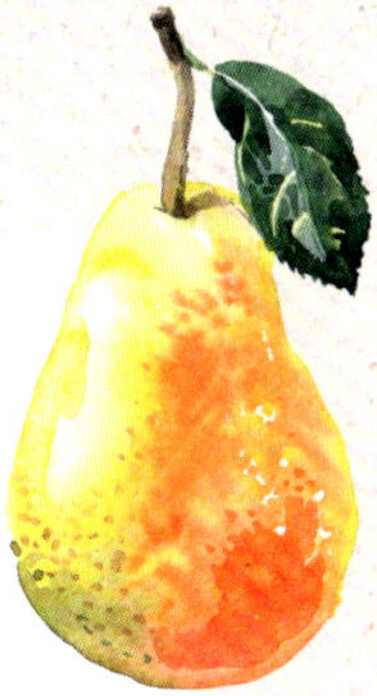

- Sämtliche Beeren (auch tiefgefroren)
- Äpfel
- Aprikosen
- Kirschen
- Kiwis
- Grapefruit
- Avocado
- Orangen
- Zitronen
- Limetten
- Nektarinen
- Birnen
- Pflaumen
- Wassermelone

Komplexe Kohlenhydrate

Glutenfreies Vollkorngetreide

- Hirse
- Buchweizen
- Natur- oder Wildreis
- Amarant
- Quinoa
- (Hafer)

Hülsenfrüchte

- Bohnen
- Linsen
- Erbsen
- Kichererbsen

Stärkehaltiges Gemüse

- Kürbis
- Rote Bete
- Pastinake
- Möhren
- Süßkartoffel

Außerdem

Gewürze aller Art, besonders empfehlenswert sind Ingwer, Kurkuma und Zimt

Eiweißreiche Lebensmittel

Fisch und Fleisch

- Fettreicher Fisch wie wild gefangener Lachs, Makrele, Sardine, Sardelle
- Fettarmer Fisch wie Kabeljau, Forelle, Scholle, Barsch, Seelachs
- Meeresfrüchte wie Scampi
- Bio-Geflügel
- Bio-Fleisch (Rind, Lamm)
- Wildfleisch

Hülsenfrüchte

- Bohnen
- Erbsen
- Linsen
- Kichererbsen

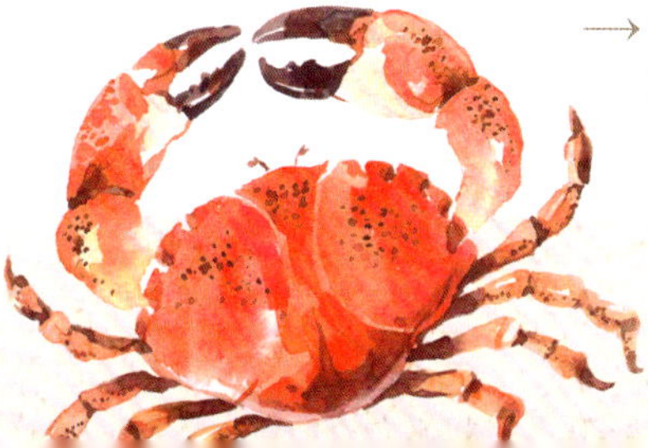

Glutenfreies Pseudogetreide

- Quinoa
- Buchweizen
- Amarant

Sonstiges

- Milch und Milchprodukte von Schaf und Ziege
- Bio-Eier aus Freilandhaltung
- Nüsse, Kerne und Samen

Gesunde Fette

Fettreicher Fisch

- Wild gefangener Lachs
- Makrele
- Sardine
- Sardelle

Nüsse, Kerne und Samen

- Walnüsse
- Haselnüsse
- Paranüsse
- Pekannüsse
- Mandeln
- Cashewkerne
- Leinsamen
- Chiasamen
- Hanfsamen
- Kürbiskerne
- Sonnenblumenkerne
- Sesamsamen

Pflanzenöle und tierische Fette

Zum Erhitzen

- Natives Kokosöl
- Ghee (geklärtes Butterschmalz)
- Avocadoöl
- Olivenöl (mäßig erhitzbar)
- Bio-Butter (mäßig erhitzbar)

Für die kalte Küche

- Leinöl
- Hanföl
- Kürbiskernöl
- Nussöl
- Bio-Butter

Obst und Gemüse

- Avocado
- Oliven

Sonstiges

- Kokosmilch
- Nuss- und Mandelmus
- Tahin (Sesampaste)

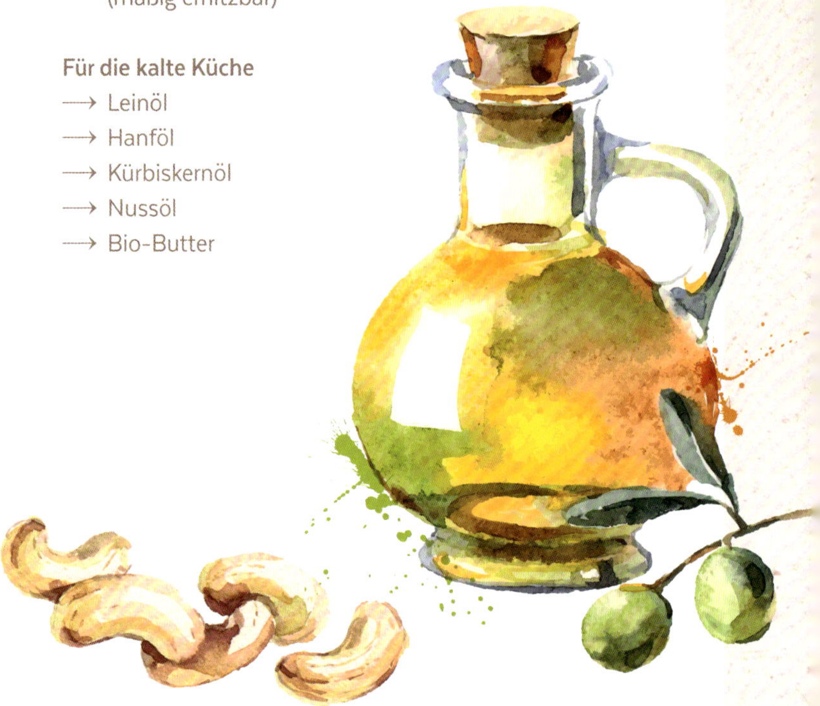

Gesunder Tausch

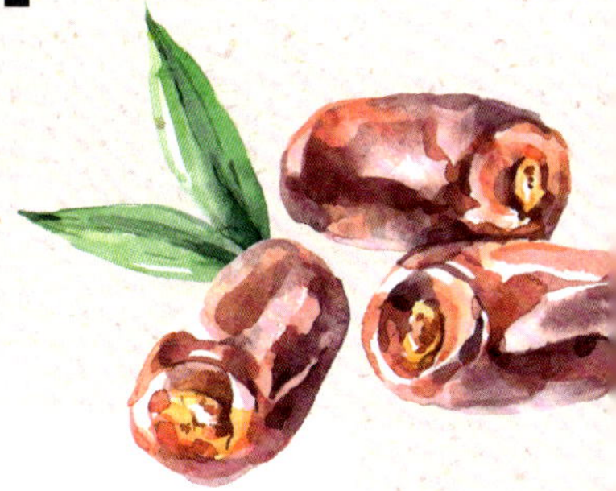

Wie Sie bei Schritt 3 erfahren haben, sollten Sie auf einige Lebensmittel verzichten, um Entzündungen zu reduzieren. Hier finden Sie Alternativen, die Ihrem Körper guttun.

Verzichten Sie auf …	Gesunde Alternativen
Brot und Brötchen aus Weizen-, Roggen- oder Dinkelmehl	Brot aus gemahlenen Samen, Saaten und Nüssen
Pasta aus Weizen	Reis-, Buchweizen- oder Linsennudeln. Noch besser: statt Nudeln das volle Korn verwenden
raffinierten Haushaltszucker und künstliche Süßungsmittel	In Maßen süßen mit kalt geschleudertem Honig, Trockenfrüchten, Sirup oder Pasten aus Trockenfrüchten wie Datteln oder Trockenpflaumen, Obst, Kokosblütenzucker, Vollrohrzucker, Ahornsirup
Kuhmilchprodukte, vegane Ersatzprodukte auf Sojabasis	Produkte aus Schafs-, Ziegen-, Büffelmilch; Pflanzendrinks oder -sahne aus Nüssen, Samen oder Kokos wie Mandel- oder Cashewdrink oder Kokosmilch oder -joghurt
Brotbelag aus Wurst und Kuhmilchprodukten, veganen Brotbelag auf Sojabasis	Ziegen- und Schafskäse, selbst gemachte pflanzenbasierte Brotaufstriche wie Hummus, Pesto oder Avocadocreme, Gemüse wie Gurke, Paprika, Tomate
Fruchtsäfte, Limonaden, Alkohol	„Infused Water“: Bringen Sie Geschmack ins Wasser mit Minze, Basilikum oder Salbei, (tiefgekühlten) Beeren, Orangen-, Grapefruit-, Melonen-, Zitronen- oder Gurkenscheiben
Kaffee	Lupinenkaffee (mein Favorit, weil er Bohnenkaffee geschmacklich sehr nah kommt), grüner oder Matcha-Tee, Kräuter- oder Früchtetees
Speisesalz	Himalaya-Salz und Meersalz enthalten wertvolle Mineralstoffe
Soja- und Sonnenblumenöl zum starken Anbraten	Ghee (geklärtes Butterschmalz), Kokosöl, Avocadoöl
Süßigkeiten	Dunkle Zartbitterschokolade (ab 80 Prozent Kakaoanteil), Trockenfrüchte, Obst, selbst gemachte süße Snacks (siehe Rezepte)

Schritt 4

Den Tag-Nacht-Rhythmus in Balance bringen

Chronischer Stress sowie Ernährungs- und Lebensstilgewohnheiten, die von unserem biologischen Tag-Nacht-Rhythmus abweichen, stören die rhythmische Hormonausschüttung, insbesondere die Cortisol-Tageskurve. Der Cortisolwert ist am frühen Morgen am höchsten, fällt dann den ganzen Tag über ab und ist vor dem Schlafengehen am niedrigsten. Dann ist Melatonin, unser Schlafhormon und Gegenspieler des Cortisols, am höchsten. Mit den folgenden Strategien bringen Sie Ihre Cortisolkurve wieder in Einklang mit Ihrem Biorhythmus. Sie werden mehr Energie haben, besser schlafen - und Ihr Körper kann mehr Fett verbrennen.

Am Morgen

→ TAGESLICHT UND BEWEGUNG

Bringen Sie Ihre Augen direkt nach dem Aufwachen mit Tageslicht in Kontakt. Öffnen Sie das Fenster mit Blick zur Sonne und nehmen Sie ein paar tiefe Atemzüge. Noch besser: das Lichttanken mit einem kurzen Spaziergang oder 10 Minuten Stretching am geöffneten Fenster kombinieren. Das unterstützt den natürlichen Anstieg von Cortisol und Serotonin. Auch intensivere Trainingseinheiten wie ein 7-Minuten-Work-out, ein paar Kniebeugen, Liegestütze oder Sonnengrüße sind jetzt besonders effektiv. Sie aktivieren den Stoffwechsel und die Verdauung und unterstützen die Entgiftung.

→ EIWEISSREICHES FRÜHSTÜCK

Auch wenn der Trend des Intervallfastens suggeriert, dass das Frühstück nicht wichtig ist: Ich rate Ihnen dringend dazu. Denn die Hormonbildung bei Frauen ist auf regelmäßige Energiezufuhr angewiesen. Frühstücken Sie spätestens eine Stunde nach dem Aufwachen eiweißbetont und ballaststoffreich und genießen Sie etwas Obst dazu. Das ist die Basis für anhaltende Energie und einen stabilen Blutzuckerspiegel während des ganzen Tages.

→ ACHTSAM IN DEN TAG STARTEN

Sobald wir aus dem Bett steigen, hetzen wir oft pausenlos durch den Tag und achten kaum auf unsere Bedürfnisse. Starten Sie besser bewusst mit positiven Gedanken, Wünschen oder Vorsätzen, die den Fokus auf Ihre neuen gesunden Gewohnheiten legen. Eine kleine Meditation oder ein Tagebucheintrag wirken besonders nachhaltig.

Tagsüber

→ AUSGEWOGENES MITTAGESSEN

Vermeiden Sie das Nachmittagstief, indem Sie Ihr Mittagessen clever zusammenstellen. Mittags laufen unsere Verdauungsorgane, vor allem die Leber, auf Hochtouren. Eine gute Zeit für Rohkost, Salate und Obst - am besten im Mix mit Eiweiß und gesunden Fetten. Das liefert Energie, ohne zu belasten oder müde zu machen.

→ ATMEN SIE VOR JEDER MAHLZEIT

Stimulieren Sie Ihren Parasympathikus und Ihre Verdauung, indem Sie vor den Mahlzeiten 1 Minute lang tief in den Bauch ein- und ausatmen. Sie werden schon bald bemerken, wie gut Ihnen das tut - nicht nur, weil Sie weniger Blähungen nach der Mahlzeit haben, sondern auch, weil es beim Stressabbau hilft.

→ BEWEGEN SIE SICH STÜNDLICH

Wussten Sie, dass der Körper Stresshormone produziert, wenn wir zu lange sitzen? Zudem werden die Zellen insulinresistent und wir speichern die Energie der letzten Mahlzeit eher als Fett. Stehen Sie stündlich auf, machen Sie ein paar Kniebeugen, strecken Sie sich oder arbeiten Sie an einem Stehpult. Gehen Sie in der Mittagspause raus, tanken Sie Licht, machen Sie einen Spaziergang. Das setzt Serotonin frei und fördert den Schlaf am Abend.

Am Abend

→ KOMPLEXE KOHLENHYDRATE

Ballaststoffreiche komplexe Kohlenhydrate (siehe Seite 59) helfen dabei, den Cortisolspiegel am Abend zu senken, und unterstützen einen erholsamen Schlaf. Essen Sie die letzte Mahlzeit spätestens 2 bis 3 Stunden vor dem Zubettgehen und nicht später als 20 Uhr.

→ HELLES LICHT MEIDEN

Handy , Computer- oder Fernsehbildschirme strahlen blaues Licht aus. Das hält den Cortisolspiegel hoch und verhindert die Bildung von Melatonin. Wir schlafen schlechter oder nicht tief genug. Wenn es nicht ohne elektronische Geräte geht, nutzen Sie die Nightshift-Funktion Ihres Smartphones oder besorgen Sie sich eine Blueblocker-Brille. Dimmen Sie Lichtquellen und machen Sie es sich kuschelig: Kerzenlicht oder Kaminfeuer beruhigen.

→ ZUR RUHE KOMMEN

Vermeiden Sie aufwühlende Gespräche, Filme und Ähnliches sowie intensiven Sport am Abend. Jetzt ist eine gute Zeit für ruhiges Yoga, eine angeleitete Meditation oder Körperreise oder ein entspannendes Bad. Kräutertees mit Baldrian, Passionsblume oder Kamille beruhigen. Gehen Sie jeden Tag zu etwa der gleichen Zeit ins Bett: Ideal ist es, wenn Sie zwischen 22 und 23 Uhr einschlafen. Ihr Schlafzimmer sollte die ganze Nacht kühl und gut belüftet sein. Schalten Sie Ihr Handy aus oder auf Flugmodus. Die elektromagnetische Strahlung, die auch von anderen elektronischen Geräten im Schlafzimmer ausgeht, stört den Tiefschlaf. Zum Wecken am besten einen Analogwecker verwenden.

Top-3-Einschlaftipps

1. Zählen
Keine Schäfchen, sondern von 300 abwärts. Wenn Sie zählen, können Sie nicht gleichzeitig an Ihre Probleme denken und schlafen durch die Monotonie ein.

2. Atmen
Richten Sie Ihre Aufmerksamkeit auf Ihre Atmung. Eine tiefe lange Bauchatmung (siehe Seite 71) entspannt sofort und stoppt die Ausschüttung von Stresshormonen.

3. Dankbarkeit
Legen Sie sich ein kleines Notizbuch auf den Nachttisch. Schreiben Sie darin jeden Abend drei Dinge auf, für die Sie von Herzen dankbar sind. Das versetzt Sie in eine positive stressfreie Grundstimmung und beruhigt.

Schritt 5
Den Körper entlasten

Umweltgifte und hormonaktive Substanzen, die wir im Alltag aufnehmen, belasten Ihre Entgiftungswege über Leber, Darm, Niere, Haut und Atmung. Das trägt dazu bei, das Hormonsystem aus dem Gleichgewicht zu bringen. Ganz können wir uns nicht vor Schadstoffen schützen. Aber über die Wahl, welche Produkte Sie für Körperpflege oder Reinigung benutzen oder welche Lebensmittel Sie kaufen, können Sie die Belastung reduzieren und so vor allem Ihre Leber entlasten. Unsere oberste Entgiftungszentrale ackert jeden Tag rund um die Uhr, um all die schädlichen Stoffe, die wir über die Lungen, die Haut und die Nahrung aufnehmen, unschädlich zu machen und aus dem Körper auszuscheiden. Wenn sie zusätzlich noch mit Medikamenten, hormoneller Verhütung, Nikotin, Alkohol oder Koffein belastet ist, wird ihre Leistungsfähigkeit massiv beeinträchtigt. Die Leber ist zwar robust, für so einen Kraftakt ist sie aber nicht konzipiert. Schließlich hat sie schon genug zu tun, Nahrung, Stoffwechselprodukte und unsere körpereigenen Hormone abzubauen.

Ob Ihre Leber geschwächt ist, können Sie an den folgenden Symptomen erkennen:

- Prämenstruelles Syndrom (PMS)
- Hautausschläge, Ekzeme, Rosazea
- Nächtliche Hitzewallungen
- Aufwachen um 2 Uhr nachts
- Appetitlosigkeit am Morgen
- Aufbrausendes ungeduldiges Verhalten
- Alkohol wird schlecht vertragen
- Hoher Cholesterinspiegel
- Blähungen
- Symptome einer Östrogendominanz
- Speckfalte am Oberbauch, unter dem BH

Verwenden Sie Bio-Lebensmittel

Kaufen Sie Obst und Gemüse möglichst aus biologisch kontrolliertem oder regionalem Anbau. Vielleicht haben Sie sogar die Möglichkeit, einen Teil davon selbst anzubauen – im Garten, auf dem Balkon oder der Fensterbank. Auch beim Kauf von Fleisch, Eiern und Milchprodukten sollten Sie möglichst zur Bio-Variante greifen, um die Belastung mit Pestiziden, Antibiotika oder sogar Steroiden zu reduzieren.

Vermeiden Sie Kunststoff

Leider wird das östrogenwirksame Bisphenol A (BPA) in Deutschland immer noch in vielen Kunststoffen verwendet, mit denen wir täglich in Kontakt sind: Frischhaltefolie, Plastikdosen oder -trinkbecher, Plastikflaschen und Brotdosen, Kassenbons oder Innenbeschichtungen von Konservendosen sind nur einige Beispiele. Besonders kritisch wird es, wenn Lebenmittel in Plastikbehältern erhitzt werden oder besonders fettreiche Lebensmittel mit Plastik in Kontakt kommen, weil BPA fettlöslich ist und noch effektiver ins Lebensmittel übergeht. Verwenden Sie in Ihrer Küche statt Frischhaltefolie und Plastikdosen besser verschließbare Glasbehälter, Trinkflaschen und Schüsseln aus Glas oder Edelstahl. Kaufen Sie Obst und Gemüse möglichst unverpackt: Haferflocken gibt es auch in Papier- statt in Plastiktüten, Gemüsekonserven wie Linsen oder Bohnen im Glas, Öle in Glas- statt in Plastikflaschen.

Sorgen Sie für saubere Raumluft

Viele Möbel, Teppiche, Wandfarben und Lacke in unseren Wohnräumen dünsten hormon-

5 Tipps für die Leber

1. Trinken Sie täglich 1 Glas warmes Wasser mit frischem Zitronensaft am Morgen.

2. Genießen Sie regelmäßig einen grünen Smoothie – Rezepte finden Sie ab Seite 170.

3. Essen Sie reichlich grünes Blattgemüse und Kohlgemüse.

4. Verwenden Sie regelmäßig Kurkuma, stets mit etwas Fett und schwarzem Pfeffer, damit sich die Wirkung entfalten kann.

5. Unterstützen Sie die Leber mit Bittertropfen aus dem Reformhaus oder der Apotheke. Sie helfen, Giftstoffe auszuscheiden und mehr Verdauungsenzyme zu produzieren. Zudem halten sie die Darmschleimhäute elastisch und sauber.

wirksame Stoffe wie Benzol, Trichlorethylen oder Formaldehyd aus, ohne dass wir es merken. Lüften Sie am besten mehrmals täglich mit weit geöffneten Fenstern, insbesondere wenn Sie vor Kurzem neue Möbel angeschafft oder die Wohnung renoviert haben.
Auch einige Zimmerpflanzen sind besonders gut geeignet, um Schadstoffe aus der Luft zu filtern. Diese Pflanzen nehmen die Giftstoffe über ihre Blätter auf, neutralisieren sie und wandeln das in der Luft enthaltene CO_2 in Sauerstoff um. Birkenfeige, Drachenbaum, Einblatt, Efeu, Bogenhanf, Aloe vera, Pfeilwurz oder Gummibaum eignen sich besonders zur Raumluftreinigung. Stellen Sie Säulenkakteen in Ihr Büro – sie können sogar Elektrosmog aufnehmen.

Benutzen Sie ökologische Reinigungsmittel

Herkömmliche Reinigungsmittel enthalten belastende Xenoöstrogene. Biologische Reinigungsmittel enthalten dagegen Tenside, Öle oder Säuren aus pflanzlichen bzw. mineralischen Quellen. Sie stellen keine Belastung für das Hormonsystem dar, schonen die Haut und auch die Umwelt. Essig, Natron, Kernseife oder Zitronensäure sind natürliche Reinigungsmittel, die genauso wirksam sind wie chemische Reiniger, aber Umwelt und Gesundheit schonen.

Verwenden Sie Naturkosmetik

Die Haut ist unser größtes Organ und nimmt alles auf, womit wir sie pflegen. Wenn man auf die Zutatenliste von Körperpflege- und Kosmetikprodukten sieht, erkennt man als Laie kaum, ob ein Produkt hormonwirksame Stoffe enthält oder nicht. Definitiv nicht enthalten sein sollten Parabene, Phthalate und Duftstoffe, die man häufig in Shampoos, Deos, Duschgels oder Peelings, Nagellacken, Bodylotions und Lippenstiften findet. Auch UV-Filter in Sonnen-, Gesichtscremes oder Kosmetik sind hormonell wirksam. Duftstoffe sind ebenfalls kritisch. Sie werden auf Zutatenlisten auch aufgeführt als „Fragrance" oder „Parfum" und sind in allem enthalten, was riecht: Parfum, Seife, Duftkerzen, Waschmittel, Reinigungsmittel.
Verzichten Sie außerdem auf synthetische Raumdüfte oder Duftkerzen und tragen Sie Parfum nur zu besonderen Anlässen auf. Nutzen Sie stattdessen echte ätherische Öle. Sie riechen nicht nur toll, sondern verbessern auf vielen Ebenen das Wohlbefinden. Tauschen Sie nach und nach Ihre Pflege- und Kosmetikprodukte durch zertifizierte Naturkosmetik aus. Diese Produkte enthalten garantiert keine Emulgatoren oder synthetischen Duft-, Farb- und Konservierungsstoffe.

Schritt 6
Hormonfreundlich bewegen

Bewegung ist ein wichtiger Baustein für unsere Hormon-Balance, unsere Gesundheit, unsere Psyche, unsere Leistungsfähigkeit und unsere Figur. Wir können mit der richtigen Art an Bewegung und körperlichem Training unser hormonelles Gleichgewicht durch viele positive Effekte unterstützen.

Training & Bewegung …

- reduzieren Entzündungen, was zu einer besseren Wirksamkeit aller Hormone führt
- senken das Insulin, was weniger Hunger, mehr Energie und Fettabbau bedeutet
- erhöhen den Anteil an DHEA, unserem Anti-Aging-Hormon, im Körper
- erhöhen die Testosteronproduktion, was das Abnehmen durch Muskelaufbau, mehr Motivation und Leistungsfähigkeit fördert
- regen die Ausschüttung von Dopamin und Serotonin an. Das wirkt stimmungsaufhellend und motivierend, reduziert den Heißhunger und verbessert den Schlaf
- bauen Stress ab und harmonisieren das Nervensystem
- aktivieren die Schilddrüse, was Grundumsatz, Stoffwechsel und Fettverbrennung anregt
- schützen vor einer Östrogendominanz, indem sie den Körperfettanteil reduzieren
- erhöhen die Produktion des Wachstumshormons Somatropin, das sämtliche Reparaturprozesse von Haut, Knochen und Muskelzellen unterstützt
- erhöhen die Ausschüttung von Leptin, was für weniger Hungergefühl und eine effektivere Fettverbrennung sorgt

Viel hilft nicht viel

Um die positiven Effekte von Sport zu spüren, kommt es nicht nur darauf an, dass man überhaupt in Bewegung kommt, sondern auch, wie intensiv man trainiert. Laut Studien macht fast jede zweite Frau in Deutschland Sport, um abzunehmen. Vielleicht gehören Sie auch zu den Frauen, die mit Sport ihren Körper zum Abnehmen bewegen wollen, sich dazu mehrmals die Woche richtig auspowern, aber trotzdem nicht die Ergebnisse sehen, die Sie eigentlich erwartet hatten. Ein entscheidender Grund für den ausbleibenden Erfolg ist, dass hoch intensives Training Cortisol-Ausschüttungen provoziert. Erinnern Sie sich? Cortisol ist ein Fettspeicherhormon, das der Körper in Stress- und Gefahrensituationen ausschüttet. Intensiver Sport ist Stress für den Körper und zwingt ihn dazu, seine Ressourcen anzuzapfen. Gut dosiert hilft Sport uns dabei, Muskeln zu aktivieren und Fett zu verbrennen. Übertreiben wir es aber hinsichtlich Intensität, Häufigkeit und Dauer der Sporteinheiten, reagiert der Körper mit Cortisolausschüttungen. Er geht in den Überlebensmodus und speichert Fett, statt es zu verbrennen. Auf diese Weise belastet intensives Training die Nebennieren, die im stressigen Alltag vieler

Frauen sowieso schon auf Hochtouren laufen. Ein allzu ambitioniertes Training, vor allem in Kombination mit einer kalorienarmen Ernährung und wenig Regenerationszeiten, kann das Fass zum Überlaufen bringen und hormonelle Ungleichgewichte auslösen oder verstärken. Wenn es darum geht, Ihre Hormon-Balance wiederherzustellen, sollten Sie also besser nicht nach dem Motto „Viel hilft viel" trainieren.

Weniger ist mehr

Je stärker Ihr hormonelles Ungleichgewicht ist und je gestresster Sie sind, desto eher gilt „Weniger ist mehr" beim Sport. Ich weiß, hier umzudenken fällt schwer, hat man uns doch jahrelang eingetrichtert, dass nur hartes schweißtreibendes Training zum Erfolg führt. Das stimmt auch für Menschen mit gesundem Stoffwechsel und ausgeglichenem Hormonsystem. Frauen mit hormonellem Ungleichgewicht müssen jedoch zuerst ihre Hormone wieder in Balance bringen, damit eine effektive Fettverbrennung und auch höhere Trainingsintensitäten möglich sind. Vertrauen Sie mir: Sobald Sie aufhören, sich mit dem Training unter Druck zu setzen und sich stattdessen intuitiver und mit mehr Freude und Leichtigkeit bewegen, werden Sie merken, wie Ihr Körper sich zum Positiven verändert. In erster Linie soll das Training uns Energie geben und körperlich und geistig in Balance bringen. Es soll unsere Nebennieren und unsere Schilddrüse unterstützen. Diese Organe sind unsere wichtigsten Verbündeten im Kampf gegen die Pfunde. Wenn sie aber schwächeln, wird ihnen ein intensives Sportprogramm auch noch die letzte Energie rauben.

Das ideale Training für entspannte Hormone und Fettverbrennung

Die wichtigste Voraussetzung: Bewegung und Training sollen Freude machen. Machen Sie ein bestimmtes Training nur, weil es im Trend ist oder angeblich besonders viel Fett verbrennt, obwohl Sie es hassen, werden Sie früher oder später sowieso damit aufhören. Es sollte aber darum gehen, langfristig und konstant gute Bewegungsgewohnheiten in den Alltag zu integrieren, die Ihnen Energie und Kraft geben.

Wenn Sie bisher ein Sportmuffel waren, erinnern Sie sich doch mal daran, welche Sportarten Sie als Kind und Jugendliche geliebt haben: War es vielleicht Volleyball, Tennis, Reiten, Tanzen, Ballett, Inline-Skaten oder Schwimmen? Sport darf Spaß machen, darf leicht sein und darf ein Grund sein, andere Menschen zu treffen. Sport muss nicht automatisch mit schweren Gewichten und Quälerei verbunden sein, um abzunehmen. Ganz im Gegenteil!

Gehen kann jeder

Wenn Sie sich bisher kaum sportlich betätigt haben, Sie sehr übergewichtig sind oder unter chronischer Erschöpfung leiden, haben Sie möglicherweise wenig Energie, Ausdauer oder Freude an Bewegung oder Training. Setzen Sie die Hürde ganz niedrig und starten Sie, indem Sie täglich einfach nur gehen. Ihr Energielevel entscheidet, wie lange und wie schnell Sie gehen. 15 Minuten tägliches Gehen schaffen Sie auf jeden Fall! Und dann steigern Sie sich nach und nach auf bis zu 60 Minuten am Stück. Am Wochenende darf es gerne auch mal eine längere Wanderung sein. Genießen Sie dabei die Natur, das Licht, den Wind, das Vogelgezwitscher. Ist Bewegung nicht schön?

Sportarten
für mehr Balance

Einige Bewegungs- und Trainingsformen sind ideal zur Unterstützung der Hormon-Balance-Diät. Hier möchte ich Ihnen vier Sportarten vorstellen, die besonders wertvoll sind.

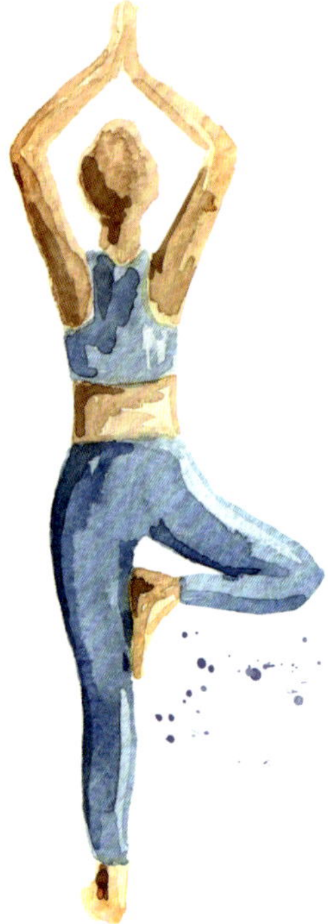

YOGA

In meinen Augen ist Yoga die beste Bewegungsmethode zur Wiederherstellung der Hormon-Balance. Es gibt viele unterschiedliche Yogastile. Manche sind körperlich fordernd und unterstützen den Muskelaufbau, z. B. Vinyasa Flow, Power- oder Ashtanga-Yoga. Andere Formen, z. B. Yin- oder Restorative Yoga oder Hatha-Yoga, wirken regenerierend und beruhigend. Noch nicht so verbreitet sind Hormon-Yoga oder Feminine Yoga, die ganz gezielt die weibliche Hormon-Balance unterstützen. In fast jeder Stadt gibt es inzwischen Yogastudios, die Schnupperstunden anbieten. Der Fokus beim Yoga liegt immer auf Achtsamkeit, Atmung und der Beruhigung des Nervensystems: genau die richtige Kombination, um unsere Hormon-Balance zu unterstützen. Sollte in Ihrer Gegend kein Yogastudio sein oder können Sie die Kurstermine nicht wahrnehmen, gibt es auch online sehr gute Yogaprogramme, die Sie jederzeit zu Hause machen können. Als Alternative zu Yoga kann ich Ihnen auch Tai-Chi oder Qigong sehr empfehlen. Beide Sportarten bestehen aus langsamen Bewegungsabläufen, die das parasympathische Nervensystem aktivieren und den Energiefluss anregen – ebenfalls ideal, um ins Gleichgewicht zu kommen.

WALKING

Egal, ob Sie sportlich, fit und durchtrainiert sind oder seit Jahren keinen Sport mehr gemacht haben: Ich empfehle jeder Frau mit hormonellem Ungleichgewicht mindestens fünfmal wöchentlich 30 bis 60 Minuten spazieren zu gehen oder zu walken. Ob Sie es eher in einem gemütlichen Tempo oder richtig sportlich angehen, machen Sie von Ihrem Energieniveau abhängig. Das kann sich auch je nach Tagesform von Mal zu Mal unterscheiden oder von Woche zu Woche steigern. Mit Stöcken wird Walken auch für den Oberkörper zum Training. Egal wie: Gehen an der frischen Luft und bestenfalls inmitten der Natur senkt effektiv die Cortisolausschüttung, aktiviert das parasympathische Nervensystem und unterstützt dadurch Ihren Fettstoffwechsel. Wenn Sie gerne joggen, laufen Sie bitte nicht länger als 30 Minuten am Stück oder wechseln Sie in Intervallen zwischen Walken und Joggen ab. Das wirkt im Gegensatz zu intensiven, langen Joggingeinheiten ausgleichend auf das Nervensystem und belastet Ihre Nebennieren nicht.

HIIT-TRAINING

HIIT steht für High Intensity Intervall Training. Wie der Name verrät, geht es um eine Trainingsform von kurzer Dauer, aber hoher Intensität. Ich empfehle es ausdrücklich nicht Sportanfängerinnen oder Frauen mit starken Erschöpfungssymptomen. Allen anderen rate ich dagegen dazu. Denn das Training ist effektiv bei Insulinresistenz, regt stark die Fettverbrennung an und bewirkt hohe Ausschüttungen von Wachstumshormon und Testosteron. Beide Hormone sinken mit zunehmendem Alter, sind aber wichtig für den Erhalt der Muskulatur, für Energie, Libido und Leistungsfähigkeit. Durch die kurze Trainingsdauer von maximal 15 Minuten provoziert es Adrenalin-, aber kaum Cortisolausschüttungen. Ein bis zwei HIIT-Trainingseinheiten pro Woche in Ergänzung zu Krafttraining, Walken oder Yoga reichen vollkommen aus. Sie können die Belastungsintervalle mit Kraftübungen wie Liegestützen, Kniebeugen oder Unterarmstütz oder auch mit einfachen Laufsprints gestalten. Für das Lauftraining würde das so aussehen: Nach der Aufwärmphase sprinten Sie 30 Sekunden, als würden Sie vor einem Säbelzahntiger fliehen müssen, dann folgen 90 Sekunden Erholung (gehen oder langsam laufen). Danach wieder 30 Sekunden sprinten, 60 bis 90 Sekunden erholen usw. (maximal 10 bis 15 Minuten). Passen Sie die Belastungs- und Pausenzeiten bitte an Ihren Leistungsstand an und lassen Sie bis zum nächsten HIIT- oder Krafttraining mindestens drei Tage vergehen. Regenerierendes Training wie Walking, Stretching, Faszientraining oder ruhiges Yoga können Sie dazwischen jederzeit ausüben.

KRAFTTRAINING

Ich empfehle Ihnen, zweimal wöchentlich 20 Minuten Krafttraining zu machen. Muskeln sind wichtige Glykogenspeicher, die hohe Insulinausschüttungen verhindern. Zudem erhöhen Muskeln den Energieverbrauch des Körpers: beides Faktoren, die Ihnen dabei helfen, Ihrer Wunschfigur näherzukommen. Krafttraining stimuliert außerdem die Produktion von Testosteron, das die Aktivität von Östrogenrezeptoren reduzieren kann. So kann Krafttraining einer Östrogendominanz effektiv entgegenwirken und Ihre Hormone ins Gleichgewicht bringen. Bevorzugen Sie komplexe Übungen und Bewegungsabläufe, die gleichzeitig mehrere Muskelgruppen oder Gelenke einbeziehen. Das ist z. B. bei Ausfallschritten, Kniebeugen oder Liegestützen der Fall. Wenn Sie mit solchen Übungen nicht vertraut sind, lassen Sie sich vor allem am Anfang von einem kompetenten Trainer im Fitnessstudio oder Sportverein oder von einem Personal Trainer bei der korrekten Ausführung unterstützen. Das hilft Ihnen dabei, effektiver zu trainieren und Verletzungen zu vermeiden.

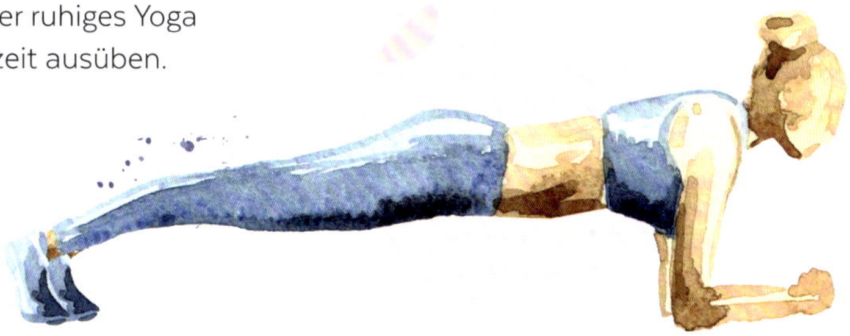

Schritt 7

Das Nervensystem beruhigen

Unser Körper kann Dauerstress über Jahre kompensieren. Wenn aber ab 40 die Hormonspiegel absinken, wird das schwieriger und es treten Symptome wie eine plötzliche Gewichtszunahme und Figurveränderungen auf. Wenn Sie versuchen, dem in Ihrem ohnehin stressigen Alltag mit Diäten und einem strengen Sportprogramm entgegenzuwirken, aktiviert der übermäßige Stress dauerhaft das sympathische Nervensystem. Dessen oberstes Ziel ist es, eine Gewichtsabnahme zu verhindern. Damit Sie überhaupt abnehmen können, müssen Sie daher erst einmal das Nervensystem beruhigen.

Entspannter Weg zum Wohlfühlgewicht

Mit den folgenden Übungen lernen Sie, gezielt den Parasympathikus zu aktivieren. Das ist der Teil des Nervensystems, der für Sicherheit, Regeneration und auch Fettverbrennung steht. Obwohl wir das vegetative Nervensystem mit Sympathikus und Parasympathikus nicht bewusst steuern können, lässt es sich doch über die Atmung beeinflussen. Wir atmen täglich 5000- bis 30 000-mal und haben damit enorme Möglichkeiten, den Körper positiv, aber auch negativ zu beeinflussen. Unter Stress und Anspannung atmen wir schnell und flach, vor allem durch den Mund, in den oberen Brustkorb oder in die Schultern und spannen die Nackenmuskeln an.
Über ein solches Atemmuster wird jeder Körperzelle mitgeteilt, dass Sie im Stress sind und Gefahr besteht. Die Folgen: Stresshormone werden ausgeschüttet und das sympathische Nervensystem aktiviert. Im Gegensatz dazu atmen wir in Momenten der Entspannung automatisch langsamer, länger und tiefer. Diese Atmung teilt Ihrem Körper mit: Du bist in Sicherheit. Die Art und Weise, wie wir atmen, signalisiert unseren Körperzellen demnach, ob wir gerade in Gefahr oder in Sicherheit sind, und beeinflusst, ob Sympathikus oder Parasympathikus aktiv sind.

Raus aus dem Überlebensmodus

Stress lässt sich im Alltag nicht vermeiden. Und er darf auch seinen Platz haben, denn im positiven Sinne kann er uns motivieren und antreiben. Er sollte aber nicht der Alleinherrscher sein und uns überwältigen. Durch Atemtraining lernen wir, besser auf Stress reagieren zu können. Wir stärken den Parasympathikus, sodass der Sympathikus in einer Stresssituation nicht voll hochgefahren wird und die Stressreaktion milder verläuft oder ganz ausbleibt.
Unser Ziel ist es, durch gezieltes Atmen dem Körper Gelassenheit zu vermitteln und die Ausschüttung von Stresshormonen zu stoppen. So kann der Körper sich um seine Hauptaufgaben kümmern: seine Zellen gut mit Nährstoffen und Energie zu versorgen, Hormone in adäquaten Mengen zu produzieren und auszuscheiden, das Immunsystem zu stärken und Körperfett abzubauen. Mit der tiefen Bauchatmung, die ich Ihnen auf der nächsten Seite genauer vorstelle, können Sie Ihr Nervensystem ganz einfach und ohne großen Aufwand beruhigen. Je öfter Sie üben, desto nachhaltiger wirkt die Bauchatmung auf Ihren Körper.

Die tiefe Bauchatmung

EFFEKTIVE ENTSPANNUNG

Die beste Maßnahme, um schnell aus dem durch Stress aktivierten Überlebensmodus herauszukommen, ist die tiefe Bauchatmung. Sie lässt sich ohne großen Zeitaufwand täglich in den Alltag integrieren. Trainieren Sie ab jetzt zweimal täglich mindestens 5 Minuten die Bauchatmung. Das stärkt die Nervenverbindungen Ihres Parasympathikus und bietet dem dominierenden Sympathikus ein regulierendes Gegengewicht. Zusätzlich sollten Sie vor jeder Hauptmahlzeit bewusst fünfmal tief in den Bauch einatmen. Das aktiviert den Entspannungsmodus und hilft der Verdauung. Je geübter Sie sind, desto effektiver können Sie sich in stressigen Situationen allein durch ein paar Atemzüge in den Bauch beruhigen. Niemand wird etwas davon mitbekommen, wenn Sie es nicht wollen – ein geniales Tool.

So geht's:
Setzen Sie sich aufrecht hin. Richten Sie Ihre Wirbelsäule auf, schieben Sie den Hinterkopf zur Decke. Entspannen Sie Schultern, Kiefer, Gesicht. Legen Sie Ihre Hände auf den Bauch. Schließen Sie den Mund und gerne auch die Augen. Wiederholen Sie das Ein- und Ausatmen in Ihrem eigenen Rhythmus und Tempo. Achten Sie darauf, dass der Atem sanft und leicht fließt – kein Drucken, kein Pressen. Nehmen Sie sich zu Beginn nicht zu viel vor und starten Sie mit zehn tiefen Ein- und Ausatemzügen. Versuchen Sie, Ein- und Ausatmung gleich lang zu gestalten, z. B. 3 oder 4 Sekunden einatmen, 3 oder 4 Sekunden ausatmen.

Atmen Sie ein: langsam durch die Nase, lassen Sie den Atem in den Bauch strömen. Spüren Sie, wie der Bauch Ihre Hände sanft nach vorn schiebt. Stellen Sie sich vor, Sie hätten einen Luftballon im Bauch, der sich mit jeder Einatmung ausdehnt und weitet. Danach machen Sie eine kurze Pause.

Atmen Sie aus: langsam durch die Nase. Der Bauch zieht sich dabei in Richtung Wirbelsäule zurück und lässt die Luft aus dem imaginären Luftballon entweichen. Am Ende der Ausatmung pausieren Sie kurz.

Wiederholen Sie diesen Rhythmus so oft oder so lange, wie Sie es sich vorgenommen haben. Spüren Sie anschließend nach.

DIE 4-7-11-ATMUNG

Besonders effektiv für die Aktivierung des Parasympathikus ist die Verlängerung der Ausatmung im Vergleich zur Einatmung. Wenn Sie die tiefe Bauchatmung gut beherrschen, üben Sie sie mindestens einmal täglich in diesem Atemrhythmus:
4 Sekunden einatmen, 7 Sekunden ausatmen – insgesamt 11 Minuten.

Wenn Ihnen das zu lang erscheint, starten Sie mit dem 2-5-5-Rhythmus:
2 Sekunden einatmen, 5 Sekunden ausatmen – insgesamt 5 Minuten.

Für die Balance – darauf kommt es an

Für jedes Hormon-Ungleichgewicht die wichtigsten Schritte zum Erfolg:

Checkliste Östrogen-Ungleichgewicht

Ernährung:

→ Täglich grünes Blatt- und Kohlgemüse
→ Täglichen Stuhlgang unterstützen mit Lein-, Chia- oder Flohsamenschalen
→ Kaffee und Alkohol vermeiden

Lebensstil:

→ Naturkosmetik verwenden
→ Bio-Lebensmittel
→ Hormonfreie Verhütung
→ Kunststoffverpackungen vermeiden
→ Übergewicht vermeiden
→ Tägliche Bewegung und zweimal pro Woche Krafttraining

Heilpflanzen:

→ Mönchspfeffer
→ Maca
→ Mariendistel
→ Brennnessel
→ Kurkuma

Nährstoffe:

→ B-Vitamine
→ Vitamin A, C und E
→ Magnesium
→ Vitamin D

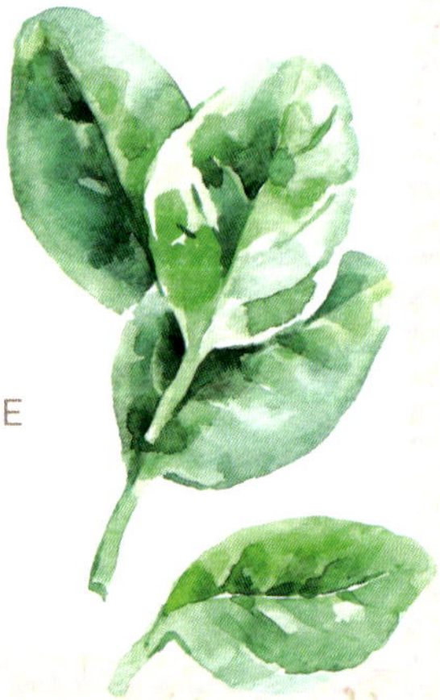

Checkliste Cortisol-Ungleichgewicht

Ernährung:

→ Regelmäßig essen, alle 3 bis 4 Stunden
→ Eiweißreiches Frühstück 30 bis 60 Minuten nach dem Aufstehen
→ Leicht verdauliches Abendessen mit komplexen Kohlenhydraten
→ Zucker reduzieren, Alkohol vermeiden
→ Kaffee vermeiden oder maximal eine Tasse am Morgen

Lebensstil:

→ Stress reduzieren
→ Atem- und Entspannungsübungen
→ Tägliche Spaziergänge im Grünen
→ Mindestens 8 Stunden Schlaf, vor 23 Uhr einschlafen

Heilpflanzen:

→ Ashwagandha
→ Rosenwurz

Nährstoffe:

→ Vitamin C
→ Vitamin E
→ Vitamin B_5
→ Magnesium

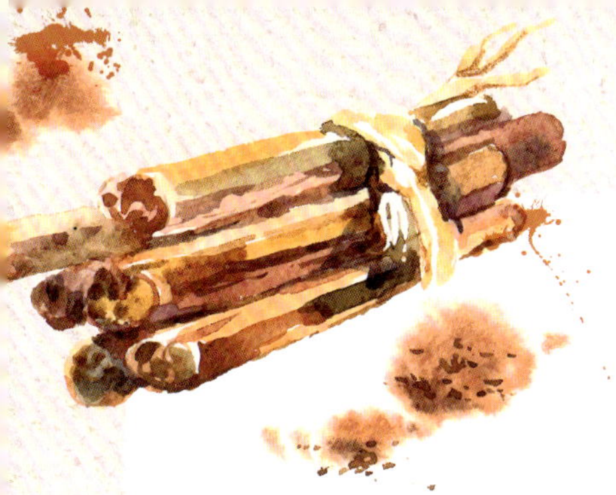

Checkliste Insulin-Ungleichgewicht

Ernährung:

- → Fastenfenster über Nacht, 12 bis 13 Stunden
- → Konsum von Zucker und Fertigprodukten vermeiden
- → Regelmäßige Mahlzeiten, mit mindestens 3 Stunden Esspause dazwischen
- → Frühstück spätestens 1 Stunde nach dem Aufstehen
- → Kohlenhydrate immer mit Eiweiß oder Fetten kombinieren

Lebensstil:

- → Stress abbauen
- → Täglich bewegen und langes Sitzen vermeiden
- → Zweimal wöchentlich Kraft- oder HIIT-Training

Heilpflanzen:

- → Zimt
- → Ingwer
- → Brennnessel

Nährstoffe:

- → Magnesium
- → Zink
- → Omega-3-Fettsäuren
- → Vitamin D

Checkliste Ungleichgewicht der Schilddrüsenhormone

Ernährung:

- → Kohlgemüse roh nicht in großen Mengen, aber gegart unbedenklich
- → Regelmäßige Mahlzeiten, alle 3 bis 4 Stunden
- → Bei Kältegefühl bevorzugt warm essen
- → Keine Diäten, Intervallfasten oder Low-Carb-Ernährung
- → Kaffee vermeiden oder auf 1 Tasse am Morgen reduzieren
- → Glutenhaltiges Getreide, Soja und Alkohol vermeiden

Lebensstil:

- → Täglich Bewegung an der frischen Luft und in der Sonne
- → Hoch intensives Training vermeiden
- → Viel Zeit für Selbstfürsorge
- → Stress reduzieren
- → Mindestens 8 Stunden Schlaf, vor 23 Uhr einschlafen

Heilpflanzen:

- → Maca
- → Brennnessel
- → Ashwagandha
- → Kurkuma

Nährstoffe:

- → Vitamin D
- → Jod
- → Selen
- → Eisen
- → Zink

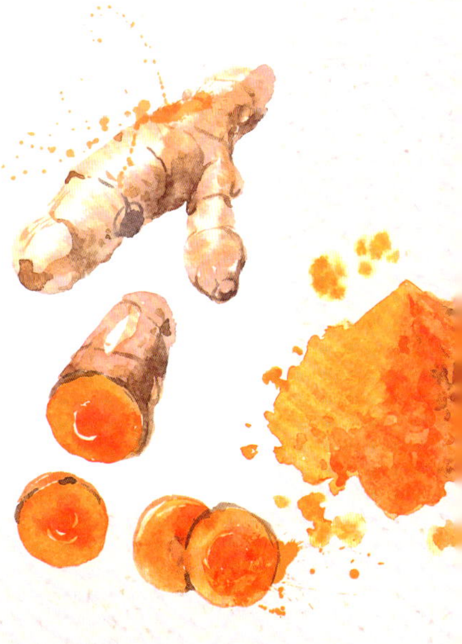

7 Heilpflanzen für die Hormon-Balance

Die Apotheke der Natur bietet wirksame Mittel, um unseren Körper auf natürliche Weise beim Finden seines Gleichgewichts zu unterstützen. Hier stelle ich Ihnen meine Favoriten vor:

Ashwagandha

Wenn Sie das Gefühl haben, ständig unter Druck zu stehen, schlecht schlafen, nervös oder ängstlich sind, unterstützt Ashwagandha Sie dabei, Ihre innere Balance wiederherzustellen. Die Pflanze gilt als natürliches Adaptogen, das dem Körper dabei helfen kann, besser mit Stress und emotionalen Belastungen umzugehen. Es unterstützt die Nebennieren und die Schilddrüsenfunktionen, lindert Entzündungen und wirkt positiv auf den Blutzuckerspiegel. Sie können Ashwagandha in Kapsel- oder Pulverform zu sich nehmen.

Rosenwurz

Wenn Sie aufgrund von Dauerstress unter Müdigkeit, Erschöpfungszuständen, Depressionen oder Konzentrationsstörungen leiden, kann Rosenwurz (Rhodiola rosea) helfen. Die Heilpflanze reguliert den Cortisolspiegel, wirkt stimmungsaufhellend, steigert die geistige Leistungsfähigkeit und schenkt Energie. Rosenwurz gibt es in Kapselform oder als Tinktur.

Maca

Maca (Lepidium meyenii) wirkt als natürliches Adaptogen stressreduzierend und hormonausgleichend für Frauen im fruchtbaren Alter und in den frühen Wechseljahren. Es hilft gegen niedrige Progesteron- und Östrogenspiegel, aktiviert die Schilddrüse, erhöht die Libido und hilft bei einer Vielzahl von Wechseljahrsbeschwerden. Bei jüngeren Frauen verbessert Maca die Fruchtbarkeit, reguliert Zyklusbeschwerden und Symptome des prämenstruellen Syndroms (PMS). Sie können Maca in Kapsel- oder Pulverform zu sich nehmen und z. B. in Smoothies mischen. Achten Sie auf hochwertige Bio-Pulver in Rohkostqualität aus Peru.

Mönchspfeffer

Seit Jahrhunderten wird Mönchspfeffer (Vitex agnus-castus) zur Behandlung von Hormonstörungen bei Frauen im fruchtbaren Alter eingesetzt. Er regt die Bildung von Hypophysenhormonen an, fördert die Bildung von Progesteron und wirkt so einer Östrogendominanz entgegen. Die Heilpflanze fördert einen regelmäßigen Menstruationszyklus, lindert Brustspannen und andere Beschwerden des prämenstruellen Syndroms (PMS). Besprechen Sie die Anwendung mit einem Arzt oder Heilpraktiker.

Brennnessel

Wenn Sie unter hormonbedingten Wassereinlagerungen leiden, sollten Sie täglich zwei Tassen Tee aus Brennnesselblättern trinken. Denn das Kraut wirkt entgiftend, entschlackend und regt den Stoffwechsel an. Darüber hinaus enthalten die grünen Blätter eine Menge Mineralstoffe, vor allem Eisen, Kalium und Silizium. Die Brennnessel lindert starke Menstruationsblutungen und wirkt gegen Entzündungen und Dermatitis.

Mariendistel

Die traditionelle Heilpflanze regt die Entgiftung der Leber an und hilft so, überschüssiges körpereigenes oder körperfremdes Östrogen auszuscheiden. Sie schützt die Leber vor Giftstoffen und unterstützt die Regeneration geschädigter Leberzellen. So kann das Organ optimal arbeiten, was eine bessere Verwertung von Nährstoffen garantiert, die Synthese von Schilddrüsenhormonen unterstützt sowie den Stoffwechsel und die Fettverbrennung anregt. Ihr Wirkstoff Silymarin wirkt zudem anregend auf die Verdauung und hilft bei Völlegefühl, Sodbrennen und Verstopfung. Mariendistel gibt es als Kapseln, Tabletten oder Tinktur.

Zimt

Das Gewürz stimuliert die Glukoseaufnahme der Zellen und kann erhöhte Blutzucker-, Insulin- und Cholesterinspiegel und sogar erhöhten Blutdruck senken. Jeden Tag ½ bis 1 TL Zimtpulver sind ideal, z. B. im Porridge, in goldener Milch oder in Ihrem Smoothie. Bitte achten Sie darauf, dass Sie ausschließlich echten Ceylon-Zimt verwenden. Der minderwertigere Cassia-Zimt kann schon in kleineren Mengen toxisch wirken.

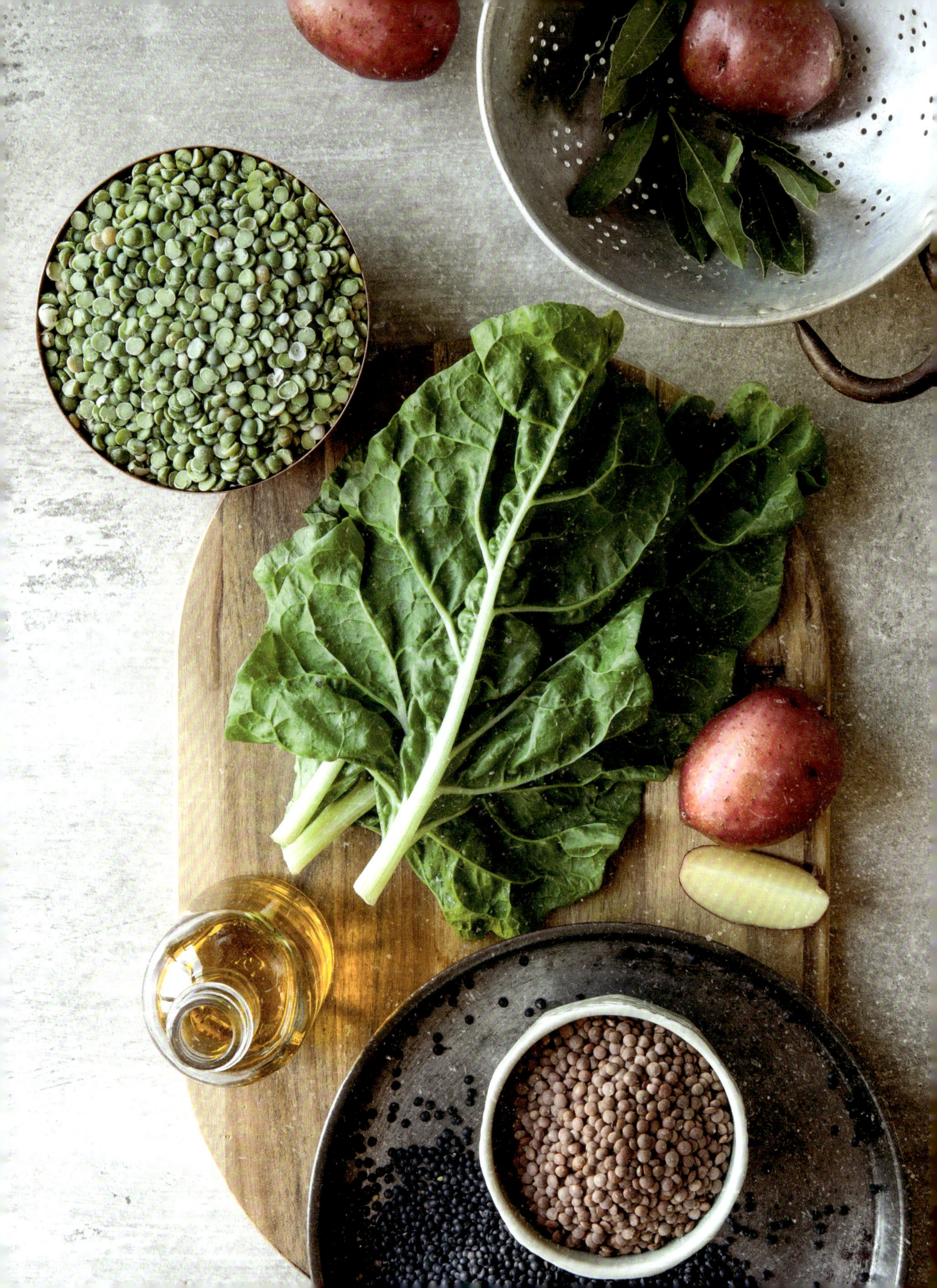

Die Rezepte

KOCHEN SIE SICH HORMONGESUND, SCHLANK UND GLÜCKLICH MIT LECKEREN REZEPTEN FÜR JEDEN TAG

FÜR 10 PORTIONEN
Zubereitung: 15 Minuten
Backen: 30 Minuten
Abkühlen: 1 Stunde
Pro Portion (à ca. 40 g):
ca. 210 kcal, 6 g EW, 17 g F, 9 g KH

40 g natives Kokosöl
200 g gemischte Nusskerne (z. B. Mandeln, Cashew-, Walnuss-, Paranusskerne)
je 25 g Kürbis- und Sonnenblumenkerne
50 g ungesüßter gepuffter Amarant
50 g ungesüßtes Apfelmark
20 g Ahornsirup
ausgekratztes Mark von 1 Vanilleschote
Salz

Knuspermüsli
für den Vorrat

Den Backofen auf 150 °C vorheizen. Ein Backblech mit Backpapier belegen. Das Kokosöl in einem Topf zerlassen und beiseitestellen. Die Nüsse im Blitzhacker oder mit einem Messer grob hacken. Mit Kürbiskernen, Sonnenblumenkernen und Amarant-Pops in einer Rührschüssel mischen.

Dann zerlassenes Kokosöl, Apfelmark, Ahornsirup, Vanille und 1 Prise Salz dazugeben und alles gründlich mischen. Die Masse auf dem Blech gleichmäßig glatt streichen und im Ofen auf der mittleren Schiene etwa 20 Minuten backen.

Das Blech herausnehmen, das Müsli mit zwei Löffeln gründlich durchmischen und im Ofen noch etwa 10 Minuten backen. Das Müsli herausnehmen und etwa 1 Stunde abkühlen lassen. In ein Vorratsglas füllen, so bleibt es etwa 6 Wochen frisch.

Zum Servieren pro Person etwa 40 g Knuspermüsli wahlweise mit 150 g Ziegen- oder Schafsjoghurt oder veganer Kokos-Joghurtalternative anrichten und mit 100 g frischen Früchten nach Geschmack und Saison toppen.

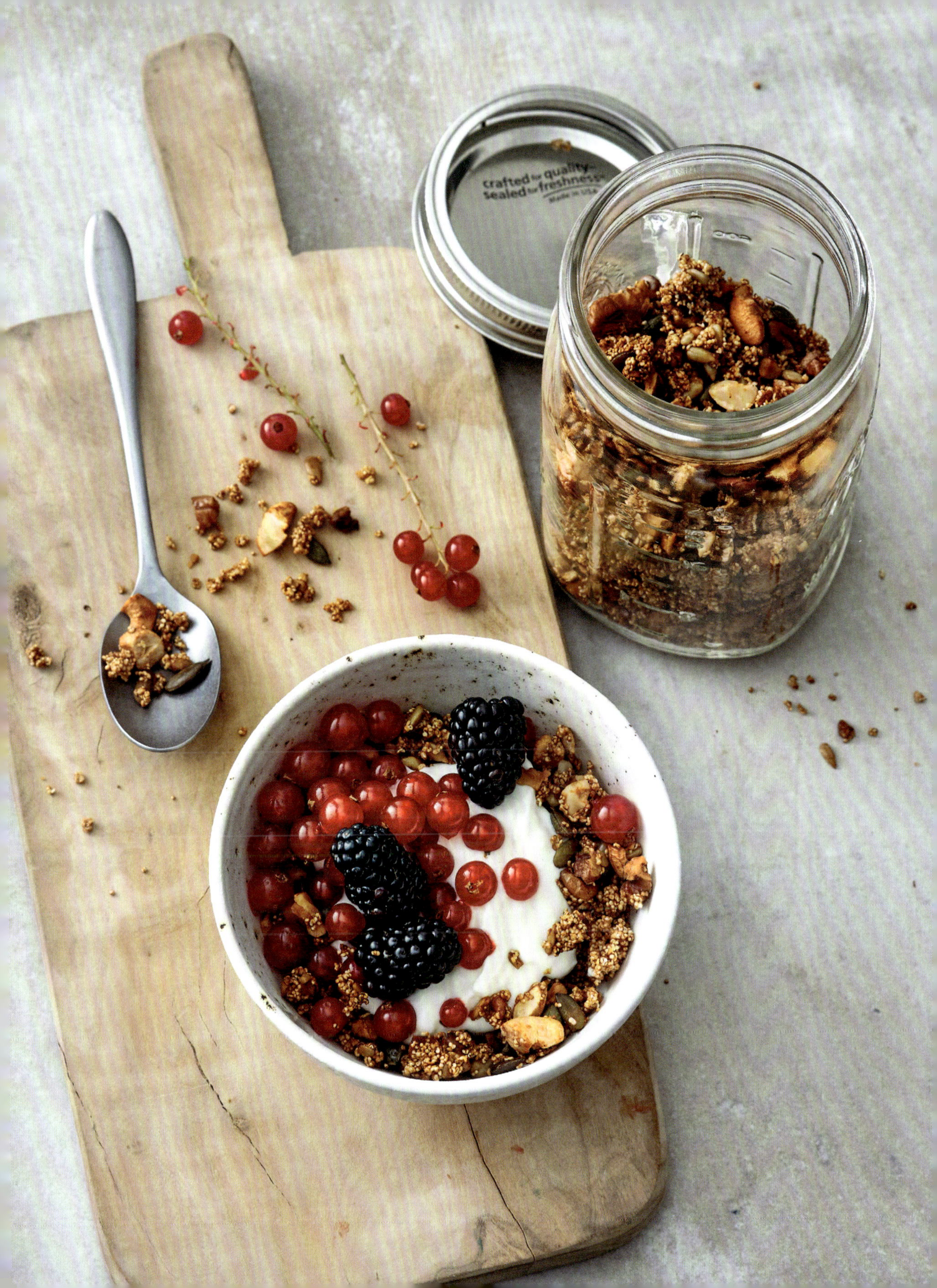
crafted
quality
sealed
freshness

Schoko-Chia-Pudding
mit Orangen und Mandeln

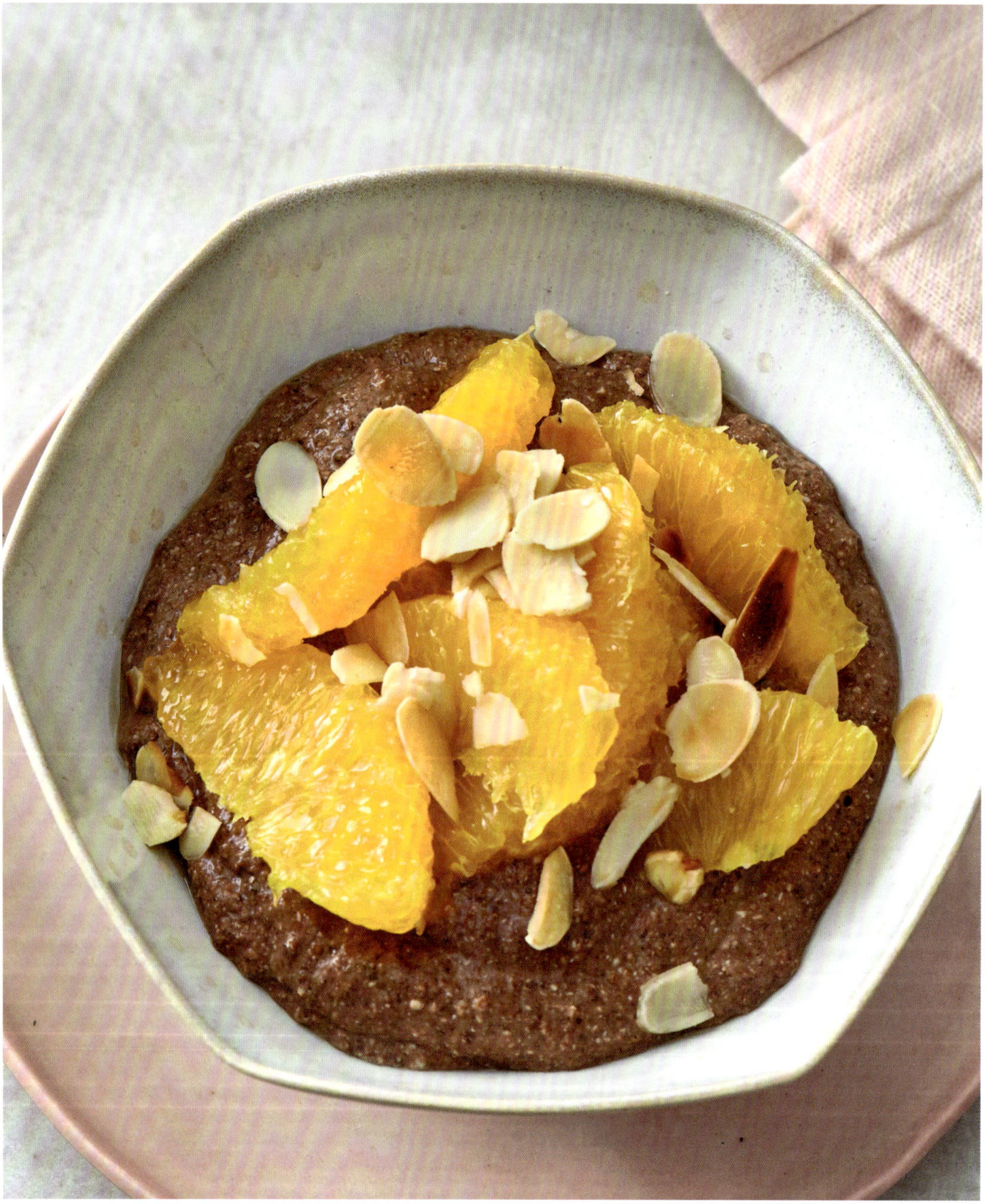

1 Medjool-Dattel
70 g Mandeln
1 EL ungesüßtes Kakaopulver
½ TL Zimtpulver
60 g Chiasamen
2 TL Mandelblättchen
2 Orangen

FÜR 2 PERSONEN
Zubereitung: 15 Minuten
Quellen: 8 Stunden, über Nacht
Pro Portion: ca. 450 kcal,
16 g EW, 28 g F, 20 g KH

Am Vorabend die Dattel entsteinen und mit Mandeln, Kakaopulver, Zimt und 400 ml Wasser im Mixer auf höchster Stufe so lange pürieren, bis ein glatter Mandeldrink entstanden ist. Die Chiasamen mit dem Mandeldrink in einer Schüssel verrühren und etwa 15 Minuten quellen lassen.

Anschließend die Masse nochmals gut durchrühren und auf zwei Schraubgläser oder Schalen verteilen. Mit den Deckeln verschließen bzw. abdecken und im Kühlschrank etwa 8 Stunden, am besten über Nacht, quellen lassen.

Am nächsten Morgen die Mandelblättchen in einer Pfanne ohne Fett hell rösten, herausnehmen und abkühlen lassen. Inzwischen die Orangen so großzügig schälen, dass auch die weiße Haut mit entfernt wird. Die Filets zwischen den einzelnen Trennhäuten herausschneiden, den austretenden Saft auffangen und den Rest der Orangen gut ausdrücken.

Zum Servieren den aufgefangenen Orangensaft unter den Chiapudding rühren. Die Orangenfilets daraufsetzen, zuletzt alles mit den Mandelblättchen bestreuen.

Info

Chiasamen überzeugen mit gesunden Omega-3- und Omega-6-Fettsäuren, Pflanzeneiweiß, Mineralstoffen (Eisen, Kalzium) und reichlich Ballaststoffen. Da die Samen in Flüssigkeit stark aufquellen, sind sie ausgezeichnete Sattmacher. Alternativ können Sie die gleiche Menge Leinsamenschrot verwenden.

Exotische Quark-Bowl
mit Kokos-Knusper

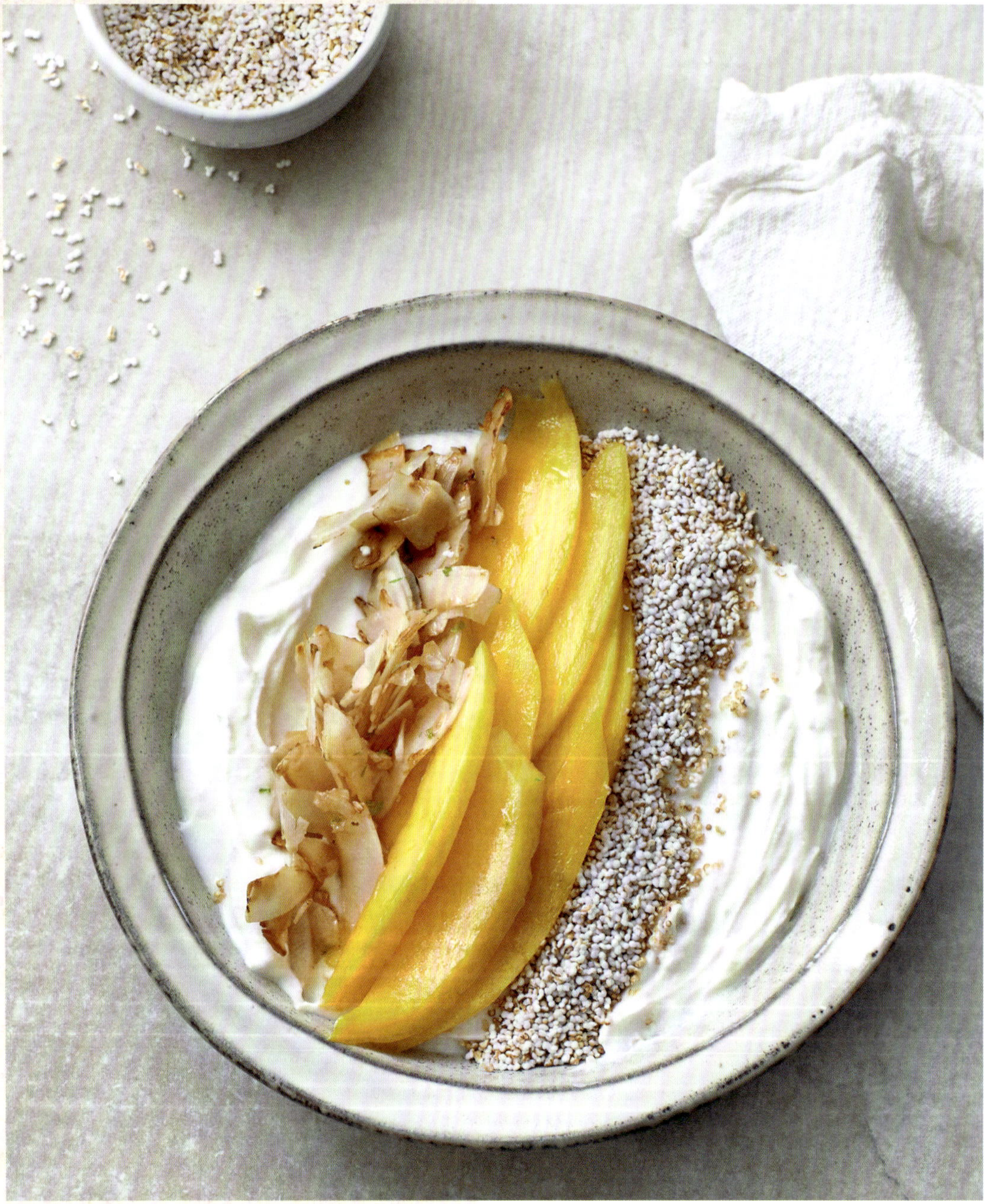

½ Bio-Limette
25 g Kokoschips
1 EL Kokosblüten- oder
Ahornsirup
300 g Schafsquark
4 EL Kokosmilch
2 TL entöltes Kokosmehl
1 reife Mango
25 g ungesüßter gepuffter
Amarant

FÜR 2 PERSONEN
Zubereitung: 20 Minuten
Pro Portion: ca. 460 kcal,
20 g EW, 27 g F, 29 g KH

Für den Kokos-Knusper die Limette heiß waschen, abtrocknen und die Schale fein abreiben. Die Limette auspressen. Kokoschips mit Limettenschale und Sirup in einer Pfanne ohne Fett mischen und unter Wenden rösten, bis die Kokoschips leicht bräunen. Herausnehmen und auf einem Teller abkühlen lassen.

Den Quark mit Kokosmilch und Kokosmehl glatt rühren und auf Schalen (Bowls) verteilen. Die Mango schälen, das Fruchtfleisch erst vom Stein und dann in dünne Spalten schneiden.

Zum Servieren die Mangospalten in die Mitte der Bowls legen und mit etwas Limettensaft beträufeln, daneben mit Amarant und Kokos-Knusper bestreuen.

Info

Entöltes Kokosmehl hat ein feines Kokosaroma und punktet mit einem hohen Gehalt an Ballaststoffen. Weil es sehr viel Flüssigkeit aufsaugt, ist es prima geeignet, um Speisen auf gesunde Art anzudicken. Einen Nachteil hat das glutenfreie Mehl allerdings: Es wird schnell muffig. Daher sollte man es möglichst nur in kleinen Mengen kaufen, kühl und dunkel aufbewahren und rasch verbrauchen. Man bekommt Kokosmehl im gut sortierten Super- oder Drogeriemarkt und im Bioladen.

FÜR 2 PERSONEN
Zubereitung: 15 Minuten
Quellen: 8 Stunden, über Nacht
Pro Portion: ca. 465 kcal, 16 g EW, 41 g F, 31 g KH

80 g Mandeln
250 g Erdbeeren (frisch oder tiefgekühlt)
2 Bananen
2 EL geschälte Hanfsamen
einige Minzeblätter zum Garnieren
2 TL geröstete Mandelblättchen

Smoothie-Bowl
mit Banane und Erdbeeren

Am Vorabend die Mandeln in einer kleinen Schüssel mit Wasser vollständig bedecken und etwa 8 Stunden, am besten über Nacht, einweichen.

Am nächsten Morgen die Erdbeeren putzen, waschen und trocken tupfen (Tiefkühlware rechtzeitig auftauen lassen, falls Sie keinen Hochleistungsmixer verwenden). 4 Erdbeeren zum Garnieren beiseitelegen, die restlichen Erdbeeren halbieren. Die Bananen schälen. ¼ Banane ebenfalls zum Garnieren beiseitelegen, die übrigen Bananen in grobe Stücke schneiden. Die eingeweichten Mandeln in einem Sieb abbrausen und abtropfen lassen. Dann mit Obststücken, Hanfsamen und etwa 80 ml kaltem Wasser im Mixer cremig pürieren.

Zum Servieren den Smoothie auf Schalen (Bowls) verteilen. Die Minze waschen und trocken tupfen. Die beiseitegelegten Erdbeeren und Bananen in Scheiben schneiden und mit den gerösteten Mandelblättchen streifenförmig nebeneinander auf den Bowls verteilen. Zuletzt mit Minze garnieren.

Hormon-Tipp

Mandeln und Hanfsamen sind reich an gesunden Fetten und Pflanzenprotein. Beide ergänzen perfekt die Kohlenhydrate aus den Früchten und garantieren, dass der Blutzuckerspiegel nur langsam ansteigt. So bleibt die Insulinausschüttung niedrig, was ideal ist für Ihre Hormon-Balance.

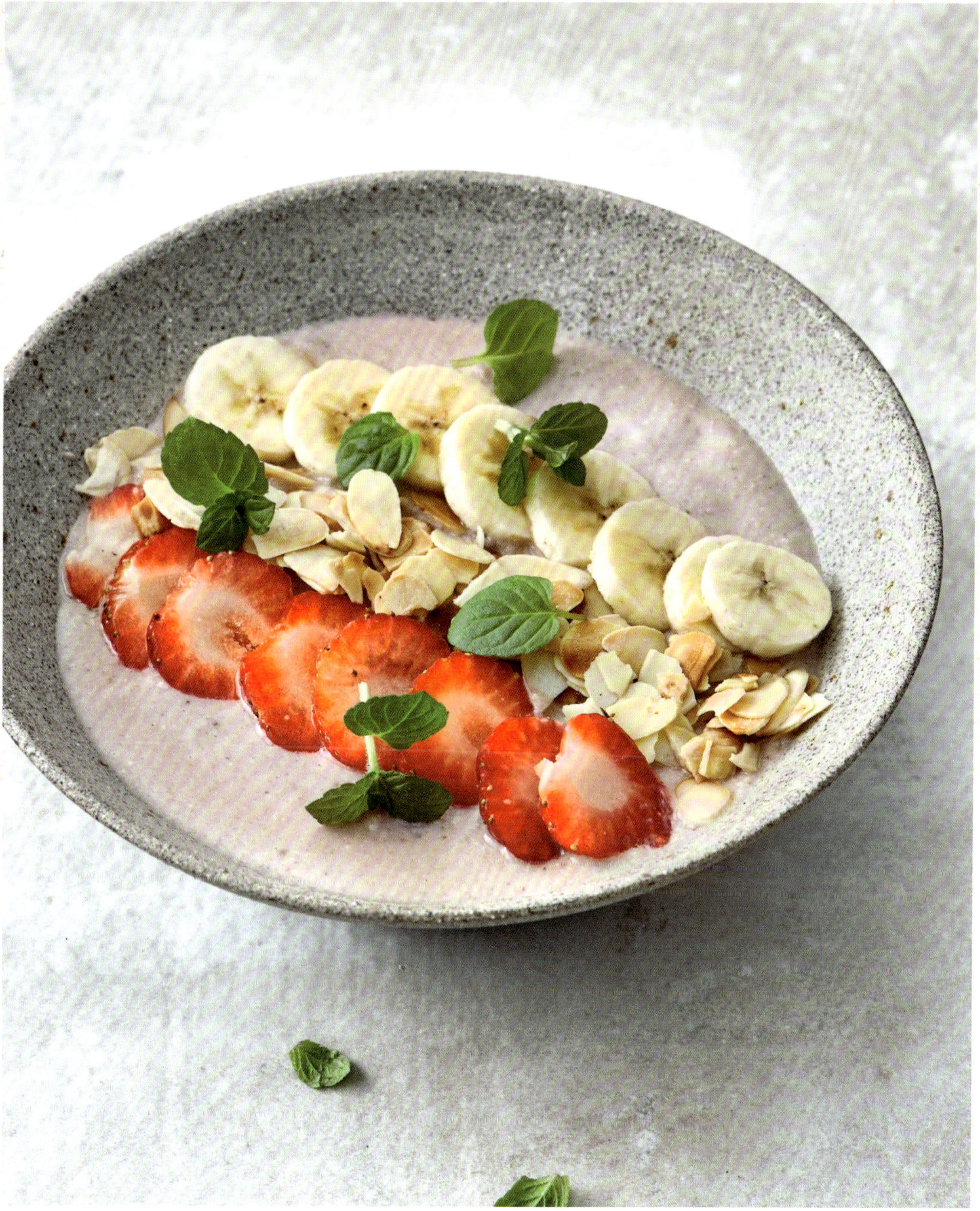

FÜR 2 PERSONEN
Zubereitung: 15 Minuten
Pro Portion: ca. 495 kcal, 10 g EW, 29 g F, 42 g KH

60 g junger Spinat
½ reife Avocado
2 Orangen
2 Bananen
½ Bio-Zitrone
10 g Bio-Ingwer
2 EL Chiasamen
2 EL geschälte Hanfsamen
60 g Himbeeren
2 EL Kokosraspel

Grüne Smoothie-Bowl
mit Himbeeren und Kokos

Den Spinat verlesen, waschen und trocken tupfen. Die Avocado entkernen und das Fruchtfleisch aus der Schale lösen. Orangen und Bananen schälen und in grobe Stücke schneiden. Zitrone heiß waschen, abtrocknen und 1 dünne Scheibe abschneiden (den Rest der Zitronenhälfte anderweitig verwenden). Den Ingwer waschen.

300 ml kaltes Wasser in den Mixer geben. Alle vorbereiteten Zutaten samt Chia- und Hanfsamen sowie nach Belieben 1 EL Maca-Pulver dazugeben und alles cremig pürieren. Falls nötig, noch etwas kaltes Wasser untermixen.

Zum Servieren die Himbeeren verlesen, waschen und trocken tupfen. Den Smoothie auf Schalen (Bowls) verteilen und mit den Himbeeren und den Kokosraspeln garnieren.

Hormon-Tipp

Spinat und Avocado sind gute Quellen für Magnesium, den wichtigsten Mineralstoff für einen ausgeglichenen Hormonhaushalt. Er beruhigt die Nerven und wirkt so dämpfend auf die Produktion von Cortisol. Verarbeitet man die beiden Zutaten roh, ist der Mineralstoffgehalt übrigens besonders hoch.

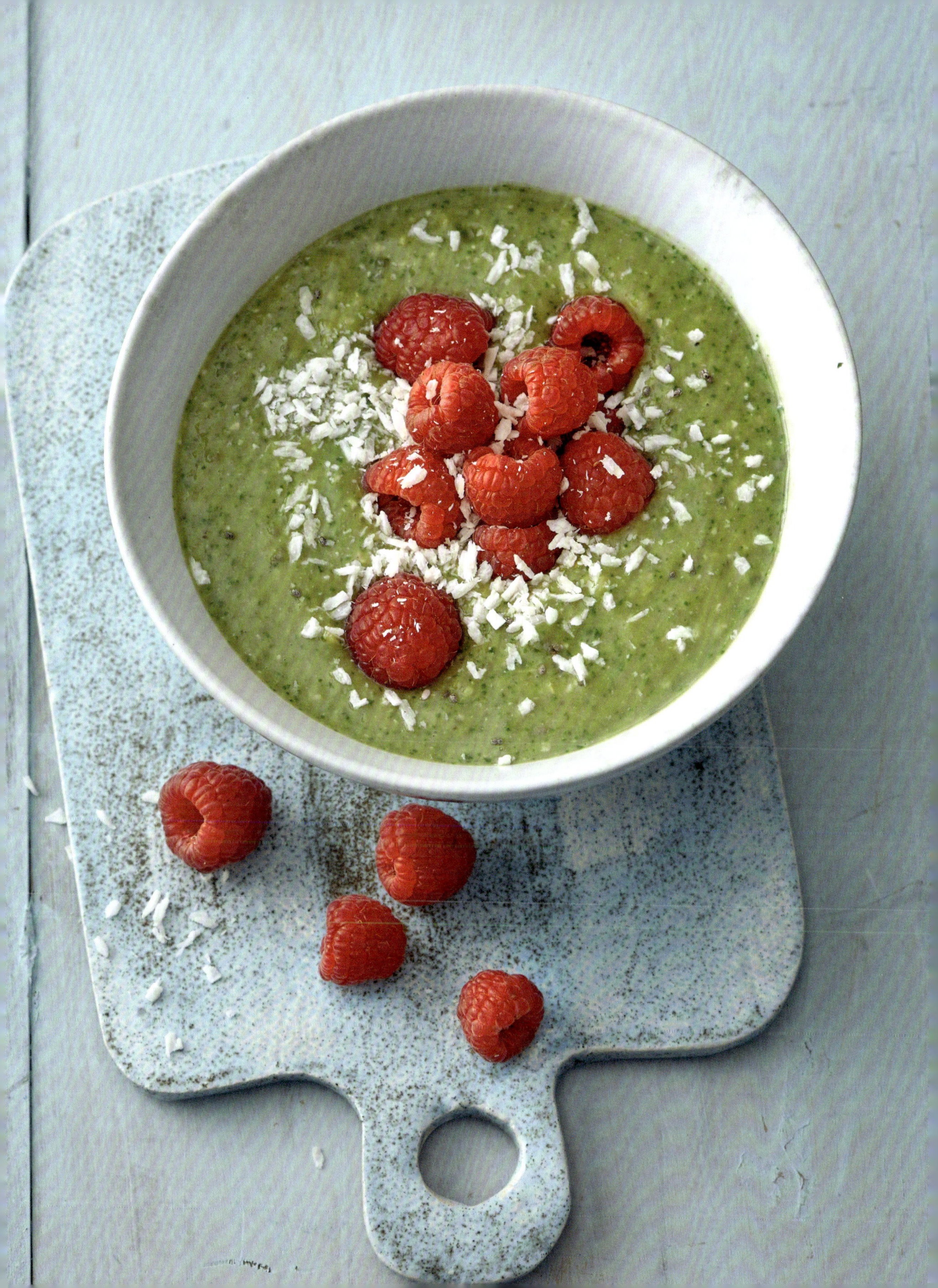

FÜR 2 PERSONEN
Zubereitung: 20 Minuten
Pro Portion: ca. 500 kcal,
19 g EW, 28 g F, 43 g KH

250 g gemischte Beeren
(z. B. Blau- und Himbeeren;
frisch oder tiefgekühlt)
50 g geschroteter Leinsamen
1 TL Ahornsirup
20 g Haselnussblättchen
75 g kernige Haferflocken
2 EL gemahlene Haselnusskerne
2 EL Rosinen
1 TL gemahlene Kurkuma
2 TL Zimtpulver
Salz
200 ml Ziegen- oder
Schafsmilch

Haselnuss-Porridge

mit Beeren und Rosinen

Die Beeren verlesen, waschen und trocken tupfen (Tiefkühlware rechtzeitig auftauen lassen). 125 g Beeren mit 10 g Leinsamen und dem Ahornsirup im Mixer fein pürieren. In eine Schüssel füllen und etwa 15 Minuten quellen lassen. Inzwischen die Haselnussblättchen in einer Pfanne ohne Fett hell rösten, bis sie duften, herausnehmen und abkühlen lassen.

Die Haferflocken mit übrigem Leinsamenschrot, gemahlenen Haselnüssen, Rosinen, Kurkuma, Zimt und 1 Prise Salz in einen kleinen Topf geben. Die Milch und ¼ l Wasser dazugießen, alles aufkochen und offen bei schwacher Hitze etwa 5 Minuten köcheln lassen, dabei öfter umrühren.

Zum Servieren den Porridge auf Schalen oder tiefe Teller verteilen. Das Beerenpüree in Klecksen daraufgeben. Mit den übrigen Beeren garnieren und mit den Haselnussblättchen bestreuen.

Tipp

Für eine vegane Variante können Sie anstelle von Milch einen ungesüßten Mandel- oder Haselnussdrink verwenden.

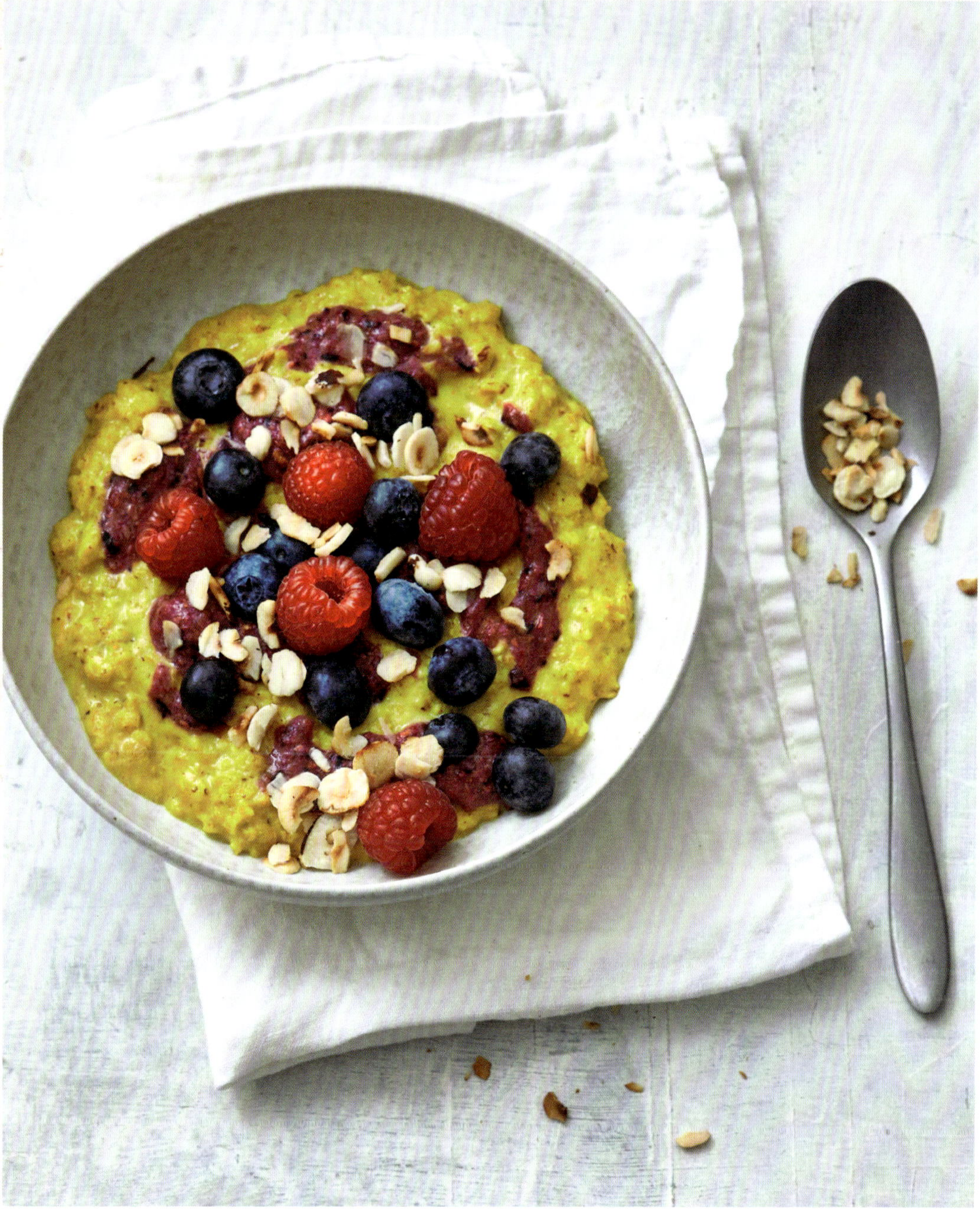

Herzhafter Quinoa-Porridge

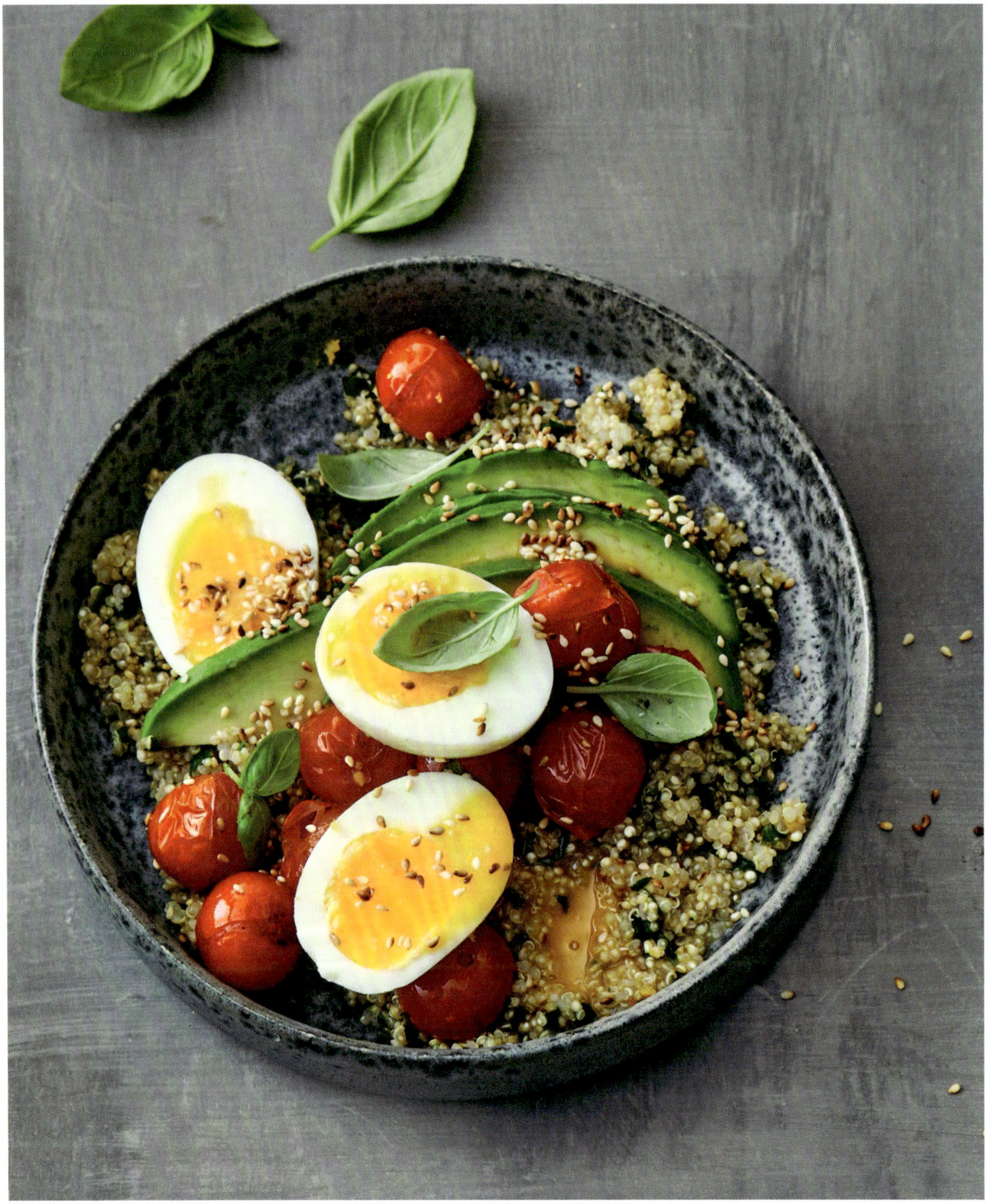

80 g weiße Quinoa
300 ml glutenfreie Gemüsebrühe
3 Eier
200 g Cocktailtomaten
2 TL Olivenöl
Salz
½ Avocado (ca. 100 g Fruchtfleisch)
4 Stiele Petersilie
3 Stiele Basilikum
2 TL Zitronensaft
Pfeffer
2 TL geröstete helle Sesamsamen

FÜR 2 PERSONEN
Zubereitung: 20 Minuten
Pro Portion: ca. 470 kcal, 21 g EW, 28 g F, 35 g KH

Die Quinoa in einem feinen Sieb kalt abbrausen und abtropfen lassen. In einem kleinen Topf mit der Brühe aufkochen und offen bei schwacher Hitze 15 bis 18 Minuten köcheln lassen. Dabei vor allem gegen Ende öfter umrühren.

Inzwischen die Eier in kochendem Wasser etwa 6 Minuten wachsweich garen, kalt abschrecken und pellen. Die Tomaten waschen. Das Öl in einer kleinen Pfanne erhitzen und die Tomaten darin 4 bis 5 Minuten anbraten, bis die Schale aufplatzt. Mit Salz würzen, vom Herd nehmen.

Die Avocado ggf. entkernen, das Fruchtfleisch aus der Schale lösen und in dünne Spalten schneiden. Die Kräuter waschen, trocken tupfen und die Blätter abzupfen. Einige Basilikumblätter zum Garnieren beiseitelegen, den Rest fein hacken.

Den Quinoa-Porridge mit Zitronensaft, Salz und Pfeffer abschmecken, die gehackten Kräuter unterrühren und alles auf Schalen verteilen. Avocado und Tomaten daraufsetzen, die Eier zunächst im Ganzen ebenfalls darauflegen. Mit Sesam bestreuen und mit beiseitegelegtem Basilikum garnieren. Direkt vor dem Essen die Eier halbieren, sodass das Eigelb über den Porridge läuft. Jede Portion mit 3 Eihälften servieren.

Varianten

Statt der wachsweich gekochten Eier können Sie pro Person auch 50 g heiß geräucherten Lachs oder 75 g Räucherforelle oder – für eine vegane Variante – 120 g gegarte Kichererbsen (aus dem Glas) auf den Porridge geben.

FÜR 2 PERSONEN
Zubereitung: 25 Minuten
Pro Portion: ca. 420 kcal, 12 g EW, 17 g F, 59 g KH

80 g Buchweizen
300 ml ungesüßter Mandeldrink
ausgekratztes Mark von ¼ Vanilleschote (ersatzweise 3–4 Tropfen natürlicher Vanilleextrakt)
Salz
2 kleine Birnen
30 g Walnusskerne
100 g griech. Schafsjoghurt

Nussiger Buchweizen-Porridge

Den Buchweizen in einem Sieb heiß abbrausen und gut abtropfen lassen. Dann in einem kleinen Topf unter Wenden hell rösten, bis er leicht nussig duftet. Den Mandeldrink, die Vanille und 1 Prise Salz dazugeben. Alles aufkochen und den Porridge mit geschlossenem Deckel bei schwacher Hitze etwa 20 Minuten köcheln lassen, dabei öfter umrühren, damit er nicht ansetzt. Den Porridge vom Herd nehmen und zugedeckt noch etwa 5 Minuten ziehen lassen.

Inzwischen die Birnen waschen, vierteln und entkernen. Die Birnenviertel in kleine Würfel schneiden. Die Walnüsse in einer Pfanne ohne Fett hell rösten, bis sie duften. Herausnehmen und abkühlen lassen, dann grob hacken.

Den Buchweizen-Porridge auf Schalen verteilen. Den Joghurt glatt rühren und daraufsetzen. Jede Schale mit Birnenwürfeln und gehackten Nüssen bestreuen und nach Belieben noch mit ½ TL Ahornsirup beträufeln.

Hormon-Tipp

Die Ballaststoffe des Buchweizens tun der Darmflora gut und sind essenziell für eine gute Verdauung. So unterstützen sie einen regelmäßigen Stuhlgang – eine wichtige Stellschraube, um ein Östrogen-Ungleichgewicht zu beheben. Zusätzlich erhöhen die pflanzlichen Faserstoffe den Sättigungseffekt der Mahlzeiten und wirken ausgleichend auf den Blutzuckerspiegel.

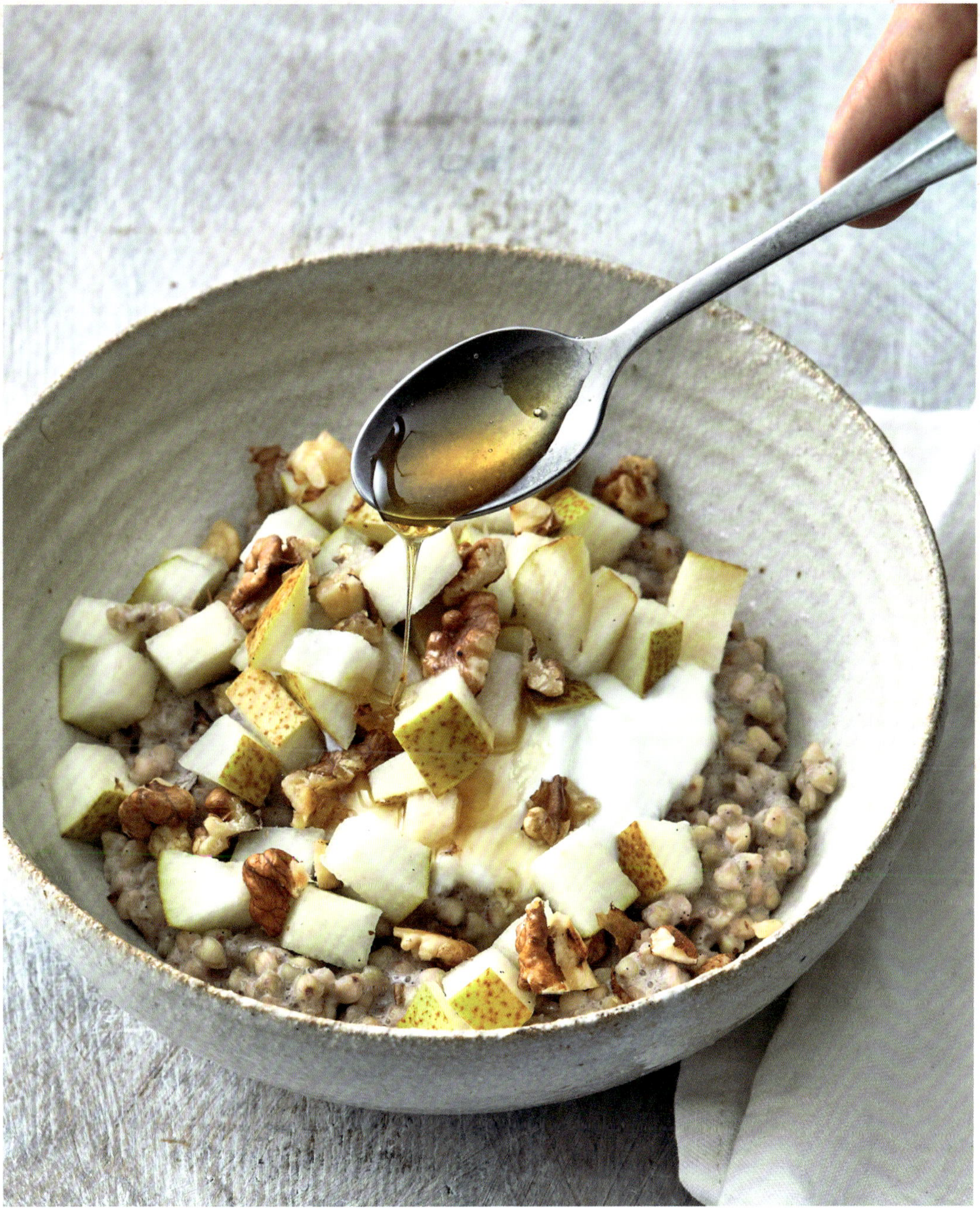

Saatenbrot
mit Flohsamenschalen

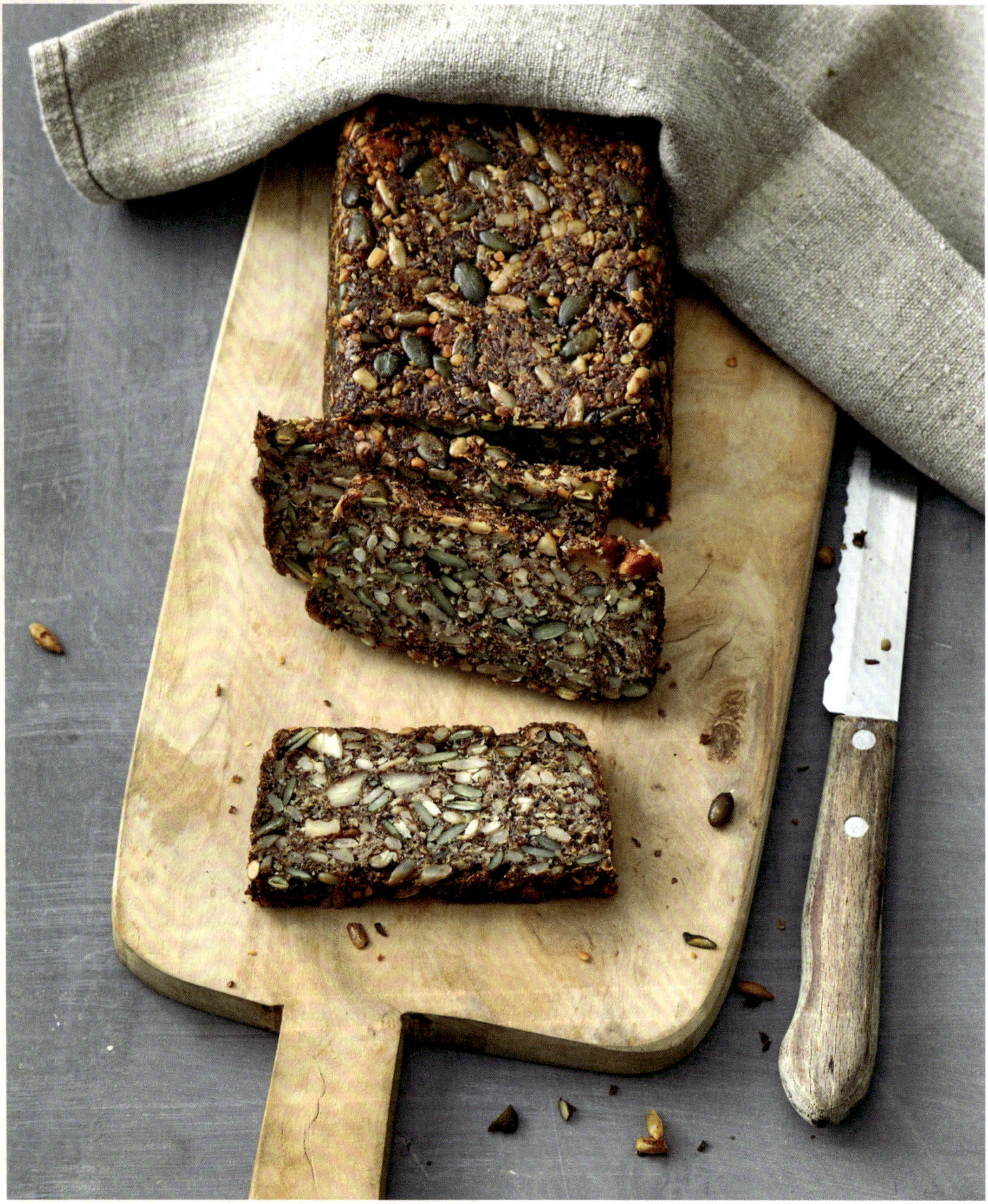

140 g geschroteter Leinsamen
75 g gemischte Nusskerne (z. B. Mandeln, Walnusskerne, Pekannusskerne)
100 g Sonnenblumenkerne
90 g Kürbiskerne
20 g helle Sesamsamen
30 g gemahlene Flohsamenschalen
25 g geschälte Hanfsamen
1 ½ TL Salz
2 EL natives Kokosöl

FÜR 1 KASTENFORM (25 CM; CA. 16 SCHEIBEN)
Zubereitung: 15 Minuten
Quellen: 12 Stunden, über Nacht
Backen: 1 Stunde
Pro Scheibe: ca. 150 kcal, 9 g EW, 13 g F, 3 g KH

Am Vortag die Form mit Backpapier auslegen. Im Blitzhacker 30 g Leinsamen zu Mehl mahlen. Den Nuss-Mix in einer Pfanne ohne Fett hell rösten, herausnehmen und abkühlen lassen, grob hacken. Leinsamenmehl und geröstete Nüsse mit den übrigen trockenen Zutaten in einer Rührschüssel mischen.

Das Kokosöl in einem Topf mit 300 ml Wasser unter Rühren lauwarm erhitzen und mit einem Rührlöffel so lange unter die trockenen Zutaten rühren, bis sich alles gut verbunden hat. Die Masse in der Form verteilen und glatt streichen, bei Zimmertemperatur zugedeckt etwa 12 Stunden, am besten über Nacht, quellen lassen.

Am nächsten Tag den Backofen auf 180 °C vorheizen. Das Brot im Ofen auf der zweiten Schiene von unten etwa 30 Minuten backen. Herausnehmen, mithilfe des Backpapiers aus der Form lösen und auf einem Backblech im Ofen auf der mittleren Schiene noch etwa 30 Minuten backen. Anschließend das Brot aus dem Ofen nehmen und auf einem Kuchengitter vollständig abkühlen lassen. Zum Servieren in Scheiben schneiden.

Tipp

Gut verpackt bleibt das Brot bei Zimmertemperatur etwa 5 Tage saftig. Es lässt sich auch prima in Scheiben geschnitten einfrieren. Vor dem Essen dann kurz im Toaster aufbacken.

Bunte Brote

Welcher Belag darf's sein?

Egal, ob süß oder herzhaft – hier ist garantiert auch Ihr gesunder Lieblingsbelag dabei! Alle Zutaten sowie die Nährwertangaben gelten für 2 Scheiben Saatenbrot von der vorherigen Seite. Die Schnitten liegen in maximal 5 Minuten fertig belegt auf dem Teller.

Süßes

Beerenschnitte

50 g Erdbeeren putzen, waschen, trocken tupfen und in dünne Scheiben schneiden. 2 Scheiben Brot mit **je ½ EL Ziegenfrischkäse** bestreichen und dachziegelartig mit den Erdbeerscheiben belegen. **1 TL gehackte Pistazienkerne** in einer Pfanne ohne Fett hell rösten, herausnehmen und auf die Brote streuen.

Pro Portion: ca. 370 kcal, 21 g EW, 31 g F, 10 g KH

Mandel-Pflaumen-Brot

2 Scheiben Brot mit **je ½ TL ungesüßtem Mandelmus** bestreichen. **50 g Pflaumen** waschen, halbieren und entkernen. Die Hälften in Spalten schneiden und die Brote damit dachziegelartig belegen. **5 g vegane Zartbitterschokolade** (mind. 70 % Kakaoanteil) mit dem Sparschäler darüber raspeln. Mit etwas **Zimtpulver** bestäuben.

Pro Portion: ca. 380 kcal, 19 g EW, 31 g F, 14 g KH

Fruchtiges Quarkbrot

½ Bio-Zitrone heiß waschen, abtrocknen, etwa ½ TL Schale fein abreiben und den Saft auspressen. Die Zitronenschale mit **2 EL Ziegenquark** verrühren und auf 2 Scheiben Brot verstreichen. **1 Nektarine** waschen, halbieren und in Spalten schneiden. Die Brote mit der Hälfte der Spalten belegen und mit etwas **Zitronensaft** beträufeln. Übrige Nektarinenspalten separat dazu reichen.

Pro Portion: ca. 370 kcal, 21 g EW, 29 g F, 13 g KH

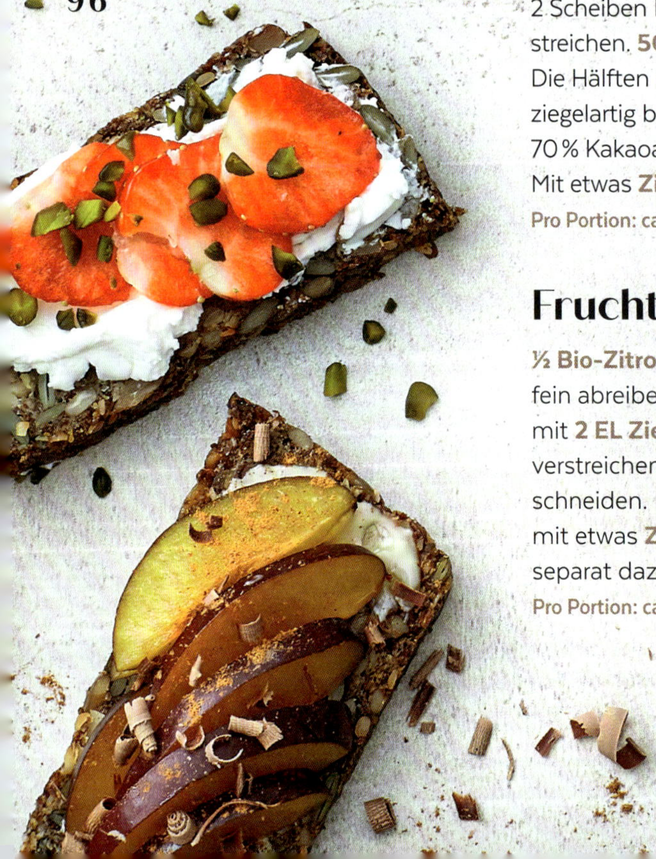

Herzhaftes

Apfelschnitte

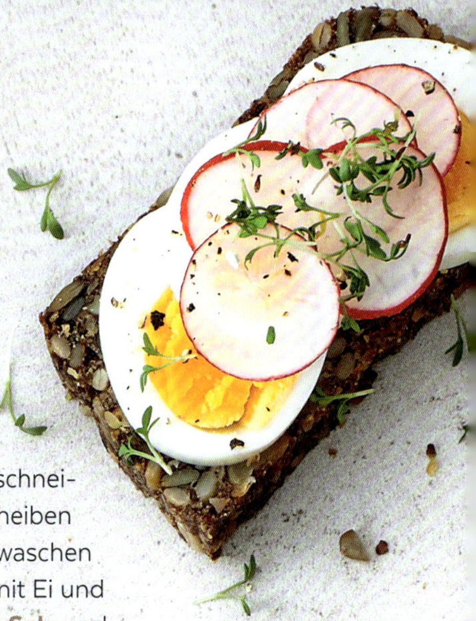

½ grünen Apfel waschen, vierteln, entkernen und in sehr dünne Scheiben hobeln oder schneiden. 2 Scheiben Brot mit **je ½ TL ungesüßter Erdnussbutter** bestreichen und mit den Apfelspalten belegen. Mit **1 Msp. Zimtpulver** bestreuen.
Pro Portion: ca. 380 kcal, 20 g EW, 29 g F, 8 g KH

Eier-Kresse-Brot

1 hart gekochtes Ei (Größe S) pellen und in Scheiben schneiden. **5 Radieschen** putzen, waschen und in dünne Scheiben hobeln oder schneiden. **¼ Beet Kresse** abschneiden, waschen und trocken tupfen. 2 Scheiben Brot dachziegelartig mit Ei und Radieschenscheiben abwechselnd belegen. Mit etwas **Salz** und **Pfeffer** würzen und mit Kresse bestreuen.
Pro Portion: ca. 385 kcal, 25 g EW, 32 g F, 8 g KH

Avocadoschnitte

¼ reife Avocado schälen und in schmale Spalten schneiden. **1 Tomate** waschen und in dünne Scheiben schneiden, dabei den Stielansatz entfernen. 2 Scheiben Brot mit **je ½ TL Tahin** (Sesampaste) bestreichen und mit Avocado und Tomate belegen. Mit etwas **Salz** und **Pfeffer** würzen.
Pro Portion: ca. 395 kcal, 20 g EW, 34 g F, 10 g KH

Rote-Bete-Hummus-Brot

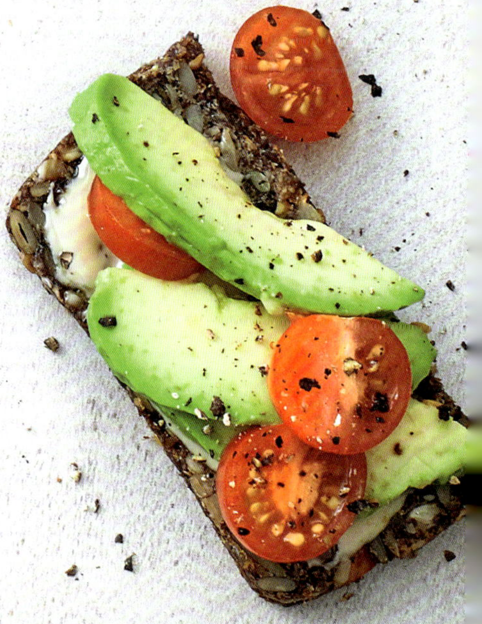

2 Scheiben Brot mit **je 1 EL Hummus** (selbst gemacht oder veganes Fertigprodukt) bestreichen. **1 kleine Rote Bete** schälen (am besten Handschuhe tragen!) und in hauchdünne Scheiben hobeln oder schneiden. Dachziegelartig auf den Broten verteilen. Mit **1 TL Zitronensaft** beträufeln und mit **1 EL gehackter Petersilie** bestreuen.
Pro Portion: ca. 395 kcal, 22 g EW, 31 g F, 14 g KH

Ziegenkäse-Pesto-Brot

2 Scheiben Brot mit je **1 EL Ziegenfrischkäse** bestreichen. **1 TL Pesto** (siehe Seite 140 oder vegetarisches Fertigprodukt) darüberträufeln. **1 EL Sprossen** in einem Sieb abbrausen und gut abtropfen lassen, auf den Broten verteilen.
Pro Portion: ca. 325 kcal, 18 g EW, 29 g F, 6 g KH

FÜR 2 PERSONEN
Zubereitung: 20 Minuten
Pro Portion: ca. 455 kcal, 19 g EW, 21 g F, 48 g KH

50 ml ungesüßter Haferdrink
100 g zarte Haferflocken
1 TL Weinsteinbackpulver
2 Eier (Größe M)
4 EL ungesüßtes Apfelmark (ca. 70 g)
Salz
200 g Blaubeeren
100 g griech. Schafsjoghurt
1 TL Saft und ½ TL abgeriebene Schale einer Bio-Zitrone
2 TL natives Kokosöl

Hafer-Pancakes

mit Blaubeeren und Joghurt

Haferdrink, Haferflocken, Backpulver, Eier, Apfelmark und 1 Prise Salz im Mixer oder in einem hohen Rührbecher mit dem Stabmixer zu einem glatten Teig verarbeiten. Den Teig etwa 10 Minuten quellen lassen, anschließend nochmals umrühren.

Inzwischen die Beeren verlesen, waschen und trocken tupfen. Den Joghurt mit Zitronensaft und -schale glatt rühren.

In einer großen beschichteten Pfanne 1 TL Kokosöl erhitzen und direkt aus dem Mixer 4 kleine Teigportionen nebeneinander hineingießen. Jeweils 5 bis 6 Blaubeeren daraufsetzen und die Pancakes ausbacken. Sobald an der Oberfläche kleine Bläschen entstehen, die Pancakes wenden und goldbraun fertig backen. Herausnehmen und warm halten. Aus dem übrigen Teig im restlichen Öl 4 weitere Pancakes backen.

Zum Servieren die Pancakes auf Teller verteilen, mit dem Zitronenjoghurt und den übrigen Blaubeeren garnieren.

Hormon-Tipp

Haferflocken sind reich an Beta-Glucanen, löslichen Ballaststoffen, die Blutzuckerspitzen abfangen und so einer Insulinresistenz entgegenwirken. Das macht sie zu einer idealen Basis für gesunde, hormonfreundliche Pancakes. Kombiniert mit Beeren und eiweißreichem Joghurt bilden sie eine ausgewogene Grundlage für einen stabilen Blutzuckerspiegel.

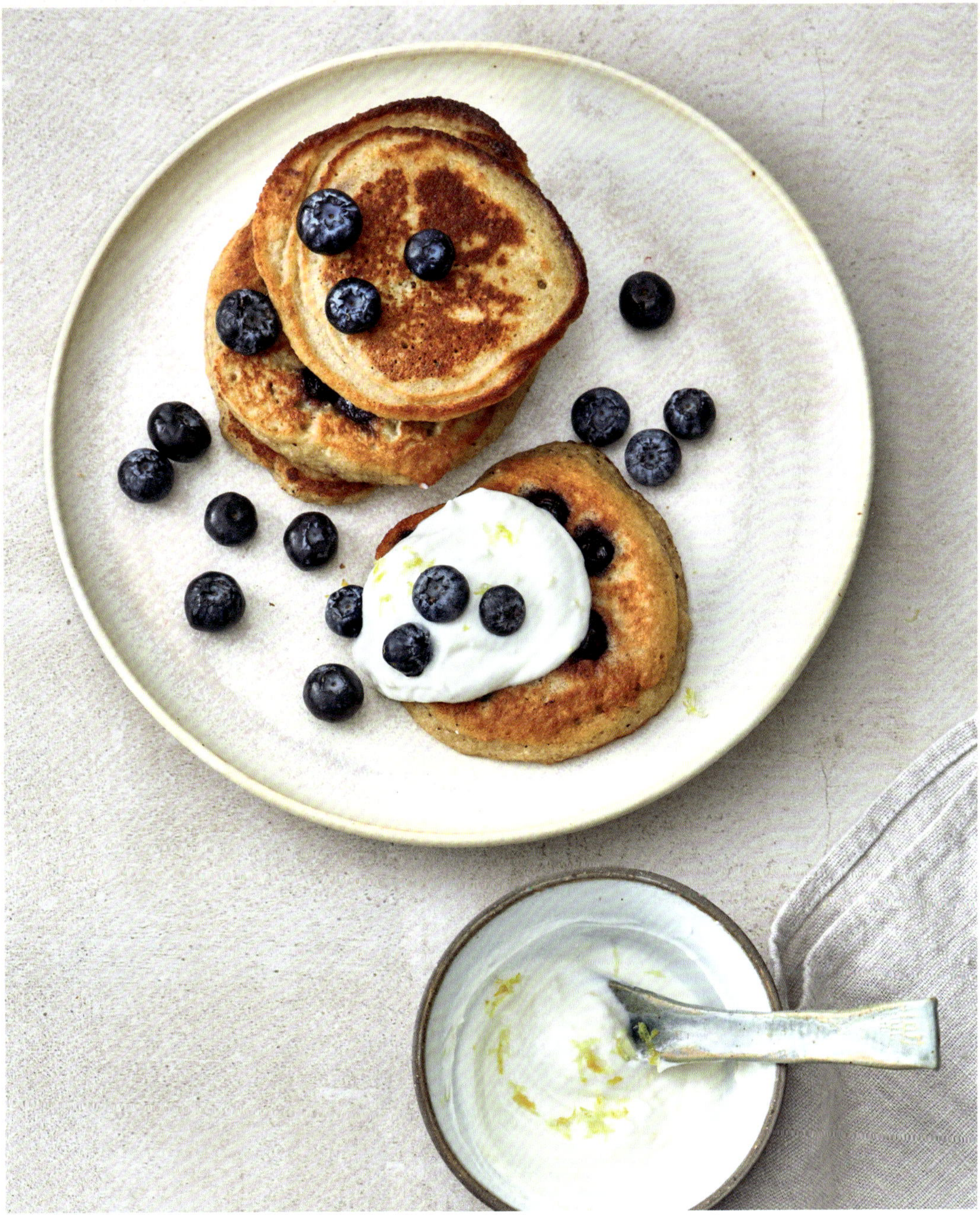

Wolken-Sandwich
mit Feta und Rucola

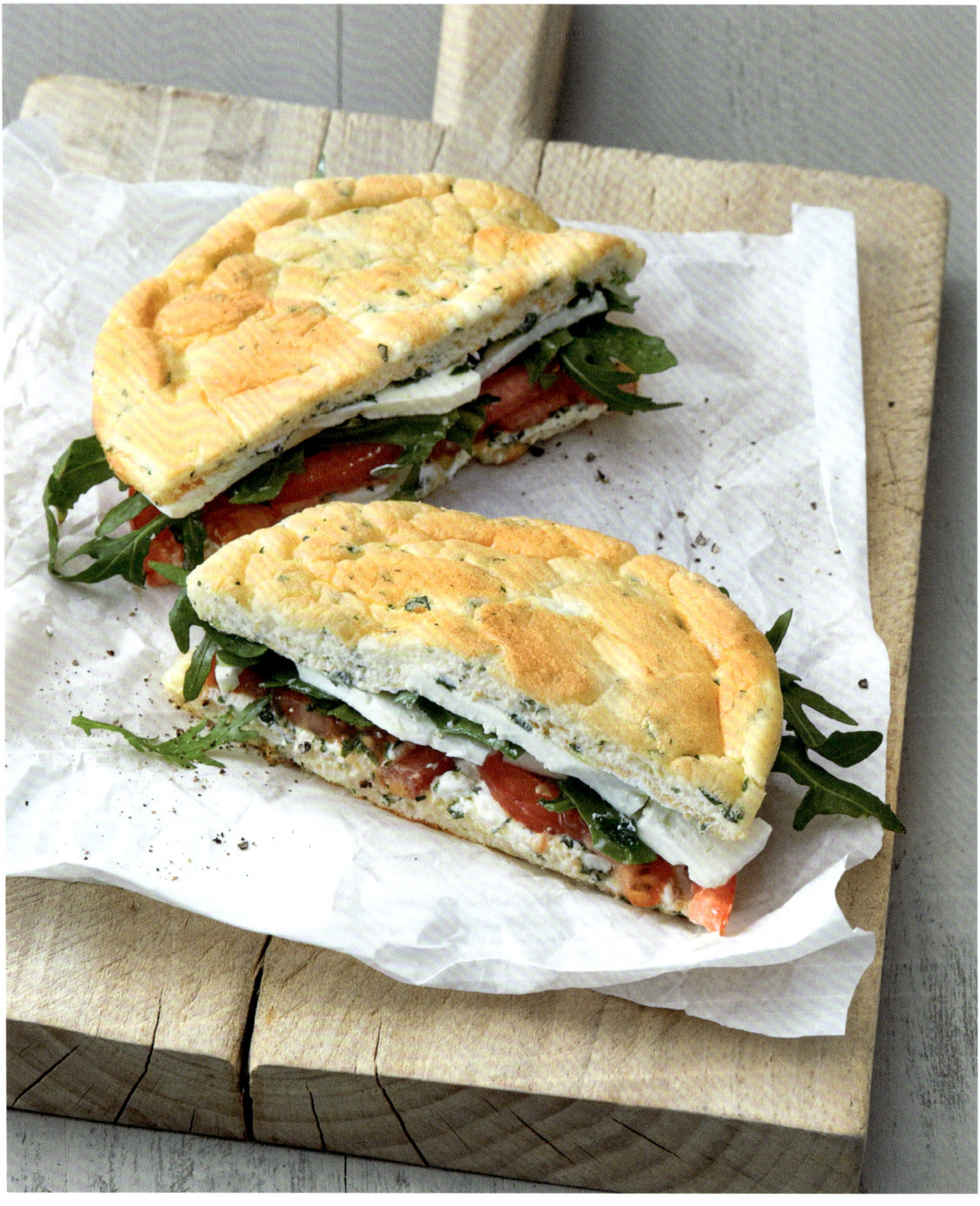

4 Stiele Petersilie
2 Eier (Größe M)
4 EL Ziegenfrischkäse
¼ TL Weinsteinbackpulver
Salz
2 Tomaten

50 g Rucola
50 g Feta (Schafskäse)
2 TL grünes Pesto
(siehe Seite 140 oder Fertigprodukt)
Pfeffer

FÜR 2 PERSONEN
Zubereitung: 25 Minuten
Backen: 15 Minuten
Pro Portion: ca. 320 kcal, 21 g EW, 25 g F, 4 g KH

Für die Wolken-Sandwiches den Backofen auf 150 °C vorheizen. Ein Backblech mit Backpapier belegen. Die Petersilie waschen, trocken tupfen, die Blätter abzupfen und fein hacken.

Die Eier trennen. Die Eigelbe mit 2 EL Frischkäse in einer Rührschüssel glatt rühren. Die Eiweiße mit dem Backpulver in einem hohen Rührbecher steif schlagen, vorsichtig unter die Eigelbmasse heben. Die Petersilie ebenfalls unterheben. Die Masse in Form von 4 runden Fladen (à ca. 12 cm Durchmesser) mit etwas Abstand nebeneinander auf das Backpapier verteilen. Jeden Fladen mit etwas Salz bestreuen und im Ofen auf der mittleren Schiene etwa 15 Minuten backen.

Inzwischen die Tomaten waschen und in Scheiben schneiden, dabei die Stielansätze entfernen. Den Rucola verlesen, waschen und trocken schütteln, dabei grobe Stiele entfernen. Den Feta in Scheiben schneiden.

Die Wolkenbrote aus dem Ofen nehmen und etwa 5 Minuten abkühlen lassen. Dann mit einem Messer vorsichtig vom Backpapier lösen und vollständig abkühlen lassen. Zum Servieren 2 Fladen mit je 1 EL Frischkäse und 1 TL Pesto bestreichen. Mit Tomaten, Rucola und Feta belegen, mit Pfeffer würzen und jeweils einen zweiten Fladen darauflegen. Die Sandwiches jeweils halbieren und auf Teller setzen.

Zucchini-Omelett
mit Salat und Saatenbrot

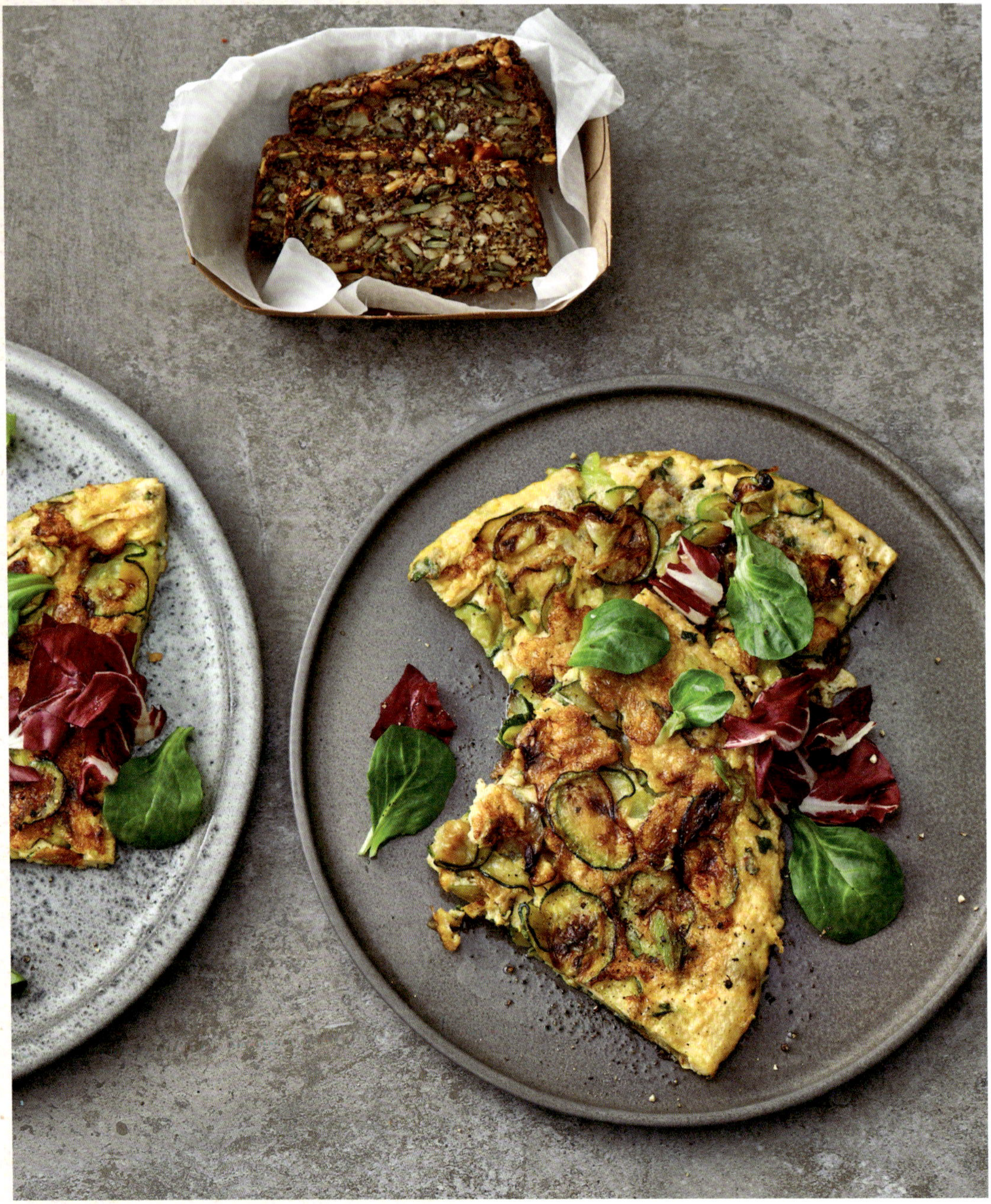

4 Stiele Basilikum
3 Frühlingszwiebeln
1 Zucchini
2 große Handvoll bunte Salatblätter
4 Eier
2 EL ungesüßter Mandeldrink
Salz, Pfeffer
1 Msp. edelsüßes Paprikapulver
2 TL Olivenöl
2 Scheiben veganes Saatenbrot (siehe Seite 92)

FÜR 2 PERSONEN
Zubereitung: 25 Minuten
Pro Portion: ca. 430 kcal, 28 g EW, 32 g F, 11 g KH

Das Basilikum waschen, trocken tupfen, die Blätter abzupfen und fein hacken. Die Frühlingszwiebeln putzen, waschen und in dünne Ringe schneiden. Die Zucchini putzen, waschen und in dünne Scheiben hobeln oder schneiden. Den Salat waschen, trocken schleudern und in mundgerechte Stücke zupfen.

Die Eier mit Mandeldrink, Salz, Pfeffer und Paprikapulver in einer Rührschüssel mit einem Schneebesen leicht verquirlen. Das Basilikum dazugeben und unterrühren. Das Öl in einer beschichteten Pfanne (ca. 26 cm Durchmesser) erhitzen und die Frühlingszwiebeln und Zucchini darin unter Wenden etwa 5 Minuten kräftig anbraten, mit Salz würzen. Die Eiermasse gleichmäßig darübergießen und das Omelett bei mittlerer Hitze 3 bis 4 Minuten stocken lassen.

Das Omelett vom Pfannenrand lösen, einen großen Teller umgedreht auf die Pfanne legen und alles mit einem Ruck umdrehen, sodass das Omelett umgedreht auf dem Teller liegt. Zurück in die Pfanne gleiten und noch 2 bis 3 Minuten stocken lassen, dann herausnehmen.

Zum Servieren das Omelett in Viertel schneiden und auf Teller setzen. Mit dem Salat sowie je 1 Scheibe Saatenbrot anrichten.

Linsen-Wraps
mit Hähnchen und Gemüse

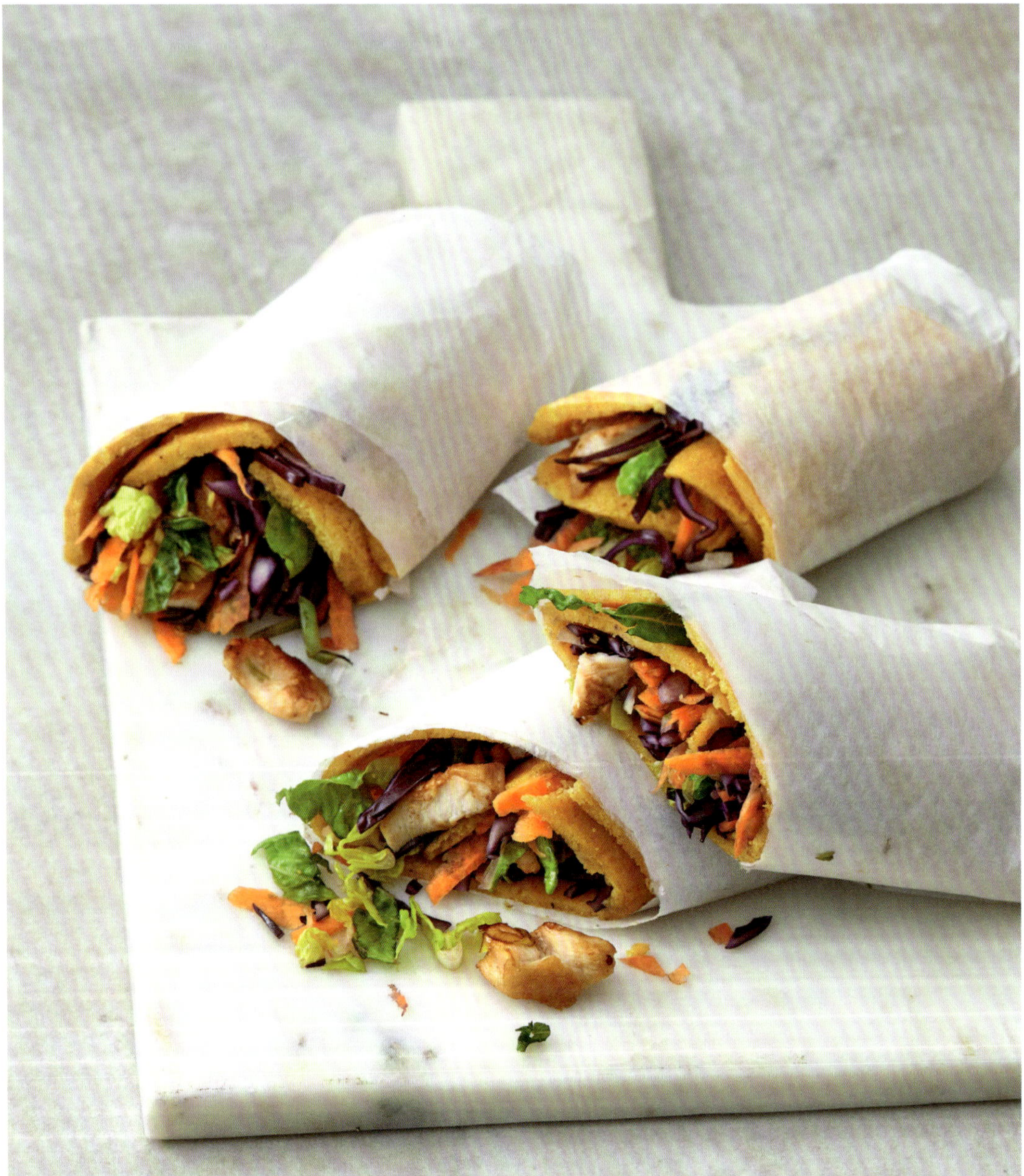

150 g rotes Linsenmehl
½ TL gemahlene Kurkuma
Salz
1 Möhre
150 g Rotkohl
5 Stiele Minze
1 Mini-Römersalatherz
2 Frühlingszwiebeln
5 g Bio-Ingwer
100 g Hähnchenbrustfilet
2 EL Öl
Pfeffer
2 EL Tamari
(glutenfreie Sojasauce)
1–2 TL Limettensaft
Kokosblütenzucker

FÜR 2 PERSONEN
Zubereitung: 40 Minuten
Pro Portion: ca. 410 kcal, 33 g EW, 13 g F, 40 g KH

Für die Fladen Linsenmehl, Kurkuma und ½ TL Salz in eine Rührschüssel geben. 160 ml Wasser nach und nach dazugießen und alles mit einem Schneebesen glatt verrühren. Den Teig etwa 15 Minuten quellen lassen.

Inzwischen die Möhre putzen, schälen und grob raspeln. Den Kohl waschen, äußere Blätter entfernen. Kohl in feinen Streifen vom Strunk hobeln. Die Minze waschen, trocken tupfen, Blätter abzupfen. Vom Salat äußere Blätter entfernen, Salat waschen und trocken schleudern. Frühlingszwiebeln putzen, waschen und weiße und grüne Teile separat in dünne Ringe schneiden. Ingwer schälen und fein würfeln. Das Fleisch waschen, trocken tupfen und quer in dünne Streifen schneiden.

Die Fleischstreifen in einer beschichteten Pfanne in 1 EL Öl unter Wenden etwa 5 Minuten kräftig anbraten. Nach etwa 3 Minuten weiße Frühlingszwiebeln und Ingwer dazugeben, salzen und pfeffern. Tamari, Limettensaft und 1 Prise Zucker unterrühren. Den Mix vom Herd nehmen, warm halten.

Den Teig kurz durchrühren. Das übrige Öl in einer beschichteten Pfanne erhitzen und 1 kleine Kelle Teig durch Schwenken darin gleichmäßig verteilen. Den Wrap bei mittlerer Hitze 3 bis 4 Minuten backen, wenden und noch 2 bis 3 Minuten backen. Herausnehmen, warm halten, noch 3 Wraps backen. Zum Servieren die Wraps mit Salat belegen und Fleisch, Gemüse und Minze darauf verteilen. Die Wraps aufrollen und servieren.

Kürbis-Carpaccio
mit Nussvinaigrette und Ei

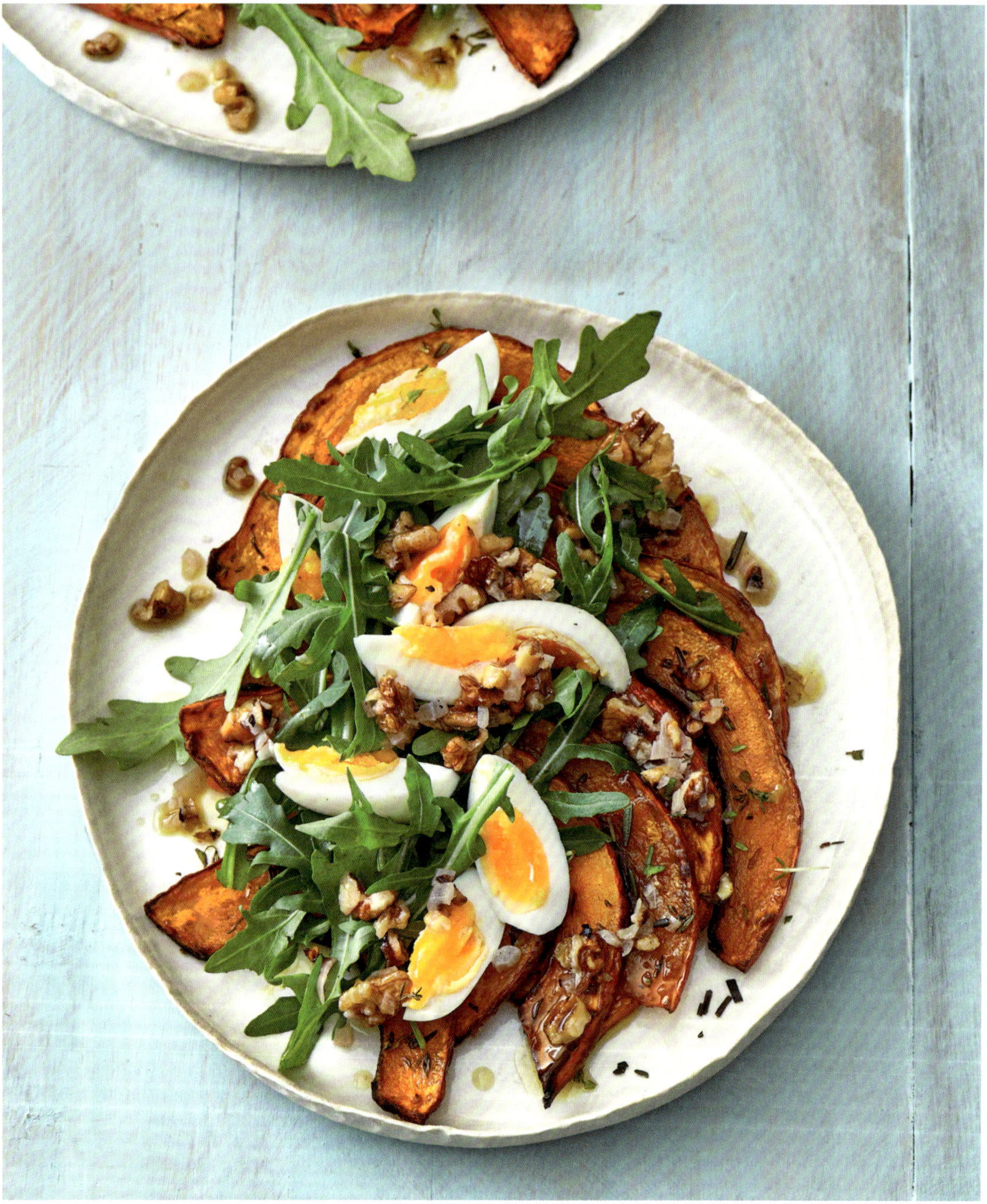

½ Hokkaidokürbis (ca. 600 g)
je 2 Zweige Thymian und Rosmarin
4 ½ EL Olivenöl
Salz, Pfeffer

2 Eier
1 kleine Schalotte
25 g Walnusskerne
1 TL glutenfreier Aceto balsamico
1 TL Walnussöl
80 g Rucola

FÜR 2 PERSONEN
Zubereitung: 35 Minuten
Garen: 25 Minuten
Pro Portion: ca. 435 kcal, 14 g EW, 35 g F, 16 g KH

Den Backofen auf 220 °C vorheizen. Ein Backblech mit Backpapier belegen. Den Kürbis waschen und die Kerne entfernen. Das Kürbisfleisch in etwa ½ cm dünne Spalten schneiden. Die Kräuter waschen, trocken tupfen, die Blätter bzw. Nadeln abzupfen und fein hacken. 2 EL Olivenöl mit den Kräutern verrühren, mit Salz und Pfeffer würzen. Die Kürbisspalten mit dem Würzöl mischen, auf dem Blech verteilen und im Ofen auf der mittleren Schiene etwa 25 Minuten weich garen.

Inzwischen die Eier in kochendem Wasser etwa 9 Minuten hart kochen. Kalt abschrecken und pellen. Für die Vinaigrette die Schalotte schälen und fein würfeln. Die Nüsse grob hacken. 1 EL Olivenöl in einem kleinen Topf erhitzen und die Schalotte darin glasig andünsten. Die Nüsse dazugeben und unter Wenden hell rösten. Mit Essig ablöschen, vom Herd nehmen und in einer kleinen Schüssel kurz abkühlen lassen. Die Nussmischung mit Salz und Pfeffer würzen. Übriges Olivenöl und das Walnussöl im dünnen Strahl dazugießen und unterschlagen, zuletzt die Vinaigrette nochmals abschmecken.

Zum Servieren den Rucola verlesen, waschen und trocken schleudern, dabei grobe Stiele entfernen. Die Eier achteln. Die Kürbisspalten aus dem Ofen nehmen und leicht überlappend auf Teller verteilen. Den Rucola und die Eierachtel daraufsetzen. Zuletzt alles mit der Nussvinaigrette beträufeln.

FÜR 2 PERSONEN
Zubereitung: 25 Minuten
Pro Portion: ca. 450 kcal, 18 g EW, 32 g F, 21 g KH

3 Chicoréestauden (ca. 500 g)
2 Frühlingszwiebeln
2 Möhren
1 Dose braune Linsen (265 g Abtropfgewicht)
1 EL glutenfreier Dijon-Senf
2 EL Apfelessig
2 EL Orangensaft
Salz, Pfeffer
4 EL Öl (z. B. Walnussöl)
150 g Ziegenfrischkäsetaler

Linsen-Chicorée-Salat
mit Ziegenfrischkäsetalern

Chicorée putzen und waschen, die äußeren großen Blätter im Ganzen ablösen und beiseitelegen. Vom Rest den harten Strunk entfernen und die Blätter in Streifen schneiden. Frühlingszwiebeln putzen, waschen und in dünne Ringe schneiden. Möhren putzen, schälen und grob raspeln. Die Linsen in einem Sieb abbrausen und gut abtropfen lassen.

Für das Dressing Senf, Essig, Orangensaft, Salz und Pfeffer in einer Salatschüssel gründlich verquirlen. Das Öl nach und nach unterschlagen und alles nochmals mit Salz und Pfeffer abschmecken. Chicoréestreifen, Frühlingszwiebeln, Möhren und Linsen unter das Dressing mischen.

Zum Servieren die großen Chicoréeblätter auf einer Platte verteilen und jeweils mit dem Linsensalat füllen. Die Ziegenkäsetaler daraufsetzen.

Für eine vegane Variante statt Ziegenfrischkäse gebratene Tempeh-Scheiben oder geröstete Walnüsse wählen.

Hormon-Tipp

Chicorée liefert eine gute Portion Bitterstoffe. Die unterstützen die Leber in ihrer Funktion, Giftstoffe auszuscheiden, regen die Produktion von Verdauungsenzymen an und halten den Darm gesund. Das entlastet den Körper und ist besonders wichtig bei einem Östrogen-Ungleichgewicht.

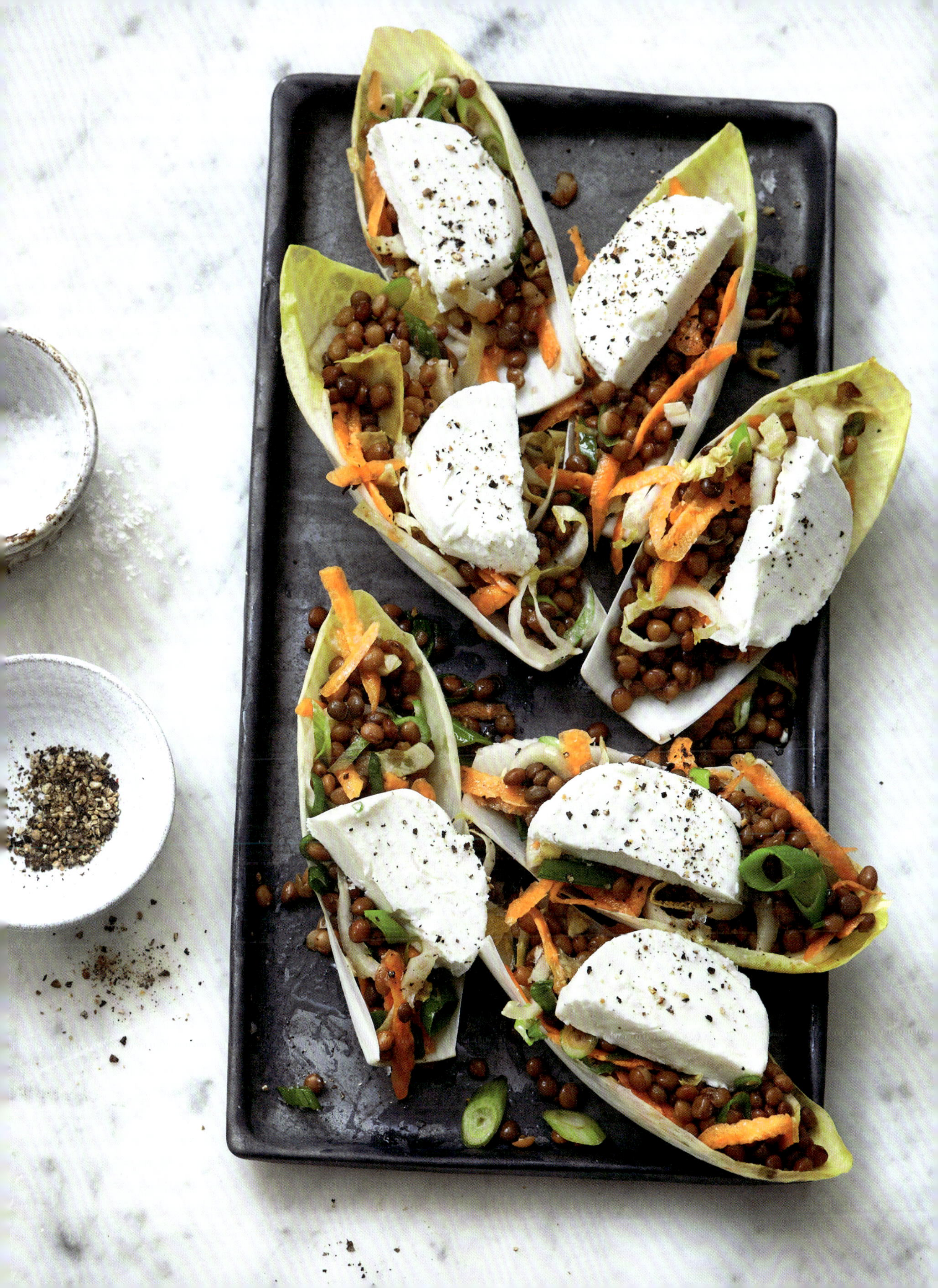

Avocado-Paprika-Salat

mit Knusper-Topping

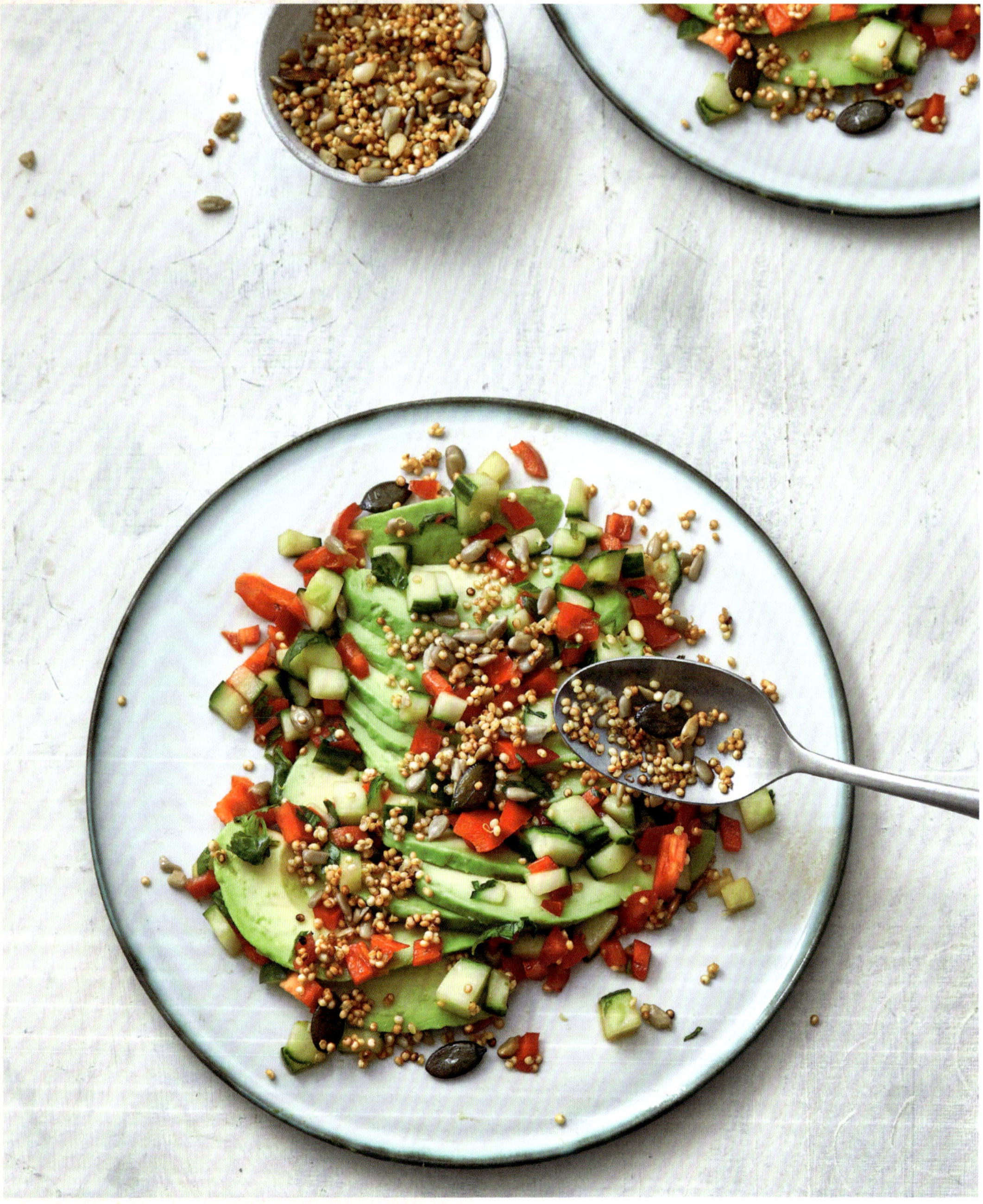

40 g weiße Quinoa
Salz
3 TL Tamari
(glutenfreie Sojasauce)
2–3 TL Limettensaft
1 EL geröstetes Sesamöl
1 Spritzer Ahornsirup
1 reife Avocado (ca. 300 g)

1 rote Spitzpaprikaschote
½ Salatgurke
2 Frühlingszwiebeln
5 Stiele Koriandergrün
1 EL Rapsöl
2 EL Salatkerne-Mix
(z. B. Sonnenblumen- und Kürbiskerne, Sesamsamen)

FÜR 2 PERSONEN
Zubereitung: 30 Minuten
Pro Portion: ca. 425 kcal,
9 g EW, 29 g F, 31 g KH

Für das Topping die Quinoa in einem feinen Sieb kalt abbrausen und in Salzwasser nach Packungsanweisung weich garen. In ein Sieb abgießen, gut abtropfen lassen und auf Küchenpapier ausbreiten. Für das Dressing Tamari, Limettensaft und Sesamöl in einer kleinen Schüssel verquirlen, mit Ahornsirup abschmecken. Die Avocado halbieren, den Kern entfernen und die Hälften aus den Schalen lösen. Die Avocado in dünne Spalten schneiden und auf eine Platte oder Teller setzen.

Die Paprika längs halbieren, putzen, waschen und klein würfeln. Die Gurke putzen, waschen und klein würfeln. Die Frühlingszwiebeln putzen, waschen und in dünne Ringe schneiden. Das Koriandergrün waschen, trocken tupfen und samt feinen Stielen hacken. Alles mit dem Dressing mischen und auf den Avocadospalten verteilen.

Die Quinoa möglichst trocken tupfen und in einer Pfanne im Rapsöl unter Wenden 5 bis 10 Minuten knusprig braten, leicht salzen. Dabei etwa 3 Minuten vor Garzeitende die Kerne dazugeben und mitbraten. Zum Servieren die Quinoa-Kerne-Mischung über den Salat streuen.

Tipp

Das Topping lässt sich super auf Vorrat zubereiten. Dazu gleich eine größere Menge herstellen und abgekühlt in einem Schraubglas aufbewahren. Es schmeckt auch auf Suppen und hält sich an einem kühlen, dunklen Ort etwa 2 Wochen.

FÜR 2 PERSONEN
Zubereitung: 25 Minuten
Pro Portion: ca. 465 kcal, 23 g EW, 23 g F, 40 g KH

1 kleine Schalotte
1 TL glutenfreier Weißweinessig
1 TL glutenfreier Aceto balsamico
100 g Hülsenfruchtnudeln
Salz
2 Frühlingszwiebeln
1 gelbe Paprikaschote
1 Zucchini
½ Bund Basilikum
100 g Tomaten
1 Knoblauchzehe
Pfeffer
2 EL Olivenöl
150 g Feta (Schafskäse)

Mediterraner Nudelsalat mit Feta

Für die Vinaigrette die Schalotte schälen und sehr fein würfeln. In einer Salatschüssel mit beiden Essigsorten verrühren und etwa 15 Minuten ziehen lassen. Inzwischen die Nudeln in Salzwasser nach Packungsanweisung bissfest garen (Achtung, Pasta aus Hülsenfrüchten ist schnell gar!). In ein Sieb abgießen und abtropfen lassen.

Die Frühlingszwiebeln putzen, waschen und in dünne Ringe schneiden. Paprika längs halbieren, putzen, waschen und klein würfeln. Zucchini putzen, waschen und ebenfalls klein würfeln. Basilikum waschen, trocken tupfen und Blätter abzupfen.

Die Tomaten waschen und auf der Gemüsereibe zur Schalotte reiben, sodass nur die Haut übrig bleibt, die Haut entfernen. Den Knoblauch schälen und dazupressen. Die Tomatenvinaigrette mit Salz und Pfeffer würzen. Zuletzt das Öl in dünnem Strahl dazugießen und unterschlagen.

Zum Servieren die Nudeln mit der Vinaigrette mischen und lauwarm abkühlen lassen. Alle Zutaten (Frühlingszwiebeln, Paprika, Zucchini und Basilikum) dazugeben und unterheben. Den Feta dazubröseln und ebenfalls unterheben. Den Salat nach Belieben lauwarm oder kalt servieren.

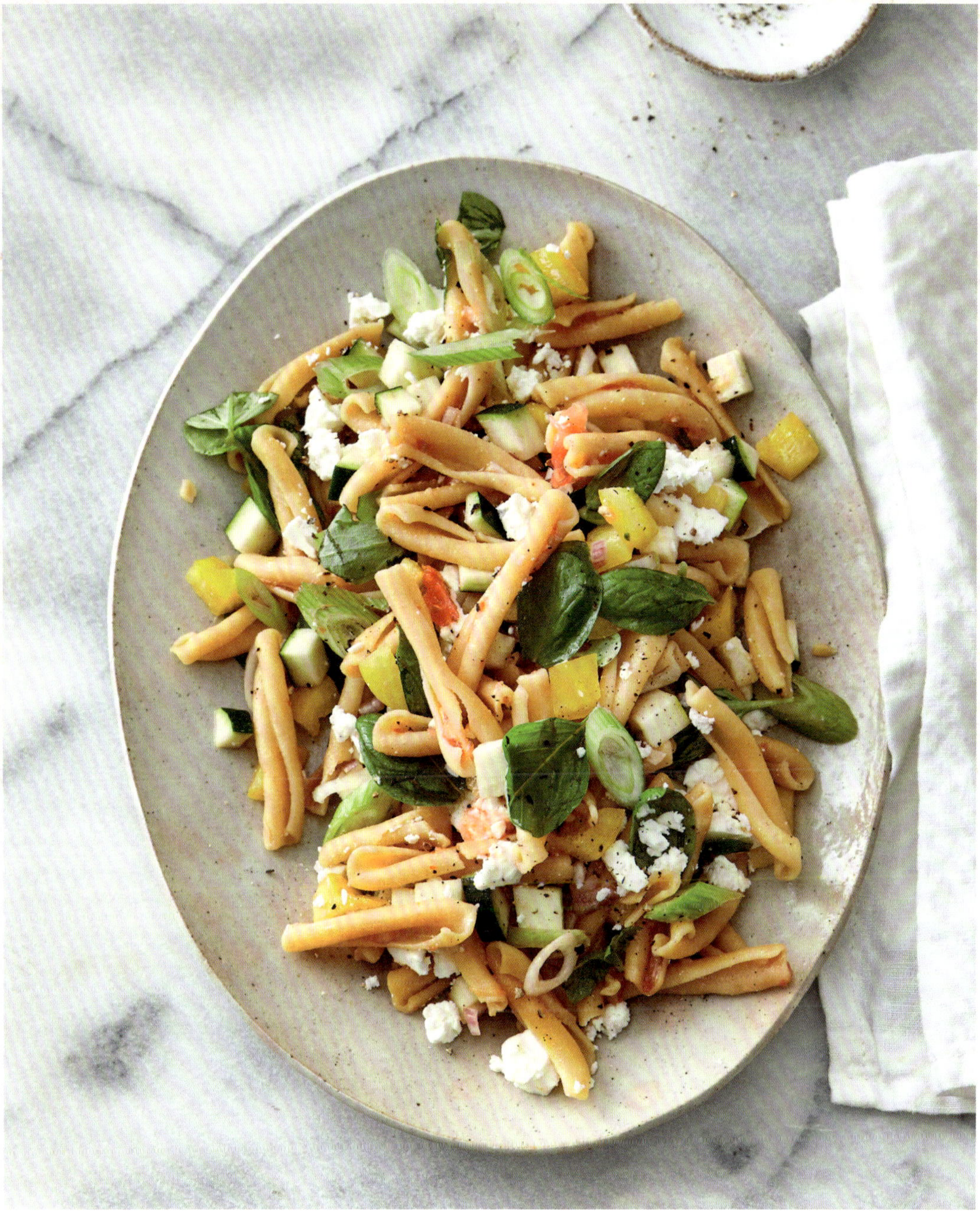

Nizza-Salat
mit Kräutervinaigrette

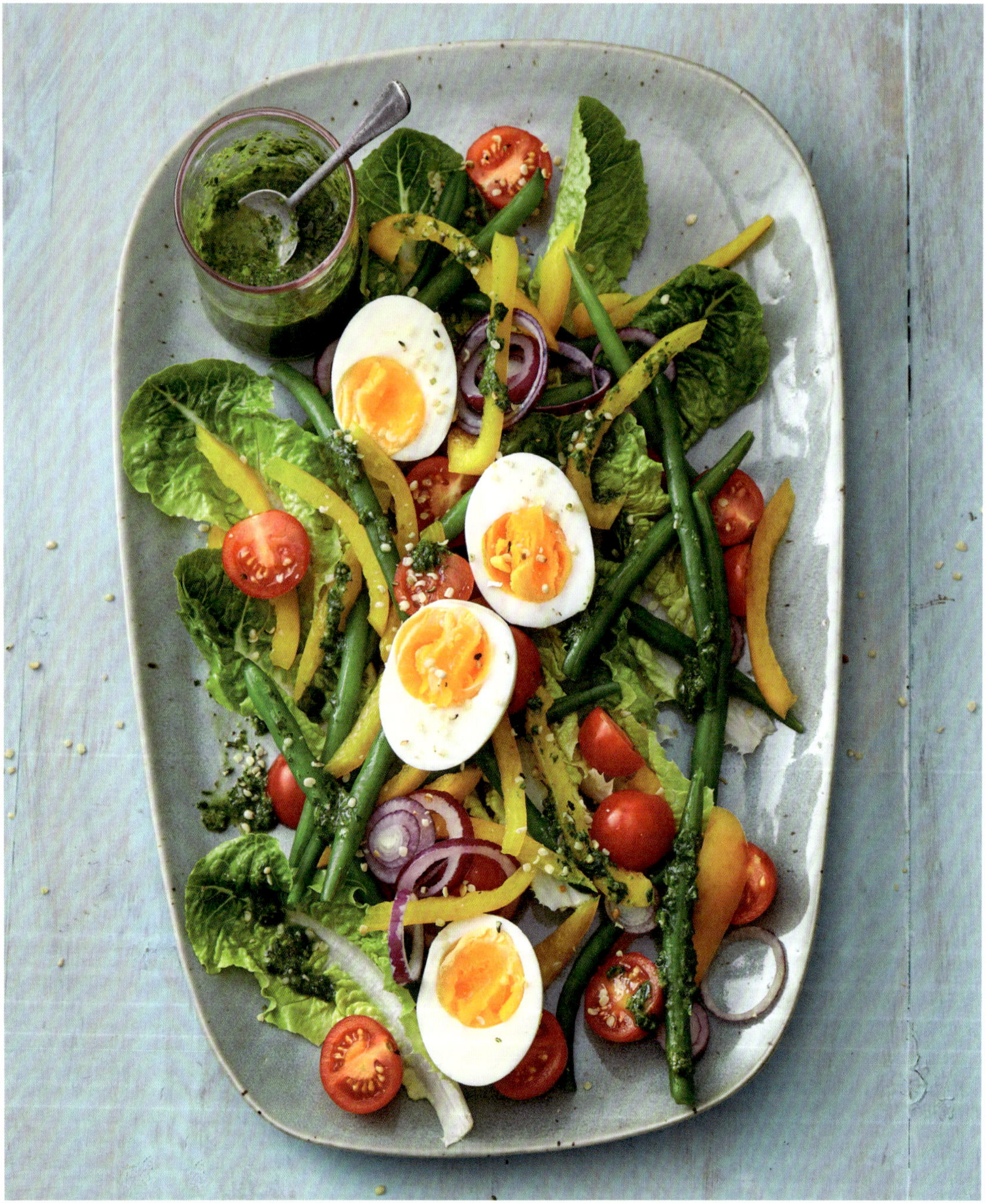

250 g grüne Bohnen
Salz
2 Eier
2 Mini-Römersalatherzen (ca. 250 g)
100 g Cocktailtomaten
1 gelbe Paprikaschote
1 kleine rote Zwiebel

20 g gemischte Kräuter (z. B. Basilikum, Dill, Petersilie, Wildkräuter)
1 ½ TL glutenfreier Weißweinessig
15 g Kapern
5 TL Olivenöl
Pfeffer
2 TL geschälte Hanfsamen

FÜR 2 PERSONEN
Zubereitung: 40 Minuten
Pro Portion: ca. 380 kcal, 19 g EW, 27 g F, 19 g KH

Die Bohnen putzen, waschen und in kochendem Salzwasser etwa 12 Minuten bissfest garen. Gleichzeitig die Eier in kochendem Wasser nach Belieben etwa 6 Minuten wachsweich oder etwa 9 Minuten hart kochen. Kalt abschrecken und pellen, die Eier halbieren oder vierteln. Die Bohnen in ein Sieb abgießen, kalt abschrecken und gut abtropfen lassen.

Inzwischen vom Salat die äußeren Blätter entfernen. Die Salate in die einzelnen Blätter teilen, waschen und trocken schleudern. Die Tomaten waschen und halbieren. Die Paprika längs halbieren, putzen, waschen und in dünne Streifen schneiden. Die Zwiebel schälen, halbieren und in dünne Scheiben schneiden, dann mit Salz bestreuen und etwas ziehen lassen.

Währenddessen für die Vinaigrette die Kräuter waschen, trocken tupfen und die Blätter abzupfen. Die Kräuter mit Essig, Kapern, 1 EL Wasser und Öl im Blitzhacker cremig mixen. Falls nötig, noch etwas Wasser untermixen. Die Vinaigrettet mit Salz und Pfeffer würzen. Die Hanfsamen in einer Pfanne ohne Fett hell rösten, bis sie duften, herausnehmen und abkühlen lassen.

Zum Servieren die Salatblätter auf einer Platte anrichten. Die Zwiebel trocken tupfen, mit Tomaten, Paprika, Bohnen und Eiern auf dem Salat verteilen. Einen Teil der Vinaigrette darüberträufeln und den Nizza-Salat mit den Hanfsamen bestreuen. Die übrige Vinaigrette separat dazu reichen.

FÜR 2 PERSONEN
Zubereitung: 20 Minuten
Pro Portion: ca. 455 kcal, 20 g EW, 19 g F, 49 g KH

75 g Cashewkerne
1 Dose Kichererbsen (265 g Abtropfgewicht)
2 Möhren
100 g junger Spinat
3 Medjool-Datteln (ca. 25 g; ohne Stein)
je ½ Bund Petersilie und Koriandergrün
30 g glutenfreier körniger Senf
2 TL Ahornsirup
2 EL Zitronensaft
½ TL gemahlener Kreuzkümmel
½ TL rosenscharfes Paprikapulver
Salz, Pfeffer

Marokkanischer Kichererbsensalat

Für das Dressing die Cashewkerne im Mixer mit 75 ml kochendem Wasser übergießen und etwa 15 Minuten einweichen.

Inzwischen die Kichererbsen in einem Sieb abbrausen und gut abtropfen lassen. Die Möhren putzen, schälen und grob raspeln. Den Spinat verlesen, waschen und trocken schütteln, dabei grobe Stiele entfernen. Die Datteln in Ringe schneiden. Die Kräuter waschen, trocken tupfen, die Blätter abzupfen und fein hacken. Kichererbsen, Möhren, Spinat, Datteln und Kräuter in einer Schüssel mischen.

Senf, Ahornsirup, Zitronensaft, Kreuzkümmel, Paprikapulver, etwas Salz und Pfeffer zu den Cashewkernen geben und alles (samt Einweichflüssigkeit) cremig pürieren.

Zum Servieren den Salat-Mix auf Teller verteilen und mit etwas Dressing beträufeln. Das übrige Dressing separat dazu reichen.

Hormon-Tipp

Mit ihrem Mix aus reichlich komplexen Kohlenhydraten, Ballaststoffen und pflanzlichem Eiweiß sind Hülsenfrüchte ideal, um für einen stabilen Blutzuckerspiegel und entsprechend niedrige Insulinausschüttungen zu sorgen. Da dies einer der wichtigsten Punkte zur Regulierung Ihrer Hormone ist, sollten Hülsenfrüchte regelmäßig auf dem Speiseplan stehen.

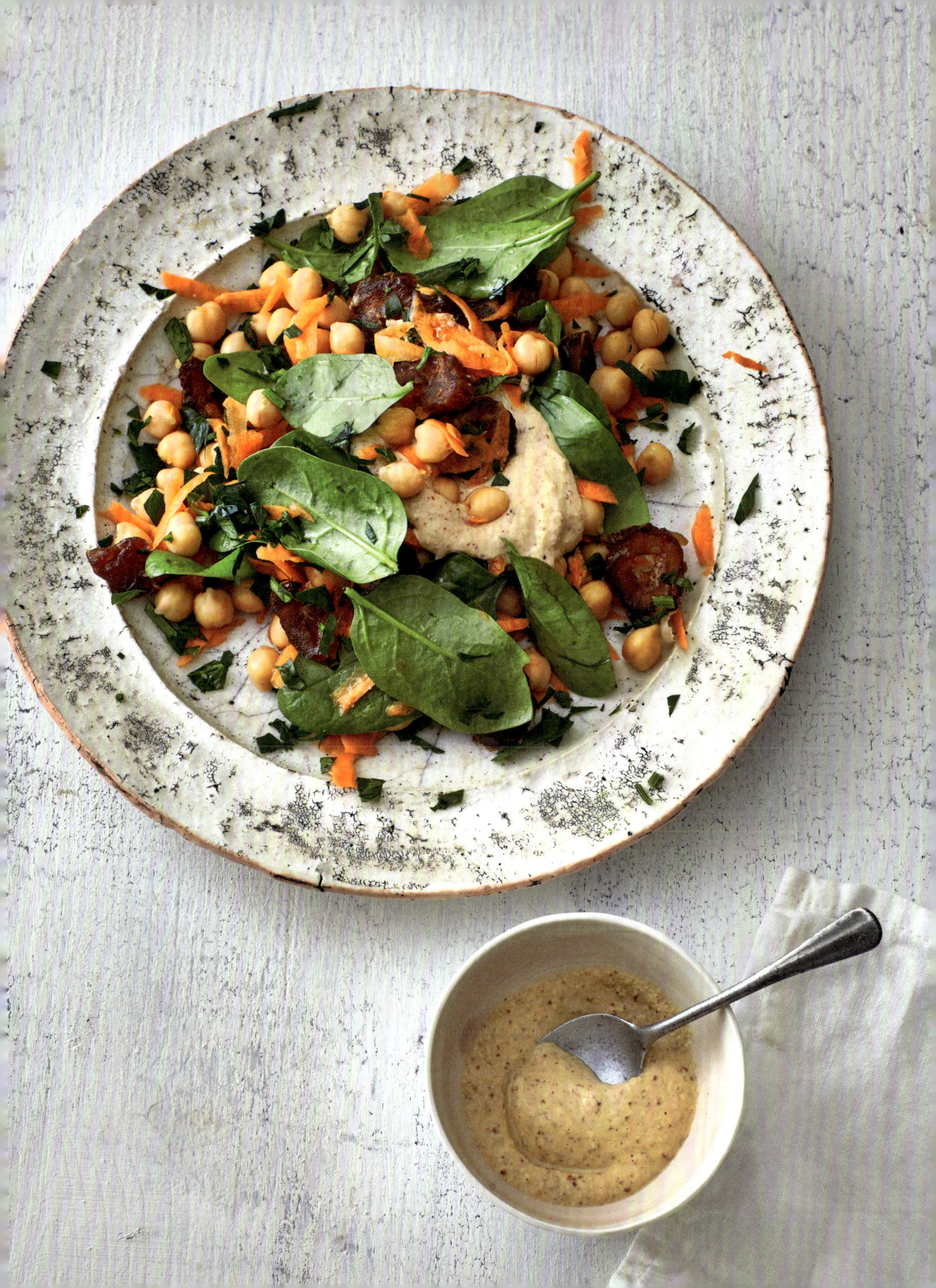

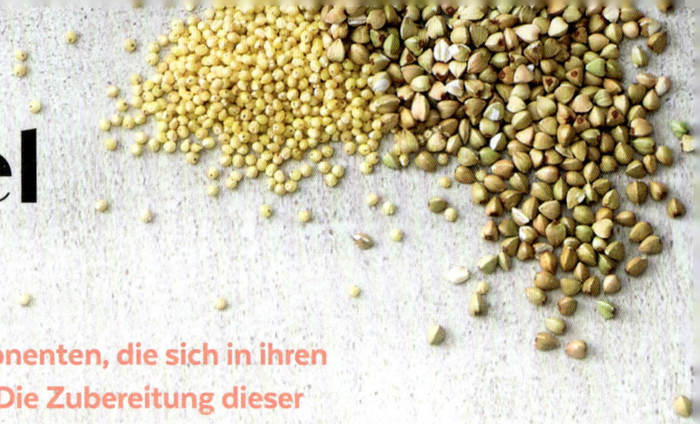

Eine Schüssel
voller Glück

Eine Bowl besteht aus verschiedenen Komponenten, die sich in ihren Aromen und Nährstoffen optimal ergänzen. Die Zubereitung dieser Schalen ist ganz einfach und lässt sich super vorbereiten. Praktisch für alle, die nach Feierabend keine Lust haben, lange in der Küche zu stehen.

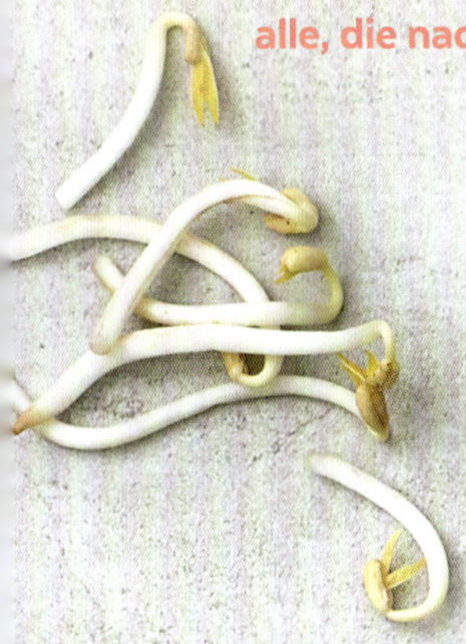

Das Prinzip

Auf einer Schale mit ballaststoffreichen Sattmachern wie Hirse oder Quinoa werden verschiedene Toppings verteilt. Immer dabei: nährstoffreiches Gemüse, dazu eine Portion Eiweiß und eine Sauce, die alles verbindet. So entstehen immer wieder neue, vollwertige Lieblingsgerichte. Die Bowl am besten nicht zu klein wählen, dann ist genügend Platz zum Mischen beim Essen. Um die Bowl als „Lunch to go" mitnehmen zu können, die Komponenten lagenweise in ein großes Vorratsglas schichten, die Sauce separat verpacken und erst zum Essen dazugeben.

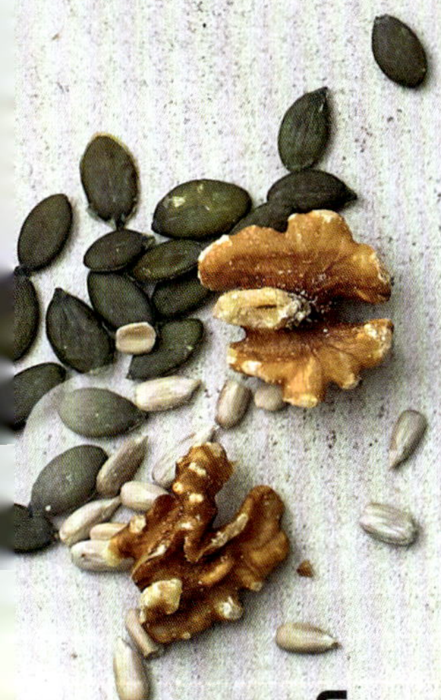

Die Zutaten

Die Basis: komplexe Sattmacher-Kohlenhydrate

⟶ 40 g Hirse, Vollkornreis, Quinoa, Buchweizen oder Hülsenfrüchtepasta

Dazu Eiweißreiches – als Ergänzung

⟶ 50 g Hähnchenbrustfilet oder Fisch (Lachs oder Räucherforelle), 1 hart gekochtes Ei, 100 g Tempeh, 50 g Ziegen-/Schafskäse (Weichkäse oder Feta)

Gemüse, Salat, Kräuter und Obst – für Frische und Farbe

⟶ 200 g, z. B. Paprika, Tomaten, Möhren, Salatgurke, junger Spinat, Mangold, Grün-, China-, Weiß- und Rotkohl, Blumenkohl, Brokkoli, Fenchel, Radieschen; Mango, Beeren, Apfel, Birne, Aprikosen, Pfirsiche, Nektarinen oder Pflaumen

Saucen und Dips – als samtige Hülle

⟶ 50 g, z. B. auf Basis von Ziegenquark, ungesüßten pflanzlichen Joghurt- oder Quarkalternativen, Nussmusen (Erdnuss-, Mandel- oder Cashewmus), Öl; Würzzutaten wie Senf, Tomatenmark, Pesto, Gewürze und Kräuter

Zuletzt: knackige Extras on top

⟶ ½–1 TL, z. B. Kürbis- und Sonnenblumenkerne, Mandeln, Wal-, Hasel- oder Paranüsse (gerne auch geröstet), Mungobohnen- oder Radieschensprossen
(alle Mengenangaben für 1 Portion)

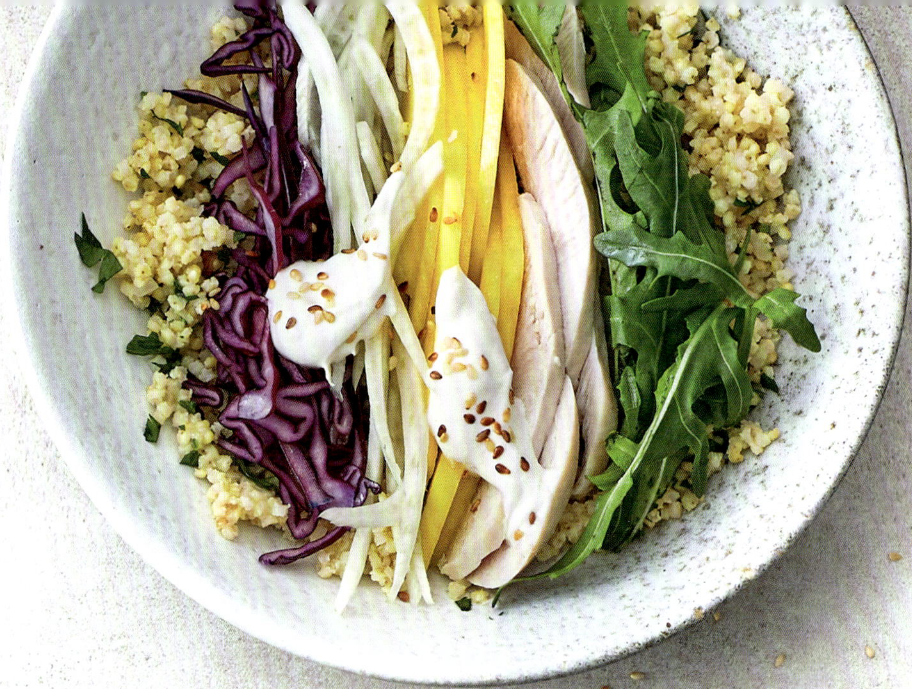

Das Grundrezept

Fruchtige Hirse-Hähnchen-Bowl

Die Hirse in einem Sieb heiß abbrausen und abtropfen lassen. Zwiebel schälen, fein würfeln und in einem Topf im Öl andünsten. Hirse und 160 ml Wasser dazugeben. Alles salzen, aufkochen und mit geschlossenem Deckel etwa 5 Minuten köcheln lassen. Vom Herd nehmen, 30 Minuten quellen lassen.

Inzwischen das Fleisch waschen, trocken tupfen und auf einen Dämpfeinsatz legen. In einen Topf mit etwas Wasser setzen, mit geschlossenem Deckel aufkochen und bei mittlerer Hitze etwa 12 Minuten dämpfen, bis es ganz durch ist. Je nach Dicke des Filets die Garzeit eventuell etwas verlängern.

Rucola verlesen, waschen und trocken schleudern, große Blätter grob hacken. Kohl putzen, waschen und in feinen Streifen vom Strunk hobeln. Fenchel putzen, waschen, längs halbieren und in Scheiben schneiden. Mango schälen und in schmale Spalten schneiden. Kräuter waschen, trocken tupfen und fein hacken. Für die Sauce Quark, Tahin, Zitronensaft, Kreuzkümmel und 50 bis 60 ml Wasser im Mixer mixen, salzen und pfeffern.

Zum Servieren Hirse mit Kräutern, Salz und Pfeffer mischen und auf Bowls verteilen. Rucola, Rotkohl, Fenchel, Mango und Fleisch in Streifen dekorativ daraufsetzen. Mit etwas Sauce beträufeln und mit Sesam bestreuen. Übrige Sauce separat dazu reichen.

FÜR 2 PORTIONEN
Zubereitung: 40 Minuten
Quellen: 30 Minuten
Pro Portion: ca. 475 kcal, 25 g EW, 22 g F, 44 g KH

80 g Hirse
1 kleine Zwiebel
1 EL Olivenöl
Salz
100 g Hähnchenbrustfilet
50 g Rucola
100 g Rotkohl
1 Fenchelknolle
¼ Mango (ca. 50 g Fruchtfleisch)
½ Bund glatte Petersilie
¼ Bund Minze
50 g Ziegenquark
30 g Tahin (Sesampaste)
1–2 TL Zitronensaft
1 Msp. gemahlener Kreuzkümmel
Pfeffer
1 TL geröstete helle Sesamsamen

Linsen-Falafeln

mit Möhrenstampf und Avocado

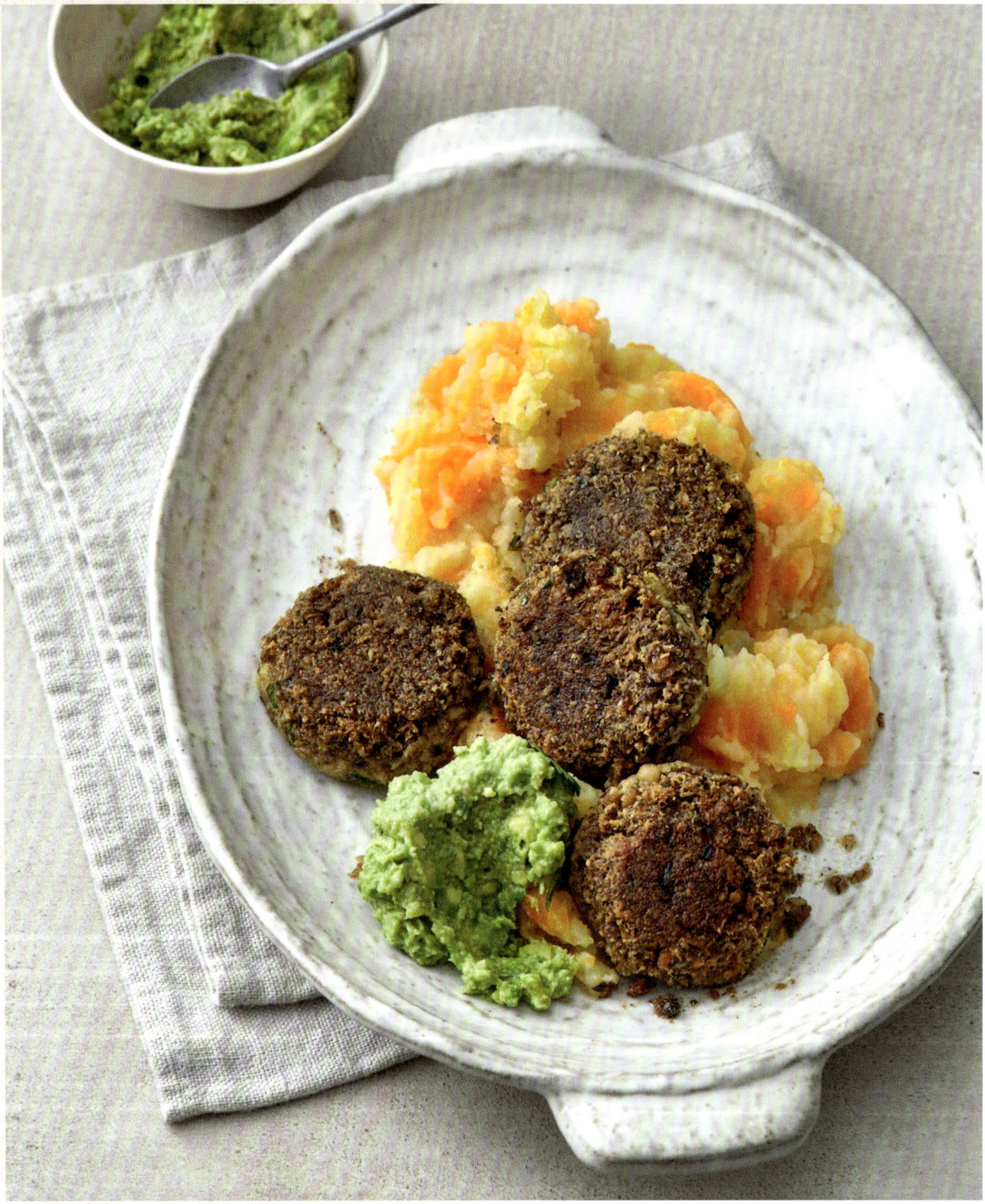

70 g geschroteter Leinsamen
250 g mehligkochende Kartoffeln
250 g Möhren
Salz
1 Dose braune Linsen (265 g Abtropfgewicht)
5 Stiele Koriandergrün

50 g veganer Mandelquark
¼ TL gemahlener Kreuzkümmel
Pfeffer
1 EL Öl
1 kleine reife Avocado (ca. 200 g)
2 EL Tahin (Sesampaste)
1 TL Zitronensaft
100 ml ungesüßter Mandeldrink

FÜR 2 PERSONEN
Zubereitung: 35 Minuten
Pro Portion: ca. 525 kcal, 40 g EW, 31 g F, 38 g KH

In einer Schüssel 20 g Leinsamen mit 4 EL Wasser mischen und etwa 15 Minuten quellen lassen. Inzwischen Kartoffeln und Möhren putzen, schälen und grob schneiden. In einem Topf knapp mit Salzwasser bedeckt mit geschlossenem Deckel etwa 20 Minuten weich garen.

Währenddessen die Linsen in einem Sieb abbrausen und gut abtropfen lassen. Das Koriandergrün waschen, trocken tupfen und samt feinen Stielen hacken. Die Linsen mit eingeweichtem und übrigem Leinsamen, Koriandergrün, Quark, Kreuzkümmel, ½ TL Salz und Pfeffer im Mixer glatt pürieren.

Aus der Masse mit angefeuchteten Händen 8 Bällchen formen und etwas flach drücken. Das Öl in einer beschichteten Pfanne erhitzen und die Falafeln darin auf jeder Seite 10 bis 12 Minuten braten. Dabei erst bei mittlerer Hitze braten, dann die Hitze reduzieren, damit die Falafeln nicht zu dunkel werden.

Inzwischen die Avocado halbieren, den Kern entfernen und das Fruchtfleisch aus den Schalen lösen. Die Avocado mit 1 EL Tahin und Zitronensaft fein zerdrücken, alles salzen und pfeffern. Die Kartoffeln und Möhren in ein Sieb abgießen und abtropfen lassen. Den Mandeldrink mit übrigem (1 EL) Tahin und etwas Salz erhitzen, aber nicht kochen. Kartoffeln und Möhren dazugeben und alles grob zerstampfen, mit Salz abschmecken. Zum Servieren Möhrenstampf und Falafeln auf Teller verteilen und den Avocadodip dazu reichen.

FÜR 2 PERSONEN
Zubereitung: 25 Minuten
Pro Portion: ca. 475 kcal, 24 g EW, 33 g F, 22 g KH

2 EL Buchweizen
3 Zucchini
200 g Cocktailtomaten
½ Bund Basilikum
5 Stiele Petersilie
½ Bio-Zitrone
3 ½ EL Olivenöl
Salz, Pfeffer
100 g Halloumi (Grillkäse)

Zoodles mit Kräuteröl
und Halloumi

Den Buchweizen in einem Sieb heiß abbrausen und abtropfen lassen. Zucchini putzen, waschen und mit Spiralizer oder Sparschäler in „Spaghetti" schneiden. Die Tomaten waschen und halbieren. Basilikum waschen, trocken tupfen, Blätter abzupfen und einige zum Garnieren beiseitelegen, Rest fein hacken. Die Petersilie waschen, trocken tupfen, die Blätter abzupfen und fein hacken. Zitrone heiß waschen, abtrocknen und die Schale abreiben, Saft auspressen. 3 EL Öl mit Kräutern, Zitronenschale und 3–4 TL Zitronensaft verrühren, salzen und pfeffern.

Den Buchweizen trocken tupfen und in einer Pfanne ohne Fett unter Wenden 5 bis 8 Minuten rösten. Herausnehmen und abkühlen lassen. Halloumi in etwa 1 cm breite Scheiben schneiden und in einer Pfanne im übrigen (½ EL) Öl auf beiden Seiten etwa 4 Minuten braten. Herausnehmen, warm halten.

Die Zoodles in der Pfanne unter Wenden 1 bis 2 Minuten braten. Dann das Kräuteröl untermischen und alles noch 2 bis 3 Minuten erhitzen, zuletzt die Tomaten dazugeben. Zum Servieren Zoodles und Halloumi auf Teller verteilen, mit Buchweizen und beiseitegelegtem Basilikum garnieren.

Tipp

Anstelle von Zucchini lassen sich auch andere Gemüsesorten wie Salatgurken oder Möhren mit dem Spiralizer in Gemüsenudeln schneiden und wie beschrieben garen.

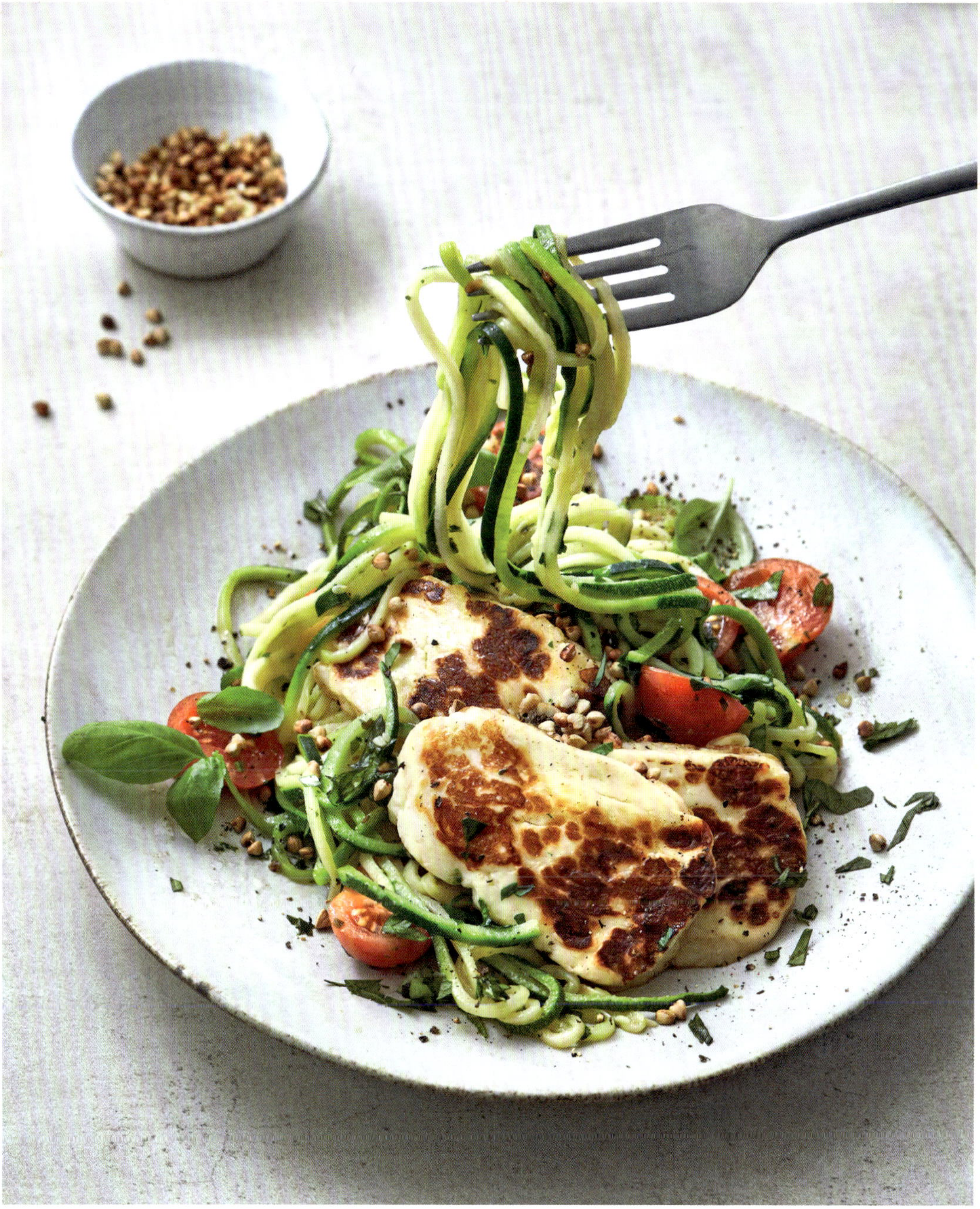

Grüne Shakshuka
mit Feta-Joghurt-Dip

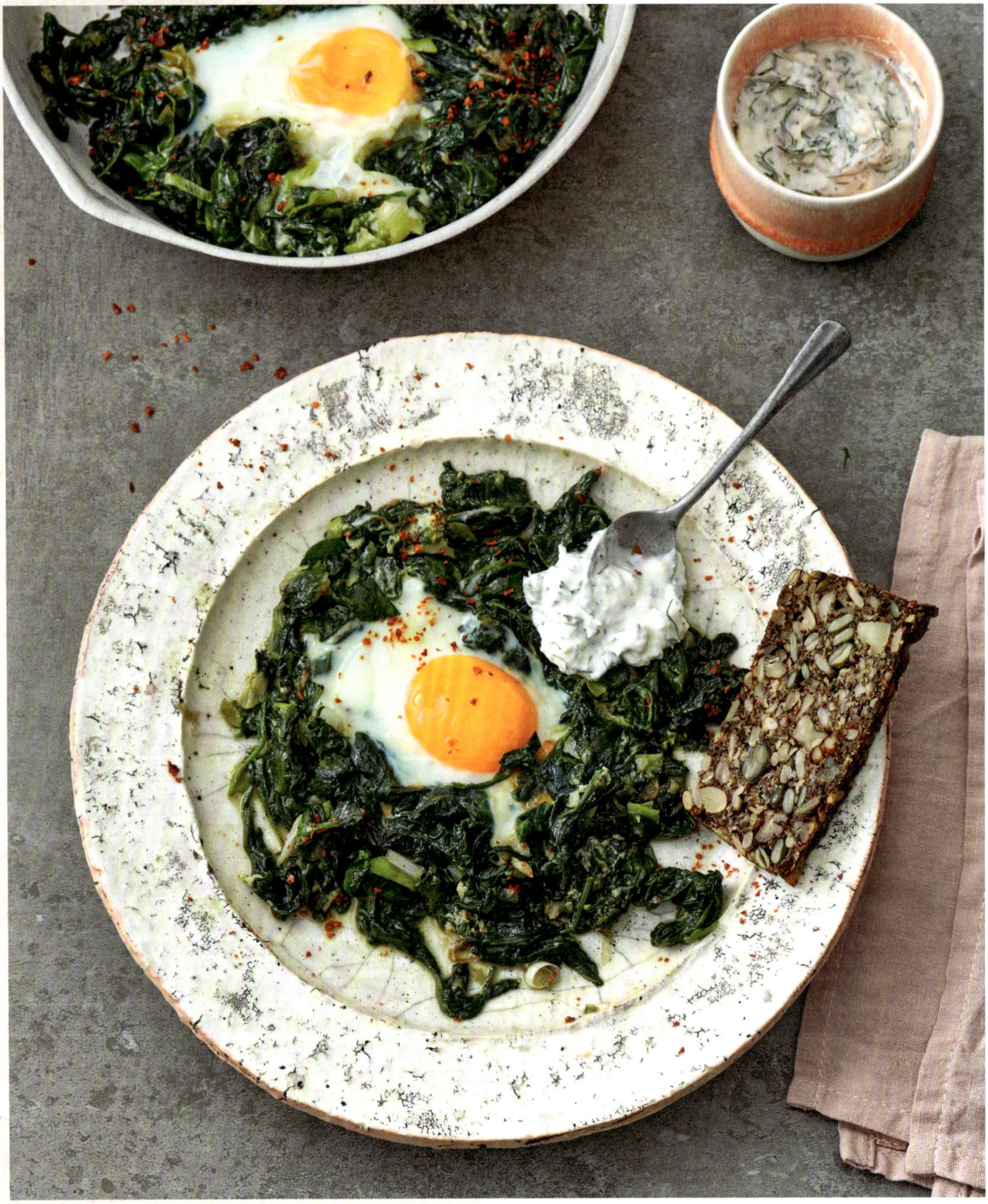

4 Frühlingszwiebeln
500 g junger Spinat
1 Knoblauchzehe
1 EL Rapsöl
1 TL getr. Oregano
½ TL gemahlener Kreuzkümmel
Salz, Pfeffer

2 Eier
50 g Feta (Schafskäse)
100 g Ziegenjoghurt
½ Bund Dill
2 Scheiben veganes Saatenbrot (siehe Seite 92)

FÜR 2 PERSONEN
Zubereitung: 30 Minuten
Pro Portion: ca. 440 kcal, 30 g EW, 33 g F, 9 g KH

Die Frühlingszwiebeln putzen, waschen und in dünne Ringe schneiden. Den Spinat verlesen, waschen und trocken schütteln, dabei grobe Stiele entfernen. Die Blätter grob hacken. Den Knoblauch schälen und fein hacken.

Das Öl in einer hohen Pfanne (ca. 26 cm Durchmesser) erhitzen und die Frühlingszwiebeln darin unter Wenden kurz andünsten. Den Spinat nach und nach dazugeben und unter Wenden 2 bis 3 Minuten zusammenfallen lassen. Knoblauch, Oregano und Kreuzkümmel hinzufügen und alles mit Salz und Pfeffer würzen. Den Spinat mit geschlossenem Deckel weitere 5 Minuten dünsten, dabei ab und zu umrühren.

Anschließend in den Spinat-Mix zwei kleine Kuhlen drücken, die Eier einzeln in eine Tasse aufschlagen und jeweils in eine Kuhle gleiten lassen. Das Eiweiß mit etwas Salz würzen. Alles mit geschlossenem Deckel bei schwacher Hitze 7 bis 10 Minuten garen, bis die Eier gestockt sind.

Inzwischen den Feta mit einer Gabel zerdrücken, den Joghurt dazugeben und unterrühren. Den Dill waschen, trocken tupfen, die Spitzen abzupfen und fein hacken, unter den Feta-Joghurt-Mix rühren. Mit Salz abschmecken.

Zum Servieren etwas Dip auf die Shakshuka geben und nach Belieben für mehr Schärfe mit ½ TL Chiliflocken (Pul Biber) bestreuen. Die Shakshuka am besten in der Pfanne auf den Tisch stellen und den übrigen Dip sowie das Brot dazu reichen.

Gemüse-Tortilla
mit Süßkartoffeln

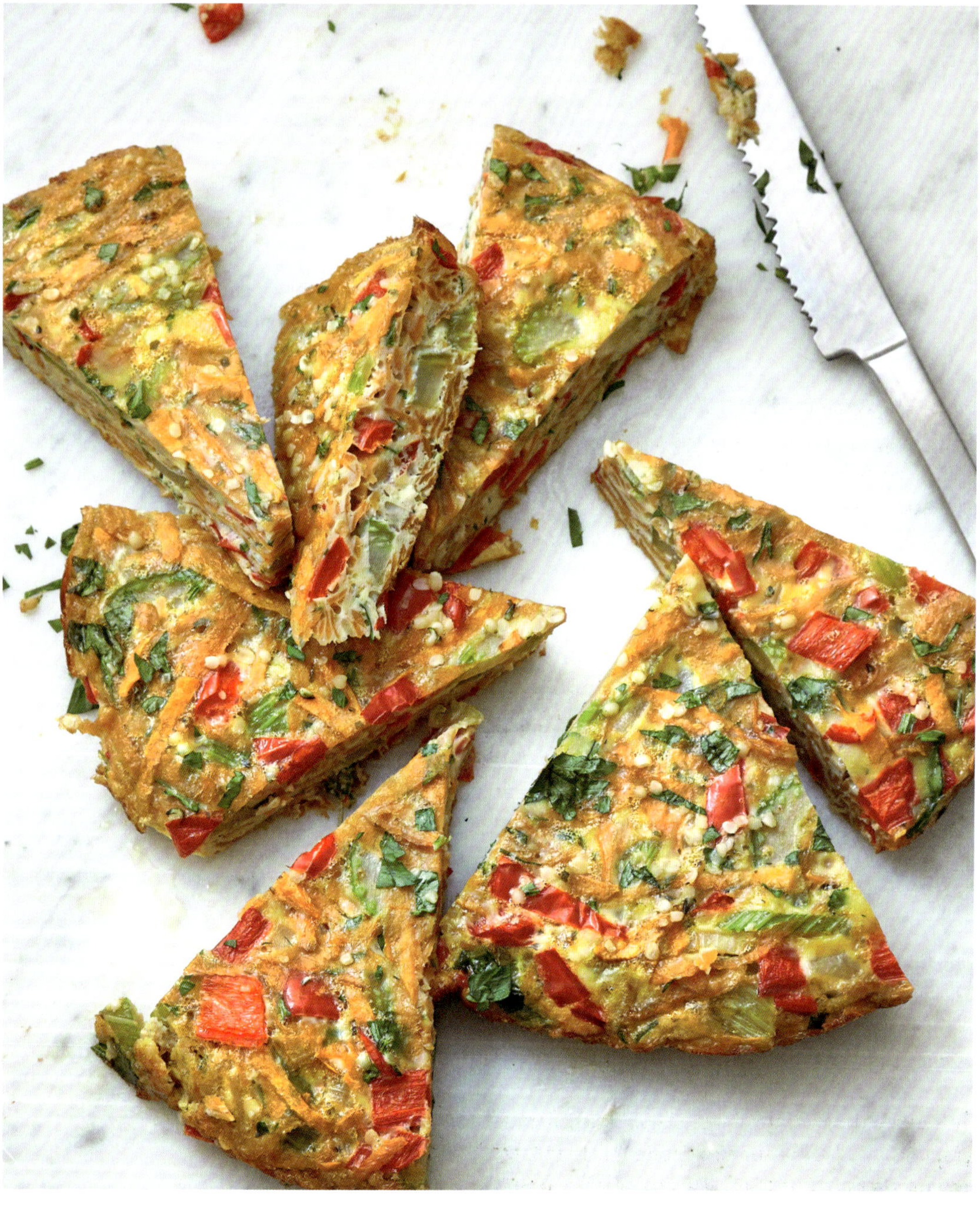

1 kleine Zwiebel
1 rote Spitzpaprikaschote
2 Stangen Staudensellerie
1 kleine Süßkartoffel (ca. 150 g)
2 EL Olivenöl
Salz, Pfeffer
5 Eier (Größe M)
2 EL gehackte Petersilie
2 TL geschälte Hanfsamen

FÜR 2 PERSONEN
Zubereitung: 30 Minuten
Pro Portion: ca. 485 kcal, 25 g EW, 31 g F, 28 g KH

Den Backofengrill auf 220 °C vorheizen. Die Zwiebel schälen und fein würfeln. Die Paprika längs halbieren, putzen, waschen und in kleine Würfel schneiden. Den Sellerie putzen, waschen und quer in dünne Streifen schneiden. Die Süßkartoffel putzen, schälen und auf der Gemüsereibe grob raspeln.

In einer beschichteten ofenfesten Pfanne (ca. 24 cm Durchmesser) 1 EL Öl erhitzen und die Zwiebel darin 3 bis 4 Minuten andünsten. Paprika, Sellerie und Süßkartoffel dazugeben und alles 2 bis 3 Minuten unter Wenden braten. 2 EL Wasser dazugießen und alles mit geschlossenem Deckel etwa 3 Minuten dünsten. Mit Salz und Pfeffer würzen. Das Gemüse in eine Rührschüssel geben und kurz abkühlen lassen. Die Pfanne mit Küchenpapier trocken reiben.

Die Eier in einer Schüssel gründlich verquirlen, mit Salz und Pfeffer würzen. Mit Petersilie und Hanfsamen mischen und das Gemüse unterrühren. Das übrige Öl in der Pfanne erhitzen und die Mischung darin bei nicht zu starker Hitze 4 bis 5 Minuten stocken lassen. Dann im Ofen auf der zweiten Schiene von oben 4 bis 5 Minuten garen, bis die Oberfläche gestockt ist.

Die Tortilla herausnehmen und kurz abkühlen lassen. Vom Pfannenrand lösen, auf eine große Platte stürzen, festhalten und umdrehen. Zum Servieren die Tortilla in Stücke schneiden und auf Teller verteilen. Dazu schmeckt ein grüner Salat.

FÜR 2 PERSONEN
Zubereitung: 35 Minuten
Pro Portion: ca. 400 kcal, 20 g EW, 25 g F, 22 g KH

- 1 kleine Zwiebel
- 1 Knoblauchzehe
- 1 Zucchini
- 1 gelbe Paprikaschote
- 1 Aubergine
- je 3 Zweige Thymian und Rosmarin
- 2 ½ EL Olivenöl
- 1 Dose stückige Tomaten (400 g)
- Salz, Pfeffer
- 2 EL Kürbiskerne
- 2 Eier
- 2 EL gehackte Petersilie

Ratatouille
mit Spiegeleiern

Zwiebel und Knoblauch schälen und separat fein würfeln. Das Gemüse putzen und waschen: Die Zucchini längs vierteln und in etwa 4 mm dünne Stücke schneiden. Die Paprika etwa 1 cm groß würfeln. Die Aubergine halbieren und klein würfeln. Die Kräuter waschen und trocken tupfen, die Blätter bzw. Nadeln abzupfen und fein hacken.

Die Zwiebel in einem Topf in 2 EL Öl glasig andünsten. Das Gemüse dazugeben und unter Wenden etwa 5 Minuten anbraten. Knoblauch und Kräuter hinzufügen und kurz mitbraten. Die Tomatenstücke und 50 ml Wasser dazugeben, mit Salz und Pfeffer würzen. Die Ratatouille mit geschlossenem Deckel bei schwacher Hitze etwa 20 Minuten garen. Dabei ab und zu umrühren und bei Bedarf noch etwas Wasser dazugießen.

Inzwischen die Kürbiskerne in einer Pfanne ohne Fett hell rösten, herausnehmen und abkühlen lassen. Das übrige (½ EL) Öl in der Pfanne erhitzen und die Eier darin zu Spiegeleiern braten. Das Eiweiß mit Salz und Pfeffer würzen.

Zum Servieren die Ratatouille auf Teller verteilen und jeweils 1 Spiegelei daraufsetzen. Mit den gerösteten Kürbiskernen und der Petersilie bestreuen.

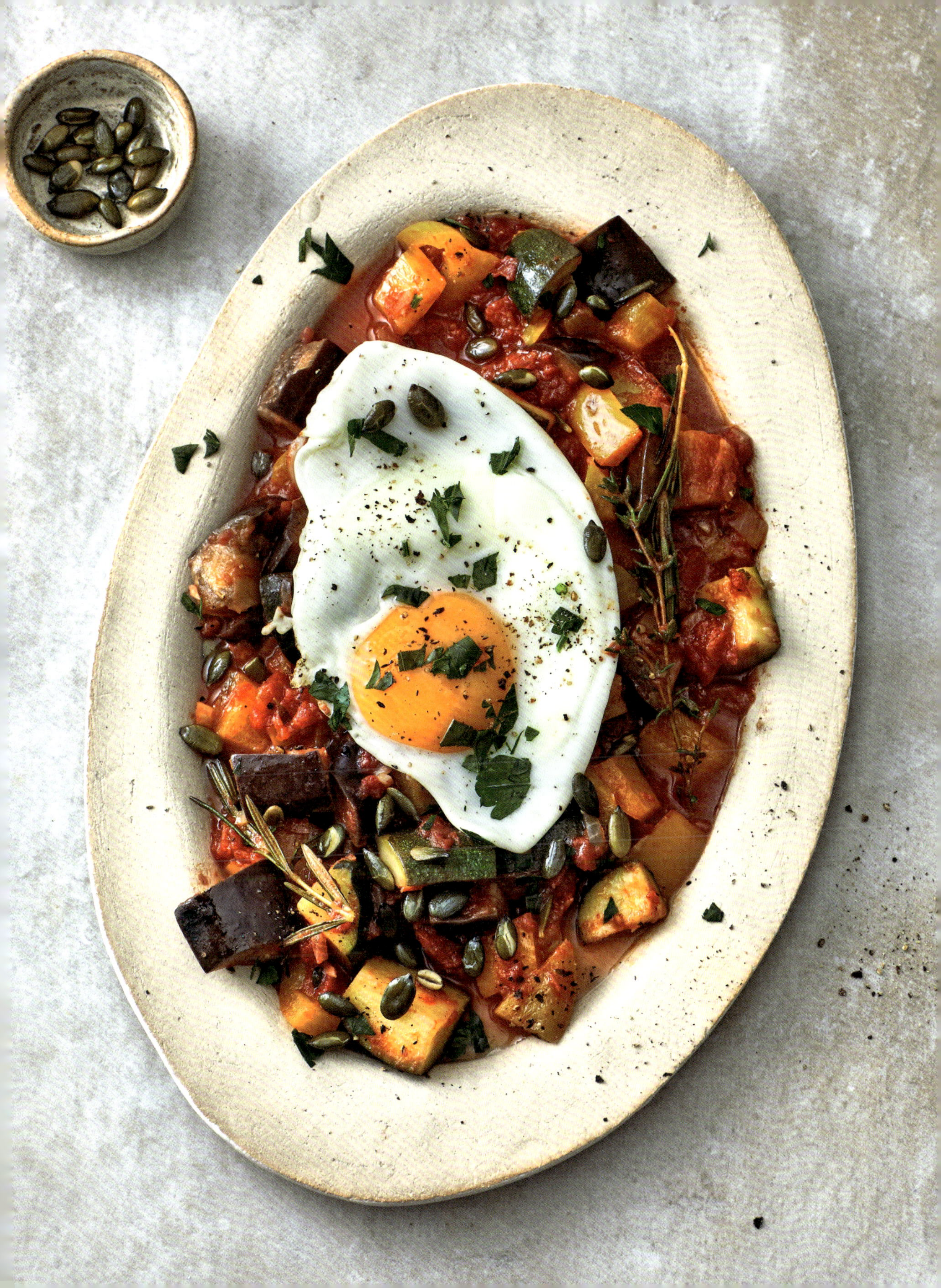

Knusperfisch
mit Rohkostsalat

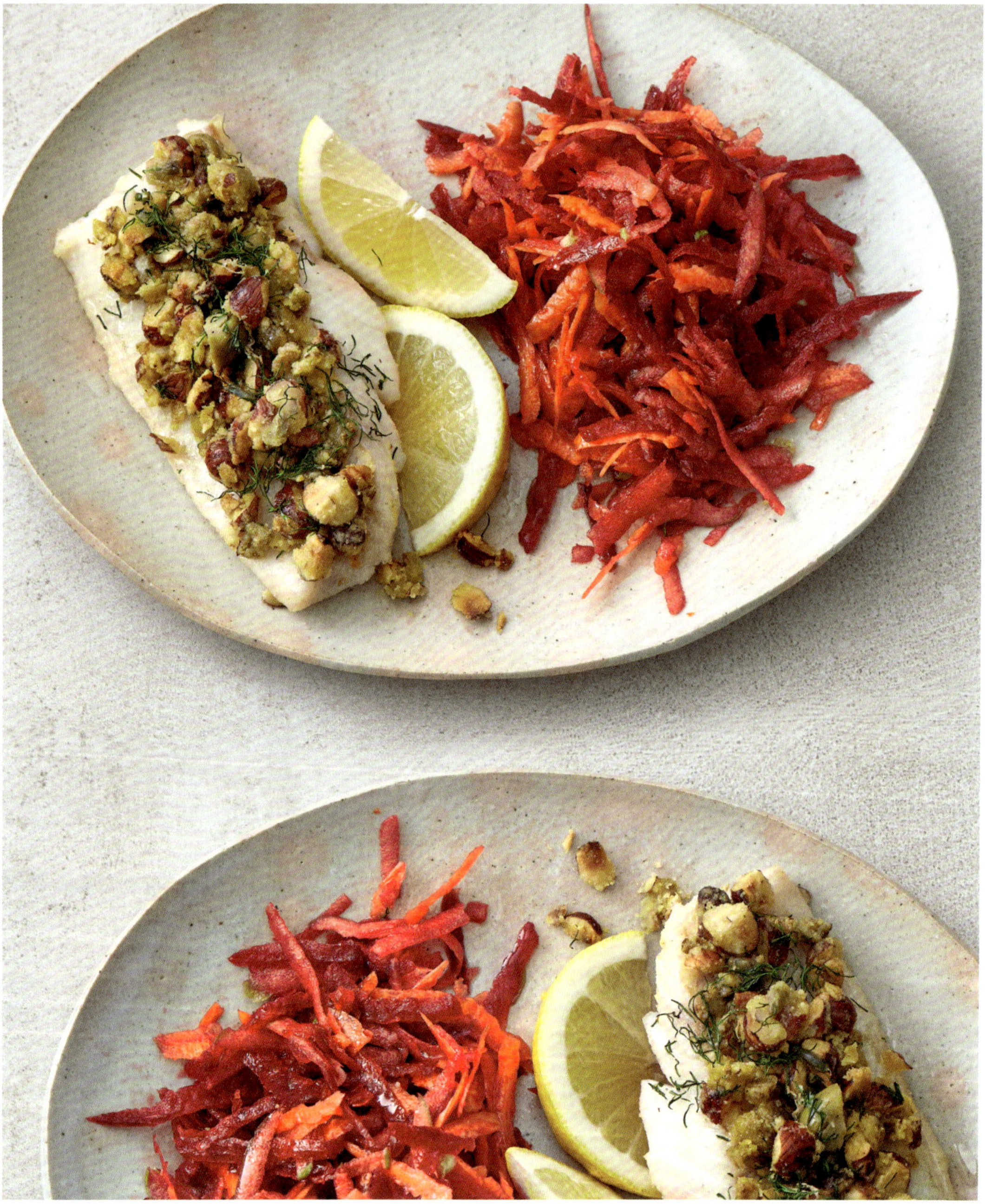

½ Bund Dill
1 Bio-Zitrone
15 g Haselnusskerne
5 grüne Oliven (ohne Stein)
1 EL entöltes Mandelmehl
3 EL Olivenöl

Salz, Pfeffer
300 g Kabeljaufilet
250 g Rote Bete
250 g Möhren
1 kleiner Apfel
1 EL glutenfreier Weißweinessig

FÜR 2 PERSONEN
Zubereitung: 40 Minuten
Garen: 15 Minuten
Pro Portion: ca. 465 kcal, 32 g EW, 25 g F, 25 g KH

Den Backofen auf 200 °C vorheizen. Ein Backblech mit Backpapier belegen. Den Dill waschen, trocken tupfen, die Spitzen abzupfen und fein hacken. Die Zitrone heiß waschen, abtrocknen und die Schale fein abreiben, dann die Zitrone halbieren und den Saft von 1 Hälfte auspressen. Die übrige Zitronenhälfte in Spalten schneiden. Die Haselnüsse in einer Pfanne ohne Fett hell rösten, herausnehmen und grob hacken. Die Oliven ebenfalls grob hacken.

Für die Kruste Dill, Zitronenschale, Nüsse, Oliven, Mandelmehl und 1 EL Öl mischen, mit Salz und Pfeffer abschmecken. Das Fischfilet halbieren, waschen und trocken tupfen. Auf das Blech legen, mit Salz und Pfeffer würzen und mit etwas Zitronensaft beträufeln. Die Nussmasse gleichmäßig auf den Fischfilets verteilen und glatt streichen. Den Fisch im Ofen auf der mittleren Schiene etwa 15 Minuten garen.

Inzwischen für den Salat Rote Bete und Möhren putzen und schälen (dabei am besten Einweghandschuhe tragen, da die Rote Bete stark abfärbt!). Den Apfel waschen, vierteln und entkernen. Rote Bete, Möhren und Apfelviertel in der Küchenmaschine oder auf der Gemüsereibe grob raspeln und in einer Salatschüssel mischen. Den Essig und das übrige (2 EL) Öl dazugeben und untermischen, mit Salz und Pfeffer würzen.

Zum Servieren den Fisch aus dem Ofen nehmen und auf Teller verteilen. Mit den Zitronenspalten garnieren und den Rohkostsalat dazu reichen.

Reis-Bowl
mit Sesamlachs

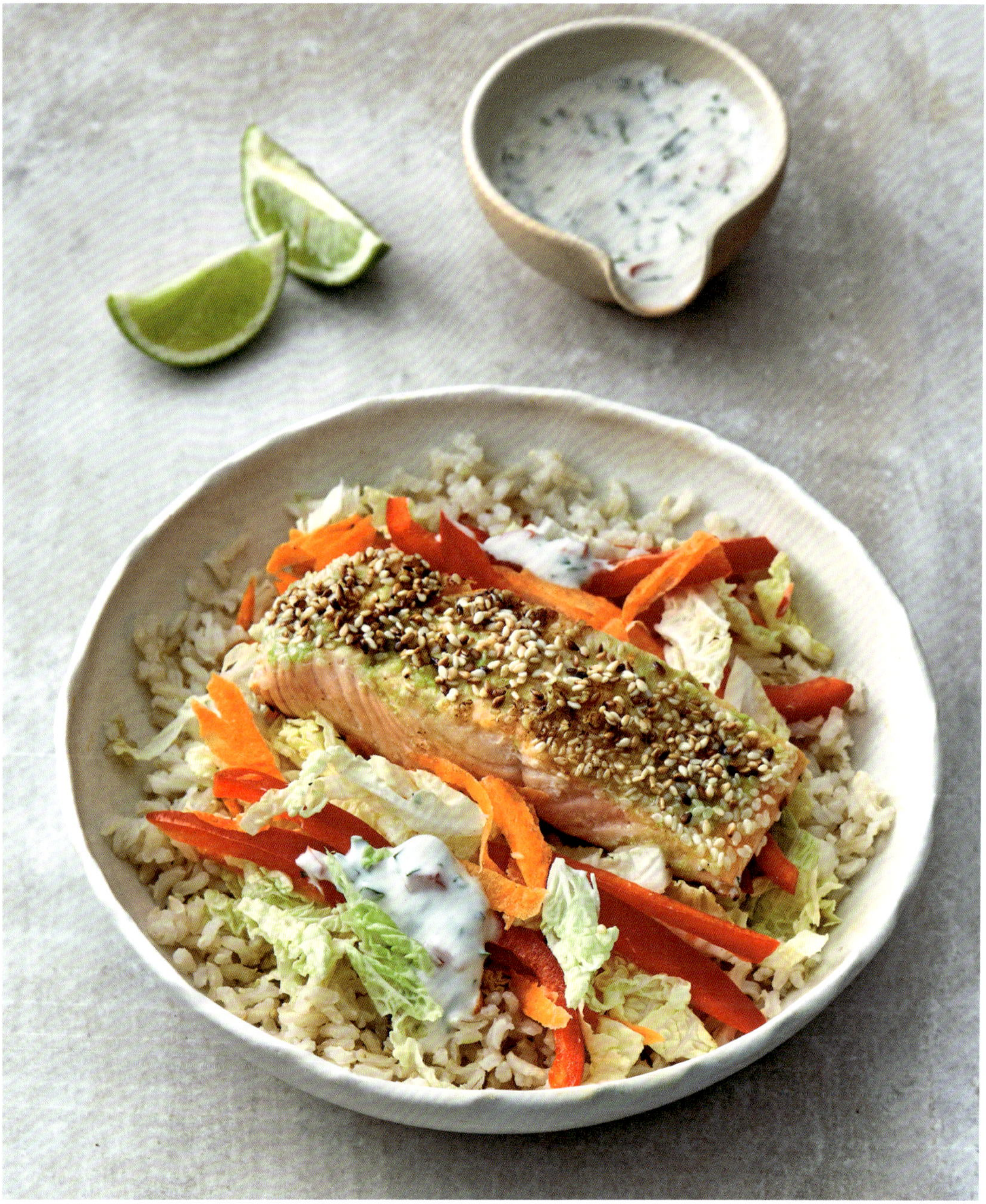

80 g Vollkornreis
Salz
1 rote Paprikaschote
100 g Chinakohl
1 Möhre
100 g Ziegenjoghurt
½ Bund Koriandergrün
1 rote Chilischote
½ Bio-Limette
200 g Wildlachsfilet
1 TL Wasabipaste
(japan. Meerrettich)
20 g helle Sesamsamen
1 EL Öl

FÜR 2 PERSONEN
Zubereitung: 40 Minuten
Pro Portion: ca. 470 kcal, 28 g EW, 21 g F, 42 g KH

Den Reis in Salzwasser nach Packungsanweisung bissfest garen. Dann in ein Sieb abgießen und abtropfen lassen.

Inzwischen die Paprika längs halbieren, putzen, waschen und quer in dünne Streifen schneiden. Chinakohl putzen, waschen und in dünnen Streifen vom harten Strunk schneiden. Möhre putzen, schälen und auf der Gemüsereibe grob raspeln.

Für den Dip den Joghurt mit 2 bis 3 EL Wasser glatt rühren. Den Koriander waschen, trocken tupfen und samt feinen Stielen hacken. Die Chili längs halbieren, putzen, waschen und sehr fein würfeln. Koriandergrün und Chili unter den Ziegenjoghurt rühren, mit Salz und 1 Spritzer Limettensaft abschmecken.

Den Lachs halbieren, waschen und trocken tupfen. Auf der Fleischseite salzen und mit Wasabi bestreichen. Den Sesam auf einen flachen Teller geben und den Lachs mit der bestrichenen Seite hineindrücken. Das Öl in einer beschichteten Pfanne erhitzen und die Lachsstücke darin erst auf der Hautseite etwa 5 Minuten braten. Dann wenden und bei nicht zu starker Hitze weitere 2 bis 3 Minuten braten.

Zum Servieren den Reis auf Schalen (Bowls) verteilen, das Gemüse und den Lachs darauf anrichten. Jeweils 1 Klecks Dip daraufgeben, den übrigen Dip und die restliche Limette in Spalten dazu servieren.

Zucchinisuppe
mit Bohnen und Buchweizen

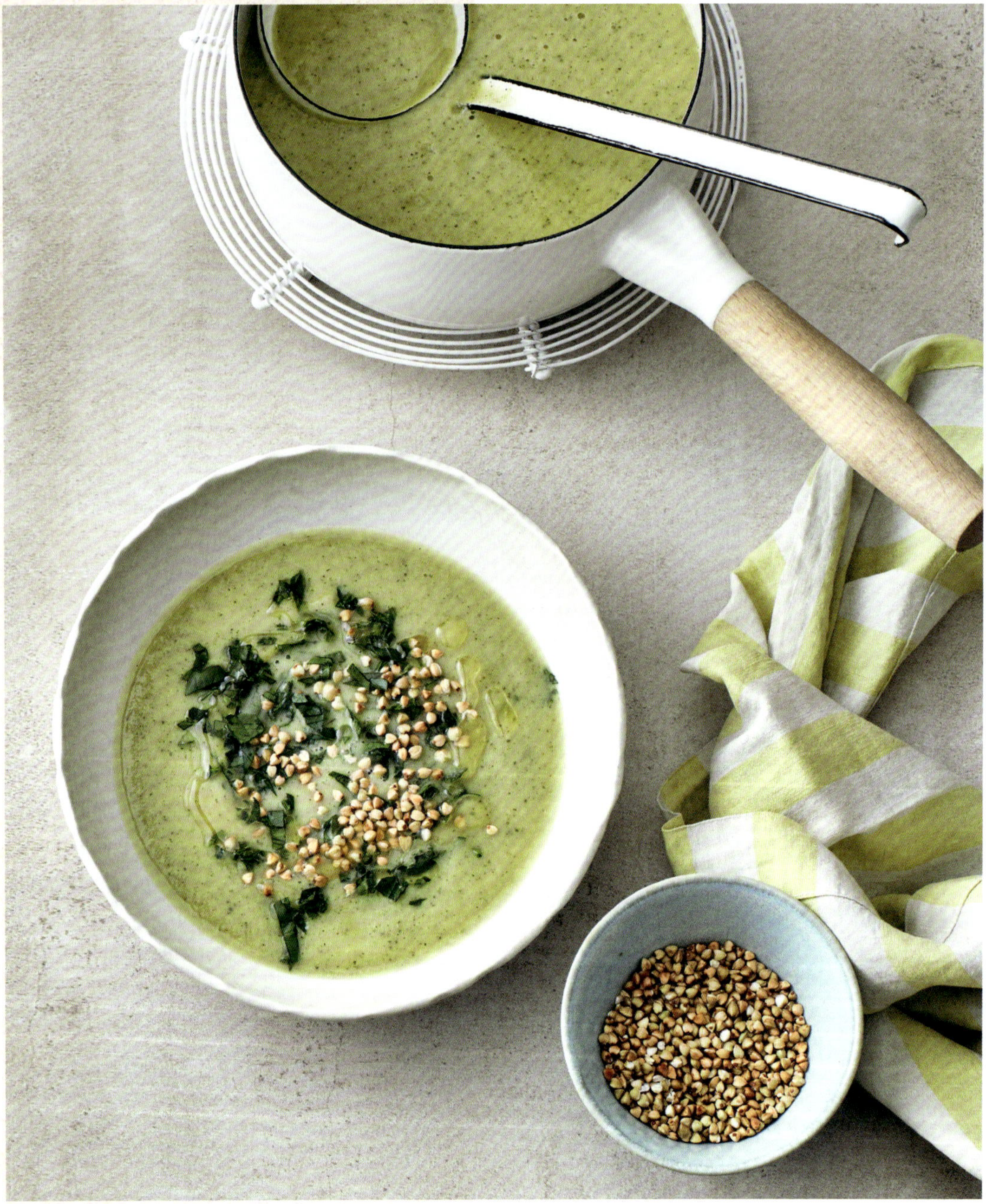

60 g Buchweizen
1 Zwiebel
2 Knoblauchzehen
600 g Zucchini
5 Zweige Thymian
2 EL Olivenöl
Salz, Pfeffer

1 Bund Petersilie
1 Dose Cannellini-Bohnen (225 g Abtropfgewicht)
1–2 TL Zitronensaft
1 Spritzer Ahornsirup
2 TL Nussöl (z. B. Haselnuss- oder Walnussöl)

FÜR 2 PERSONEN
Zubereitung: 30 Minuten
Pro Portion: ca. 375 kcal, 14 g EW, 17 g F, 42 g KH

Den Buchweizen in einem Sieb heiß abbrausen, abtropfen lassen und auf Küchenpapier ausbreiten. Zwiebel und Knoblauch schälen und separat fein würfeln. Die Zucchini putzen, waschen, längs halbieren und in grobe Würfel schneiden. Den Thymian waschen, trocken tupfen und die Blätter abzupfen.

Das Öl in einem Topf erhitzen und die Zwiebel darin glasig andünsten. Die Zucchini dazugeben und unter Wenden etwa 5 Minuten kräftig anbraten. Knoblauch und Thymian hinzufügen und kurz mitbraten. ½ l Wasser dazugießen, alles mit Salz und Pfeffer würzen, aufkochen und mit geschlossenem Deckel bei mittlerer Hitze etwa 10 Minuten köcheln lassen.

Inzwischen den Buchweizen trocken tupfen und in einer Pfanne ohne Fett unter Wenden etwa 5 Minuten hell rösten, bis er leicht bräunt und duftet. Sofort herausnehmen und abkühlen lassen. Die Petersilie waschen, trocken tupfen, die Blätter abzupfen und fein hacken.

Die Bohnen in einem Sieb abbrausen und gut abtropfen lassen. Zur Suppe geben und alles weitere 5 Minuten köcheln lassen. Dann vom Herd nehmen und im Topf mit dem Stabmixer fein pürieren. Zum Servieren die Suppe mit Salz, Pfeffer, Zitronensaft und Ahornsirup abschmecken und auf tiefe Teller oder Schalen verteilen. Jeweils mit 1 TL Nussöl beträufeln und mit Buchweizen und Petersilie bestreuen.

Kichererbsensuppe
mit Cashewkernen

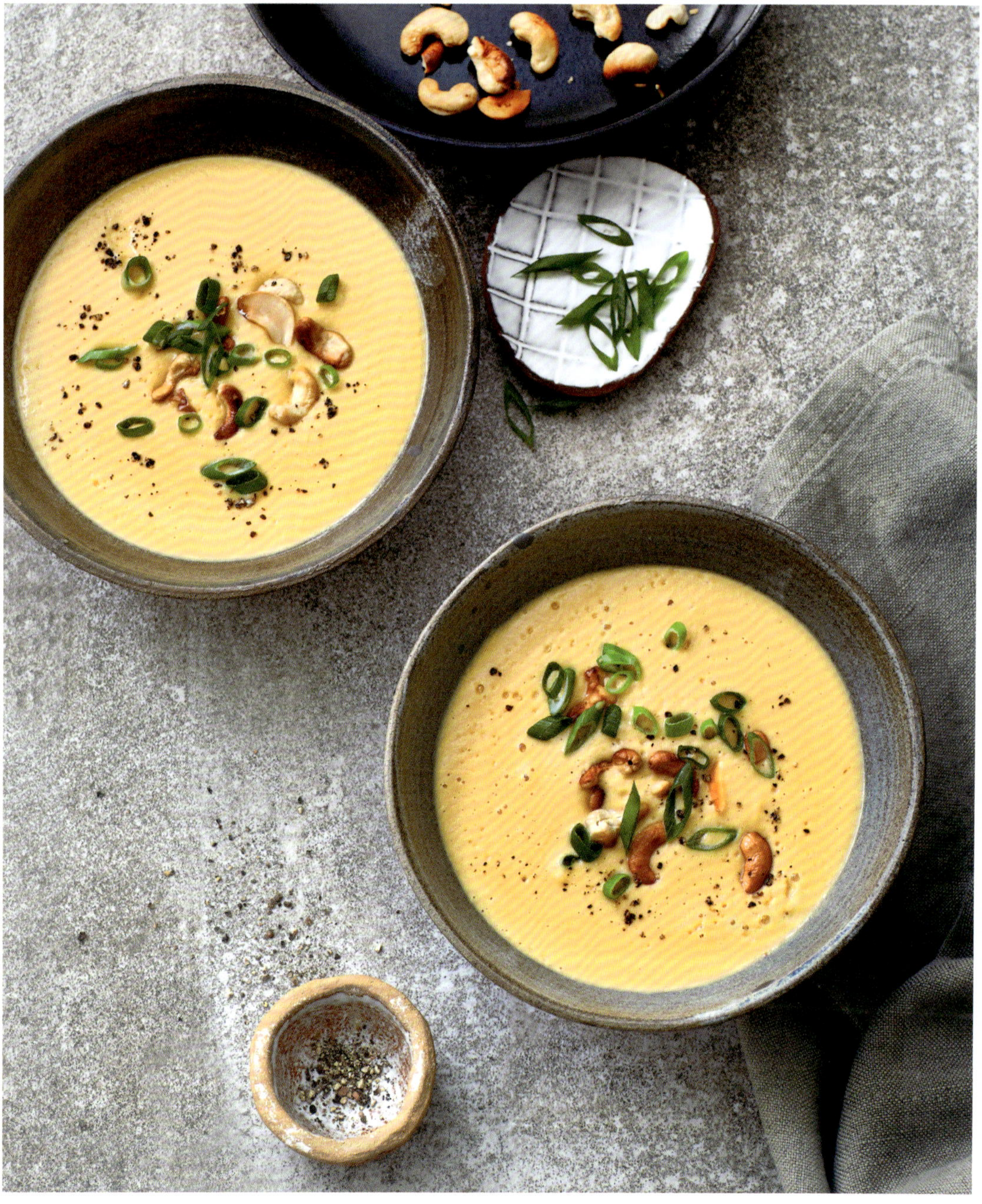

2 Frühlingszwiebeln
2 Möhren
1 Knoblauchzehe
1 Dose Kichererbsen
(240 g Abtropfgewicht)
3 TL Olivenöl
1–2 TL Harissa (arab. Würzpaste, ersatzweise Sambal Oelek)
½ l vegane glutenfreie Gemüsebrühe
30 g Cashewkerne
30 g ungesüßtes Cashew- oder Mandelmus
1–2 EL Orangensaft
Salz, Pfeffer

FÜR 2 PERSONEN
Zubereitung: 25 Minuten
Pro Portion: ca. 490 kcal, 17 g EW, 28 g F, 41 g KH

Die Frühlingszwiebeln putzen, waschen, den weißen Teil fein würfeln, den grünen Teil in dünne Ringe schneiden. Die Möhren putzen, schälen und grob würfeln. Den Knoblauch schälen und fein würfeln. Die Kichererbsen in einem Sieb abbrausen und abtropfen lassen.

Das Öl in einem Topf erhitzen und weiße Frühlingszwiebeln und Möhren darin kurz andünsten. Knoblauch und Kichererbsen dazugeben, kurz mitdünsten. Die Harissa einrühren. Die Brühe dazugießen, alles aufkochen und mit geschlossenem Deckel etwa 10 Minuten köcheln lassen. Inzwischen die Cashewkerne in einer Pfanne ohne Fett hell rösten, bis sie leicht bräunen und duften. Herausnehmen und abkühlen lassen.

Den Topf vom Herd nehmen. Cashewmus und Orangensaft zur Suppe geben und alles im Topf mit dem Stabmixer fein pürieren. Die Suppe mit Salz, Pfeffer und nach Belieben noch mit etwas Harissa abschmecken. Zum Servieren die Suppe auf tiefe Teller oder Schalen verteilen. Mit Cashewkernen und grünen Frühlingszwiebelringen bestreuen.

Tipp
Die Suppe lässt sich gut auf Vorrat kochen und portionsweise einfrieren. Wenn es mal schnell gehen muss, steht so im Nu ein gesundes Essen auf dem Tisch.

FÜR 4 PERSONEN
Zubereitung: 20 Minuten
Pro Portion: 440 kcal,
19 g EW, 29 g F, 32 g KH

1 kleine Zwiebel
1 Knoblauchzehe
15 g Bio-Ingwer
100 g rote Linsen
2 EL Öl
1 TL Currypulver
150 ml Kokosmilch
500 g Blattspinat
½ TL Kreuzkümmelsamen
½ TL Fenchelsamen
½ Bund Koriandergrün
Salz
1–2 TL Zitronensaft

Rote-Linsen-Dal
mit Spinat

Zwiebel, Knoblauch und Ingwer schälen und separat fein würfeln. Die Linsen in einem Sieb abbrausen und abtropfen lassen. 1 EL Öl in einem Topf erhitzen und die Zwiebelwürfel darin etwa 5 Minuten andünsten. Knoblauch und Ingwer dazugeben und kurz mitdünsten. Das Currypulver darüberstäuben und kurz hell rösten. Die Linsen unterrühren, Kokosmilch und ¼ l Wasser dazugießen, alles aufkochen und offen etwa 12 Minuten garen. Dabei ab und zu rühren.

Inzwischen Spinat verlesen, waschen und trocken schleudern, grobe Stiele entfernen, Spinat grob hacken. Das übrige (1 EL Öl) in einer Pfanne erhitzen und die Gewürzsamen darin 3 bis 4 Minuten hell rösten, bis sie knistern. Den Spinat dazugeben und unter Wenden 1 bis 2 Minuten zusammenfallen lassen.

Zum Servieren das Koriandergrün waschen, trocken tupfen und samt feinen Stielen hacken. Den Würzspinat unter das Dal mischen. Alles mit Salz und Zitronensaft abschmecken und auf tiefe Teller oder Schalen verteilen. Mit Koriandergrün bestreuen.

Hormon-Tipp

Hauptbestandteil von Currypulver ist Kurkuma, auch Gelbwurz genannt. Das Gewürz wirkt vielfach positiv auf den Körper: Es unterstützt die Leber bei der Entgiftung, bremst Entzündungen aus und erleichtert im Team mit Kreuzkümmel und Fenchel die Verdauung, was die Linsen bekömmlicher macht.

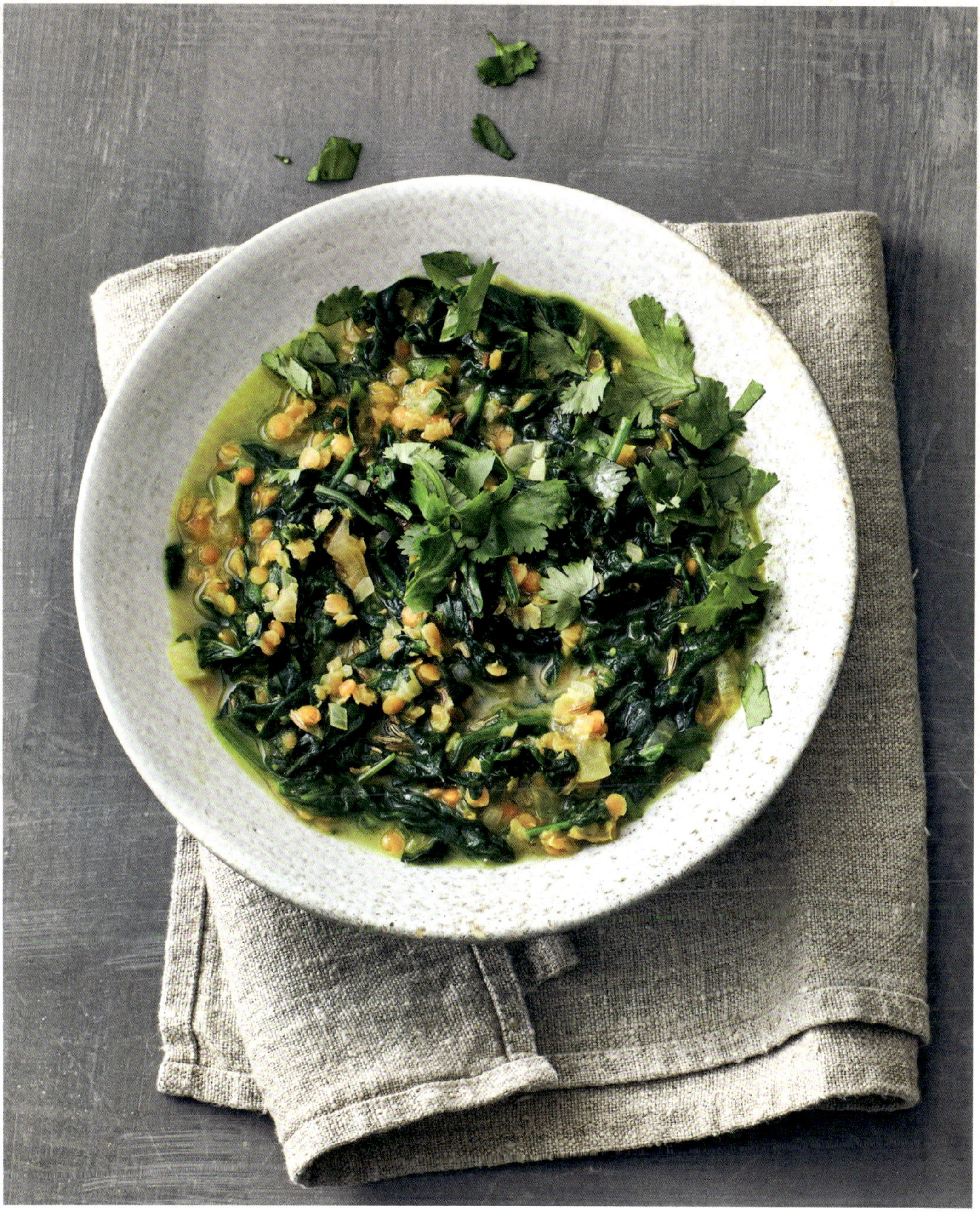

Wurzelgemüse
vom Blech mit Feta

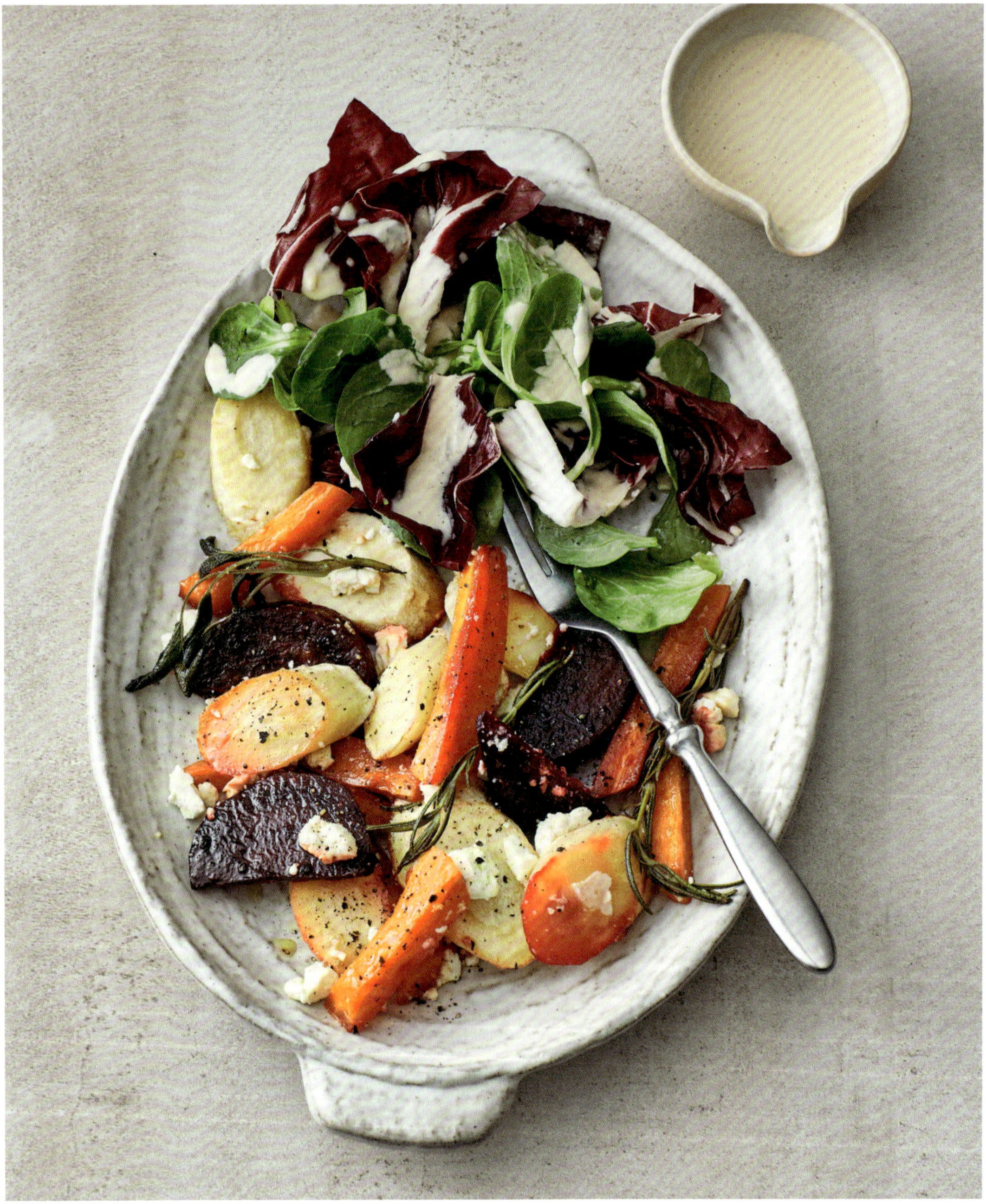

2 Möhren
200 g Pastinaken
2 Rote Beten
2 EL Olivenöl
Salz, Pfeffer
je 50 g Feldsalat und Radicchio

50 g Tahin (Sesampaste)
2 EL Zitronensaft
½ TL gemahlener Kreuzkümmel
4 Zweige Rosmarin
2 Stiele Salbei
100 g Feta (Schafskäse)

FÜR 2 PERSONEN
Zubereitung: 1 Stunde
Garen: 50 Minuten
Pro Portion: ca. 495 kcal, 18 g EW, 32 g F, 33 g KH

Den Backofen auf 200 °C vorheizen. Ein Backblech mit Backpapier belegen. Das Gemüse putzen und schälen. Möhren längs halbieren oder vierteln und jeweils quer halbieren. Pastinaken schräg in etwa 2 cm dicke Scheiben schneiden. Rote Beten in Spalten schneiden (Achtung, die Knollen färben stark ab!). Das Öl in einer großen Schüssel mit Salz und Pfeffer würzen, das Gemüse damit mischen und auf dem Blech verteilen. Im Ofen auf der mittleren Schiene etwa 35 Minuten garen.

Inzwischen für den Salat den Feldsalat verlesen, waschen und trocken tupfen. Vom Radicchio die äußeren Blätter entfernen. Den Salat in die einzelnen Blätter teilen, waschen, trocken schleudern und in mundgerechte Stücke zupfen.

Für das Dressing das Tahin mit 4 EL lauwarmem Wasser, Zitronensaft und Kreuzkümmel im Mixer glatt pürieren. Falls nötig, noch mehr Wasser untermixen. Salzen und pfeffern.

Die Kräuter waschen und trocken tupfen. Nach etwa 35 Minuten Garzeit die Kräuter auf das Gemüse legen, den Feta grob darüberbröseln und alles im Ofen noch 10 bis 15 Minuten garen. Zum Servieren das Gemüse aus dem Ofen nehmen und mit dem Salat auf Teller verteilen, mit dem Dressing beträufeln.

Tipp

Nach Lust und Vorrat lässt sich hierfür auch anderes Wurzelgemüse wie Knollensellerie, Petersilienwurzel oder Steckrübe verwenden. Sie können auch nur eine Gemüsesorte nehmen oder ebenso mehr als drei mischen.

Pastaliebe
für jeden Tag

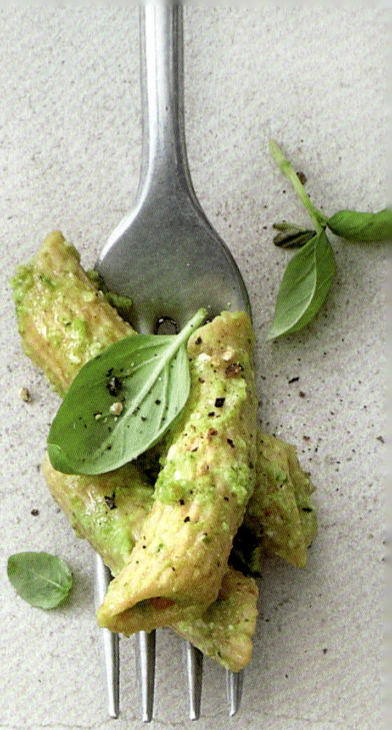

Nudeln aus Linsen-, Erbsen- oder Kichererbsenmehl sind eine tolle Alternative zu normalen Nudeln. Sie sind glutenfrei, liefern reichlich Pflanzeneiweiß, sättigende Ballaststoffe und garen zudem in wenigen Minuten weich. Beim Einkauf darauf achten, dass die Pasta aus 100 Prozent Hülsenfruchtmehl besteht und kein glutenhaltiges Getreide oder Soja enthält. Pro Portion 75 g Nudeln in Salzwasser garen – sie liefern dann je nach Sorte etwa 250 kcal, 14–17 g EW, 1,5 g F, 45 g KH.

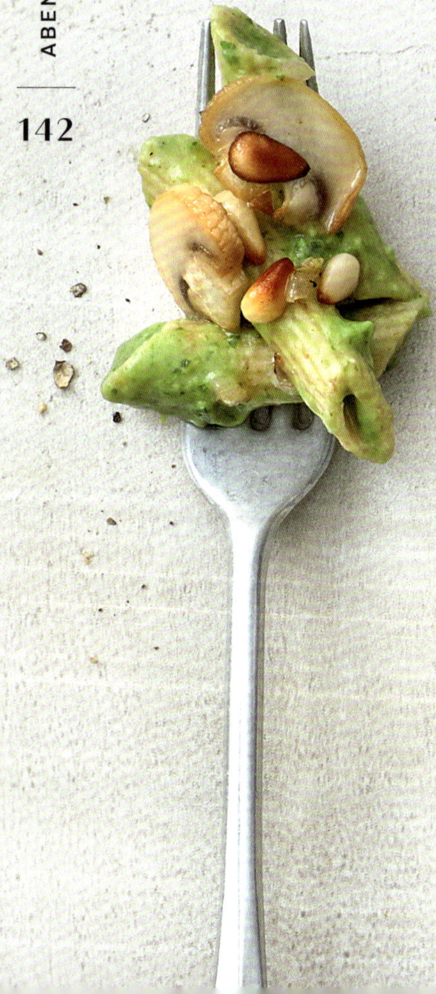

Brokkoli-Pesto

Zubereitung: 20 Minuten

Für 4 Portionen **250 g Brokkoliröschen** waschen, mit **Salzwasser** bedeckt mit geschlossenem Deckel etwa 8 Minuten dünsten. **2 Knoblauchzehen** schälen und halbieren. Brokkoli in ein Sieb abgießen und abtropfen lassen, mit **½ Bund gehacktem Basilikum**, **25 g gerösteten Pinienkernen** und **40 g Walnusskernen**, Knoblauch, **2 EL Zitronensaft** und **4 EL Olivenöl** im Mixer fein pürieren. Pesto mit Salz, **Pfeffer** und Zitronensaft abschmecken und portionsweise unter die gegarte Pasta mischen. Es hält sich mit einer dünnen Schicht Olivenöl bedeckt etwa 5 Tage; alternativ etwa 3 Monate einfrieren.

Pro Portion (ohne Nudeln): ca. 215 kcal, 5 g EW, 20 g F, 5 g KH

Cremige Avocadosauce

Zubereitung: 20 Minuten

Für 2 Portionen **1 kleine Zwiebel** und **2 Knoblauchzehen** schälen und fein würfeln. **250 g Champignons** (in Scheiben) in einer Pfanne in **1 EL Öl** kräftig anbraten. Zwiebel, Knoblauch und **3 gehackte Thymianzweige** mitbraten, mit **Salz** und **Pfeffer** würzen. **1 kleine reife Avocado** (ca. 150 g) halbieren, entkernen und schälen, im Mixer mit **1 EL Zitronensaft, 1 Bund Basilikum** und **1 bis 2 EL (Nudelkoch-)Wasser** cremig pürieren, abschmecken und unter die gegarte Pasta mischen. Gebratene Pilze und **2 EL Pinienkerne** darüberstreuen, sofort servieren.

Pro Portion (ohne Nudeln): ca. 210 kcal, 8 g EW, 18 g F, 6 g KH

Super-Tomatensauce

Zwiebel und Knoblauch schälen und fein würfeln. Sellerie und Möhren putzen, schälen und grob würfeln. Lauch putzen, längs halbieren, waschen und in breite Scheiben schneiden. Zucchini putzen, waschen und ebenfalls grob würfeln.

Zwiebel und Knoblauch in einem großen Topf im Öl andünsten. Gemüse dazugeben und etwa 5 Minuten anbraten. Oregano, Leinsamen und Mandeln hinzufügen, Tomatenstücke und etwa 400 ml Wasser dazugießen, alles mit Salz und Pfeffer würzen, aufkochen und offen etwa 25 Minuten köcheln lassen.

Die Tomatensauce vom Herd nehmen und im Topf mit dem Stabmixer pürieren. Mit Salz, Pfeffer und Ahornsirup abschmecken. Zur gegarten Pasta servieren und mit Pecorino bestreuen.

Tipp

Die Sauce ist prima für den Vorrat, deshalb ist das Rezept gleich für 8 Portionen. Reste halten sich abgedeckt im Kühlschrank etwa 5 Tage, portionsweise eingefroren mindestens 3 Monate.

FÜR 8 PORTIONEN
Zubereitung: 40 Minuten
Pro Portion (ohne Nudeln): ca. 140 kcal, 5 g EW, 10 g F, 9 g KH

- 1 Zwiebel
- 2 Knoblauchzehen
- 250 g Knollensellerie
- 2 Möhren
- 1 große Stange Lauch
- 1 Zucchini
- 5 EL Olivenöl
- 2 TL getr. Oregano
- 25 g geschroteter Leinsamen
- 25 g Mandeln
- 2 Dosen stückige Tomaten (à 400 g)
- Salz, Pfeffer
- 1 TL Ahornsirup
- 40 g geriebener Pecorino

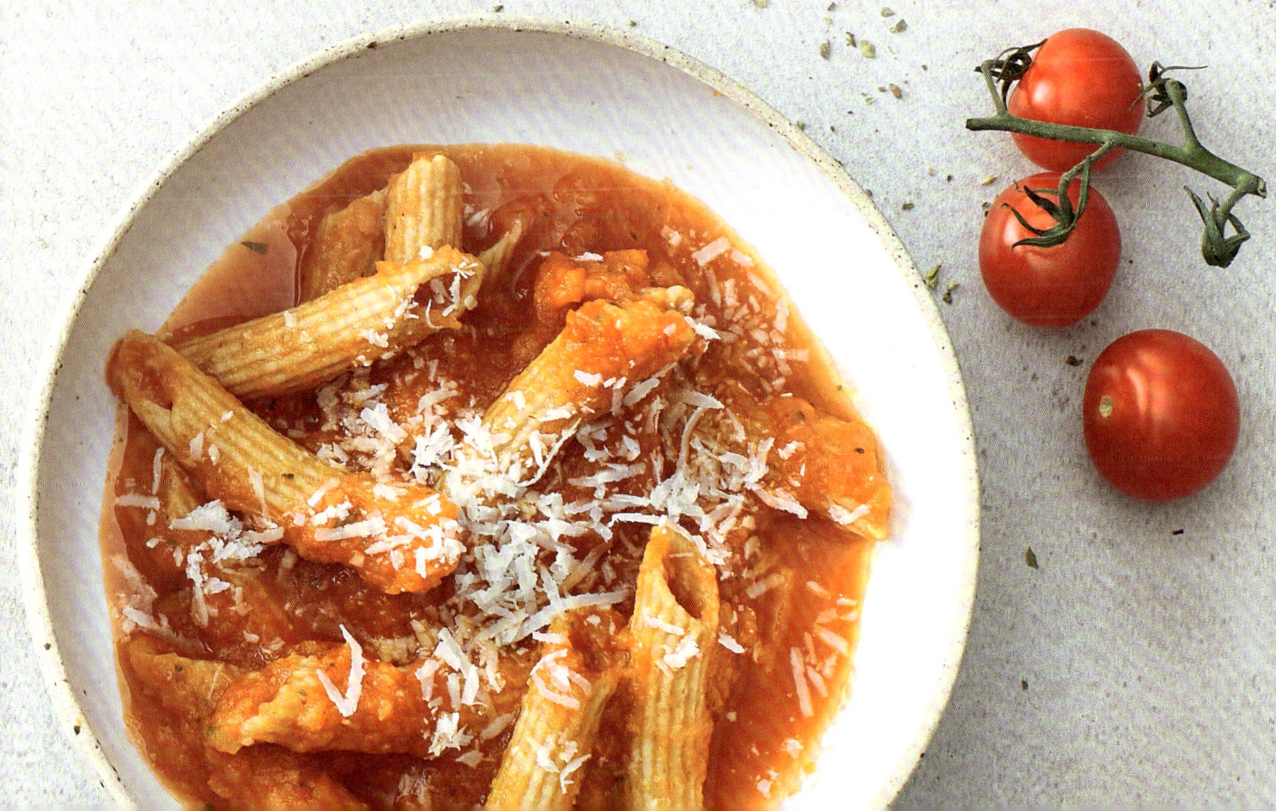

Quinoa-Risotto
mit Brokkoli und Salbei

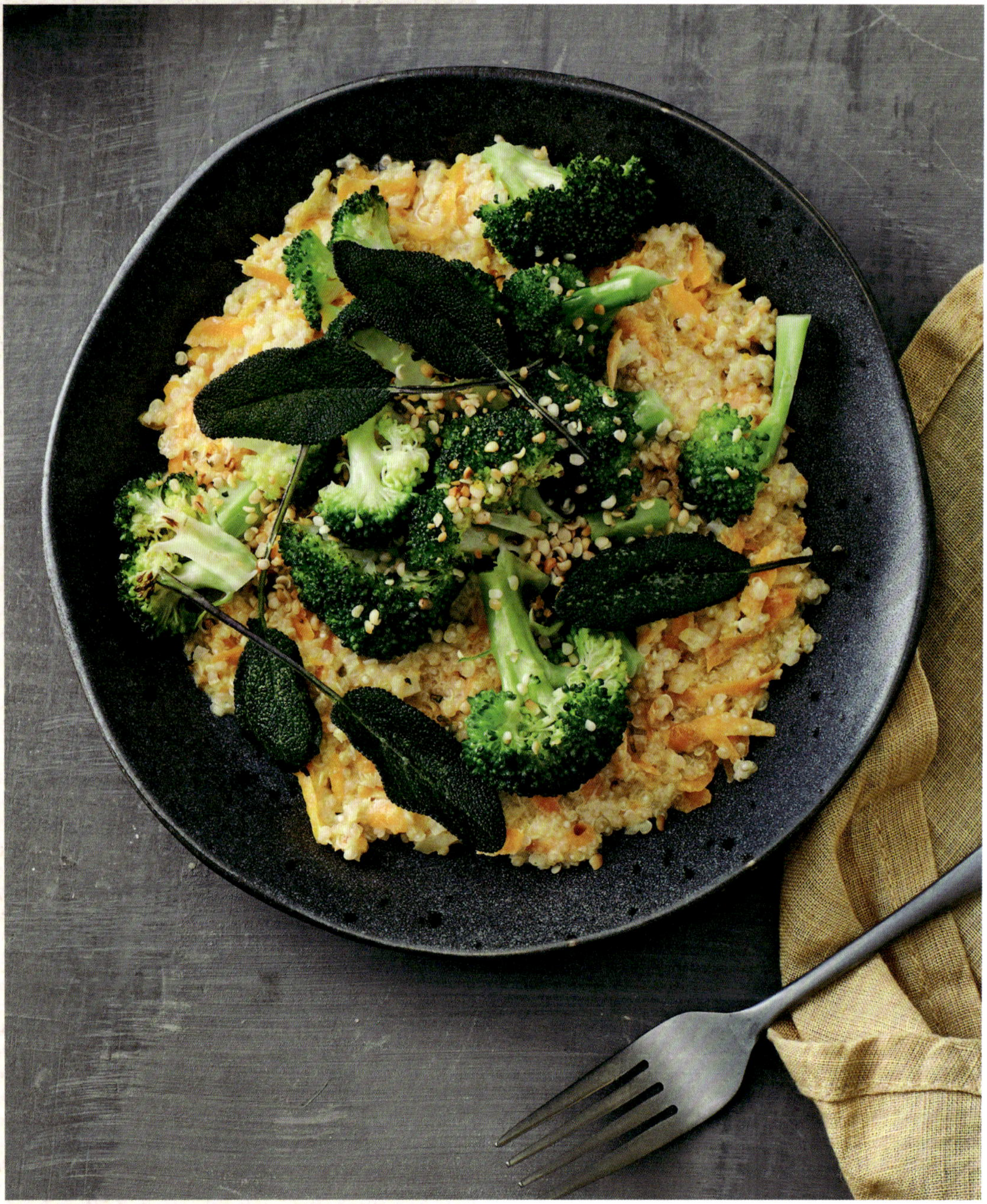

100 g weiße Quinoa
1 kleine Zwiebel
1 Möhre
2 EL Olivenöl
Saft und 2 TL abgeriebene Schale von 1 Bio-Orange
Salz, Pfeffer
4 Stiele Salbei
500 g Brokkoli
2 TL geschälte Hanfsamen
50 g Ziegenfrischkäse

FÜR 4 PERSONEN
Zubereitung: 30 Minuten
Pro Portion: ca. 440 kcal, 19 g EW, 19 g F, 46 g KH

Die Quinoa in einem feinen Sieb kalt abbrausen und abtropfen lassen. Zwiebel schälen und fein würfeln. Möhre putzen, schälen und auf der Gemüsereibe grob raspeln. 1 EL Öl in einem Topf erhitzen und die Zwiebel darin andünsten. Möhre dazugeben und kurz mitdünsten. Quinoa hinzufügen und unter Wenden 2 bis 3 Minuten andünsten. 300 ml Wasser und Orangensaft dazugießen, alles salzen und pfeffern, aufkochen und offen 15 bis 18 Minuten köcheln lassen, dabei öfter umrühren.

Inzwischen den Salbei waschen, trocken tupfen und die Blätter abzupfen. Den Brokkoli putzen, waschen und in Röschen teilen. Den harten Strunk schälen und klein würfeln. Die Hanfsamen in einer beschichteten Pfanne ohne Fett hell rösten, herausnehmen und abkühlen lassen.

Das übrige (1 EL) Öl in der Pfanne erhitzen und die Salbeiblätter darin knusprig braten, herausnehmen und beiseitestellen. Den Brokkoli im verbliebenen Bratfett unter Wenden 2 bis 3 Minuten anbraten. 3 bis 4 EL Wasser dazugeben und den Brokkoli mit geschlossenem Deckel etwa 3 Minuten bissfest dünsten. Salzen und pfeffern.

Zum Servieren den Ziegenkäse und die Orangenschale unter das Quinoa-Risotto rühren. Mit Salz und Pfeffer abschmecken und auf tiefe Teller oder Schalen verteilen. Den Brokkoli daraufsetzen und alles mit Salbei und Hanfsamen bestreuen.

Blumenkohlsteaks
mit Salsa verde und Stampf

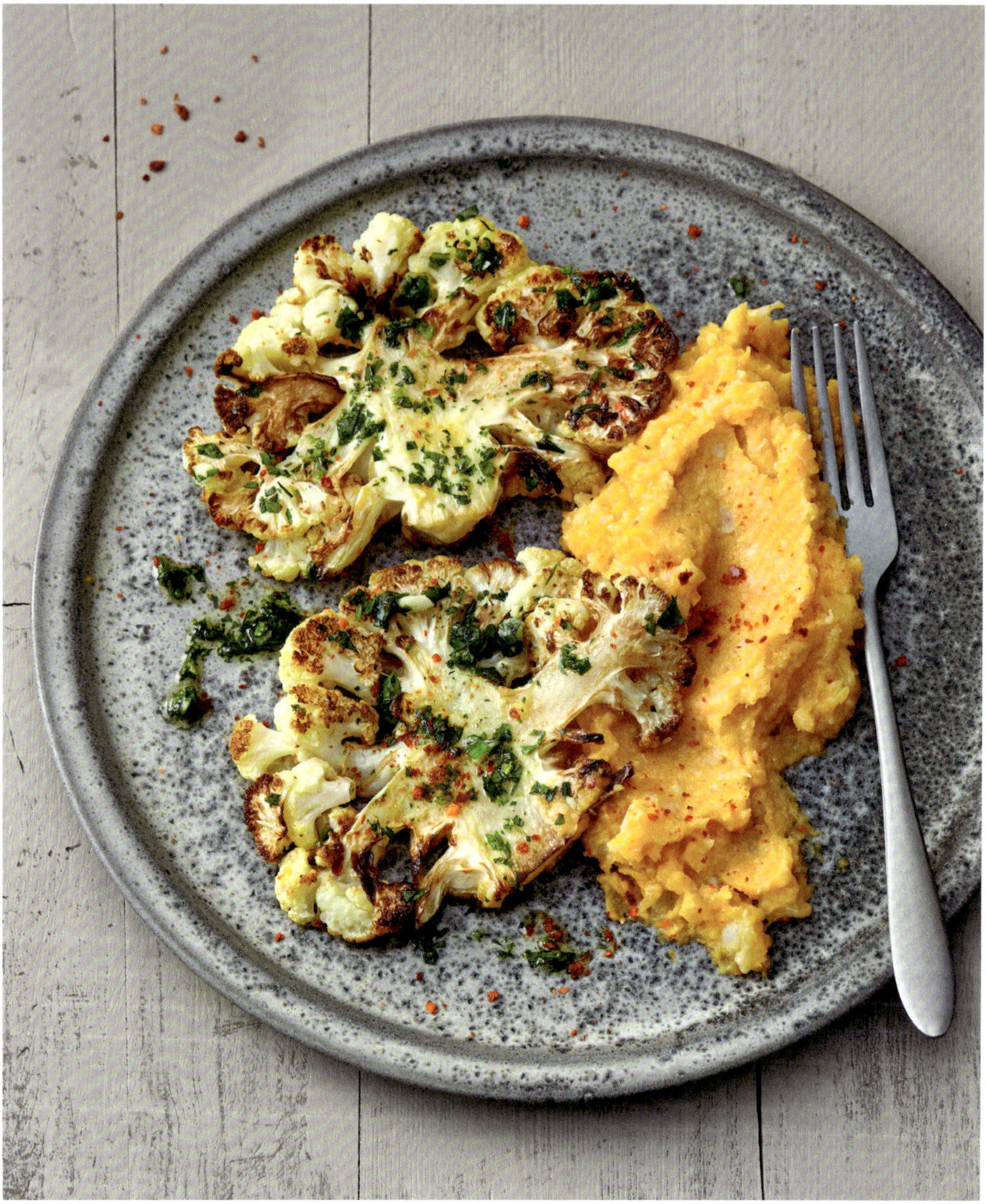

1 kleiner Blumenkohl (ca. 800 g)
5 EL Olivenöl
Salz
200 g Süßkartoffel
200 g Butternusskürbis
½ Bund Petersilie
½ Bund Basilikum
1 Knoblauchzehe
1 TL Zitronensaft
Pfeffer
20 g ungesüßtes Mandelmus
½ TL Chiliflocken (Pul Biber)

FÜR 2 PERSONEN
Zubereitung: 45 Minuten
Garen: 20 Minuten
Pro Portion: ca. 530 kcal, 15 g EW, 33 g F, 42 g KH

Den Backofen samt einem Backblech auf 225 °C vorheizen. Den Blumenkohl putzen, waschen und die Blätter entfernen (dabei den Strunk nicht entfernen!). Aus dem Blumenkohl von der Mitte aus 4 etwa 2 cm breite Scheiben schneiden (am Strunk möglichst zusammenhalten). Den übrigen Blumenkohl grob schneiden. In einer großen beschichteten Pfanne 1 EL Öl erhitzen und die Blumenkohlscheiben darin auf jeder Seite etwa 4 Minuten kräftig anbraten. Auf das heiße Blech legen, salzen und im Ofen auf der mittleren Schiene 15 bis 20 Minuten weich garen. Danach im Ofen warm halten.

Währenddessen Süßkartoffel und Kürbis schälen und waschen, den Kürbis entkernen. Beides in Stücke schneiden, knapp mit Salzwasser bedeckt mit geschlossenem Deckel etwa 20 Minuten weich garen. Dabei nach etwa 10 Minuten Garzeit übrige Blumenkohlstücke dazugeben. Für die Salsa Petersilie und Basilikum waschen, trocken tupfen, die Blätter abzupfen und fein hacken. Knoblauch schälen und fein würfeln. Alles mit Zitronensaft und übrigem Öl verrühren, salzen und pfeffern.

Das Gemüse in ein Sieb abgießen und abtropfen lassen, dabei das Kochwasser auffangen. Das Gemüse zurück in den Topf geben, Mandelmus und etwas Kochwasser hinzufügen und alles cremig stampfen. Mit Salz abschmecken. Zum Servieren die Blumenkohlsteaks mit dem Stampf auf Teller verteilen. Mit Salsa verde garnieren und mit Chiliflocken bestreuen.

Socca-Pizza
mit Wildkräutern

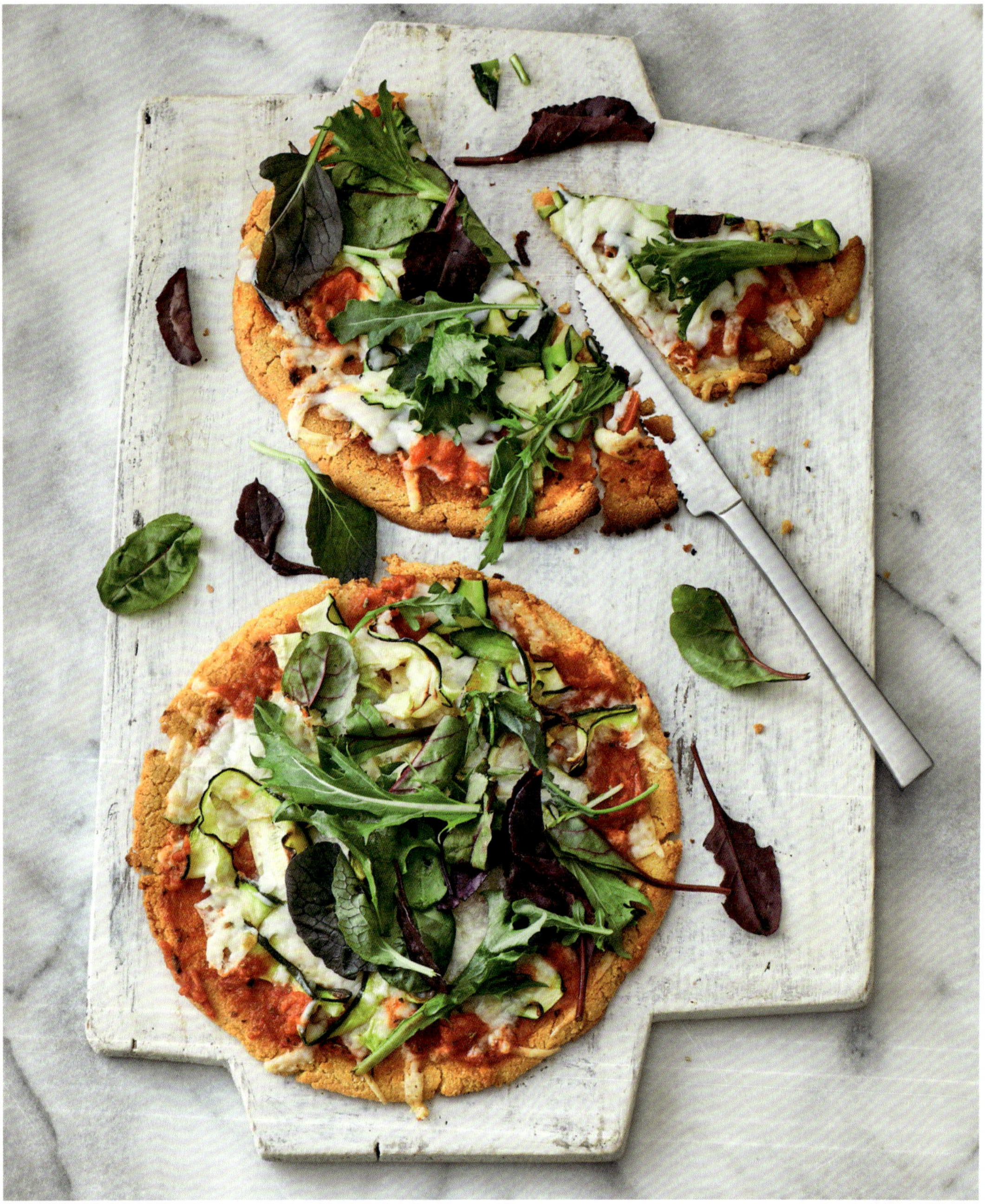

150 g Kichererbsenmehl
Salz
2 Knoblauchzehen
1 TL getr. Oregano
4 TL Öl
100 g stückige Tomaten
(aus der Dose)
Pfeffer
1 kleine Zucchini
50 g Ziegengouda
90 g gemischte Wildkräuter
(z. B. wilder Rucola, junger Grünkohl, Gartenkresse, roter Mangold, Mizuna, Pflücksalat)

FÜR 2 PERSONEN
Zubereitung: 30 Minuten
Quellen: 1 Stunde
Backen: 13 Minuten
Pro Portion: ca. 470 kcal, 19 g EW, 24 g F, 39 g KH

Für den Teig Mehl mit ½ TL Salz in einer Rührschüssel mischen. Nach und nach 175 ml Wasser dazugießen und mit einem Schneebesen unterrühren. Zugedeckt etwa 1 Stunde quellen lassen. Inzwischen Knoblauch schälen und fein würfeln. Mit Oregano, 2 TL Öl und Tomatenstücken verrühren, salzen und pfeffern. Zucchini putzen, waschen und mit dem Sparschäler längs in dünne Streifen schneiden. Käse grob raspeln.

Den Backofen auf 200 °C vorheizen. Ein Ofengitter mit Backpapier belegen. 1 TL Öl in einer beschichteten Pfanne erhitzen, die Hälfte des Teigs darin mit einem Löffel zu einem Kreis (ca. 22 cm Durchmesser) ausstreichen und etwa 5 Minuten braten. Zum Umdrehen einen großen Topfdeckel auf die Pfanne legen, beides umdrehen und die Socca zurück in die Pfanne gleiten lassen. Noch 4 bis 5 Minuten braten, dann auf das Ofengitter legen. Aus der übrigen Masse und dem restlichen Öl einen weiteren Boden backen und ebenfalls auf das Ofengitter legen.

Die Böden mit der Tomatensauce bestreichen, mit Zucchini und Käse belegen, salzen und pfeffern. Die Socca im Ofen auf der mittleren Schiene etwa 10 Minuten backen. Dann den Backofengrill einschalten und die Socca 2 bis 3 Minuten übergrillen.

Zum Servieren die Wildkräuter verlesen, waschen und trocken tupfen, grobe Stiele entfernen. Die Socca aus dem Ofen nehmen und mit den Wildkräutern auf Teller verteilen.

Lauwarmer Rosenkohl-Hirse-Salat

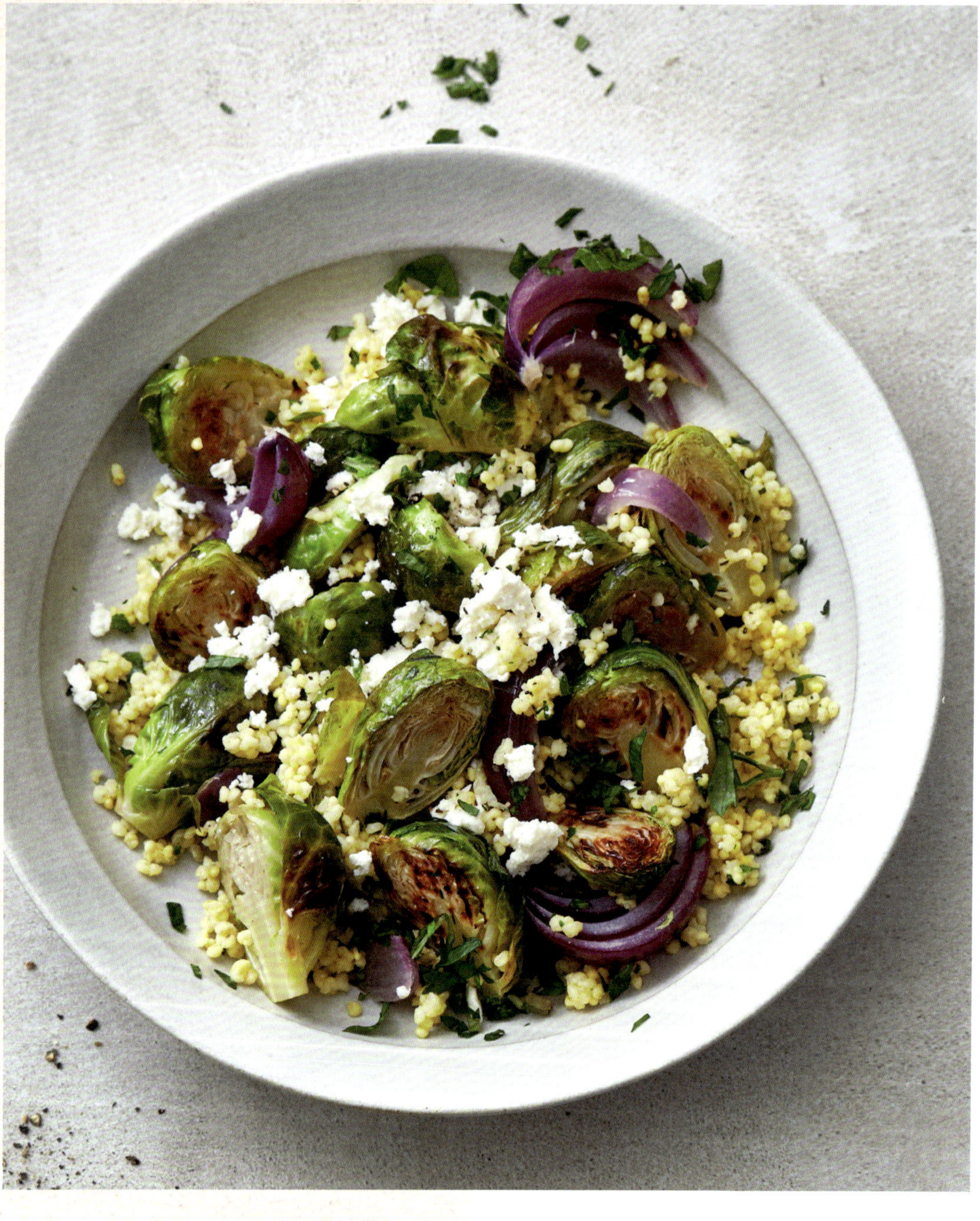

100 g Hirse
Salz
500 g Rosenkohl
2 rote Zwiebeln
3 EL Olivenöl
Pfeffer
¼ TL gemahlener Kreuzkümmel
5 Zweige Thymian
3 TL glutenfreier Dijon-Senf
1 TL Ahornsirup
1 EL Zitronensaft
abgeriebene Schale von ½ Bio-Zitrone
je 3 Stiele Minze und Petersilie
50 g Feta (Schafskäse)

FÜR 2 PERSONEN
Zubereitung: 50 Minuten
Quellen: 30 Minuten
Garen: 25 Minuten
Pro Portion: ca. 490 kcal, 22 g EW, 23 g F, 48 g KH

Die Hirse in einem feinen Sieb heiß abbrausen und mit 200 ml Wasser und etwas Salz in einen Topf geben. Alles aufkochen und mit geschlossenem Deckel etwa 5 Minuten köcheln lassen, dann vom Herd nehmen und zugedeckt noch etwa 30 Minuten quellen lassen.

Inzwischen für den Rosenkohl den Backofen auf 200 °C vorheizen. Ein Backblech mit Backpapier belegen. Den Rosenkohl putzen und die äußeren Blätter entfernen. Rosenkohl waschen und halbieren. Die Zwiebeln schälen, halbieren und in breite Spalten schneiden. 2 EL Öl in einer Schüssel mit Salz, Pfeffer und Kreuzkümmel würzen. Den Rosenkohl gut untermischen und auf dem Blech verteilen. Den Thymian waschen, trocken tupfen und auf den Rosenkohl legen. Den Rosenkohl im Ofen auf der mittleren Schiene etwa 25 Minuten garen.

Währenddessen für das Dressing in einer Salatschüssel den Senf mit übrigem Öl, Ahornsirup, Zitronensaft und -schale verquirlen. Mit Salz und Pfeffer würzen. Die Kräuter waschen, trocken tupfen, die Blätter abzupfen und fein hacken, unter das Dressing mischen. Die Hirse mit einer Gabel locker unter das Dressing heben. Zum Servieren den Rosenkohl aus dem Ofen nehmen, den Thymian entfernen. Den Rosenkohl samt Zwiebeln unter die Hirse mischen. Den Feta darüberbröseln und alles am besten lauwarm auf Teller verteilen.

Tipp

Für eine vegane Variante statt Feta 2 EL geröstete und gehackte Nüsse wie Wal- oder Pekannüsse über den Salat streuen.

Veggie-Frikadellen

mit Kohlrabi-„Bratkartoffeln“

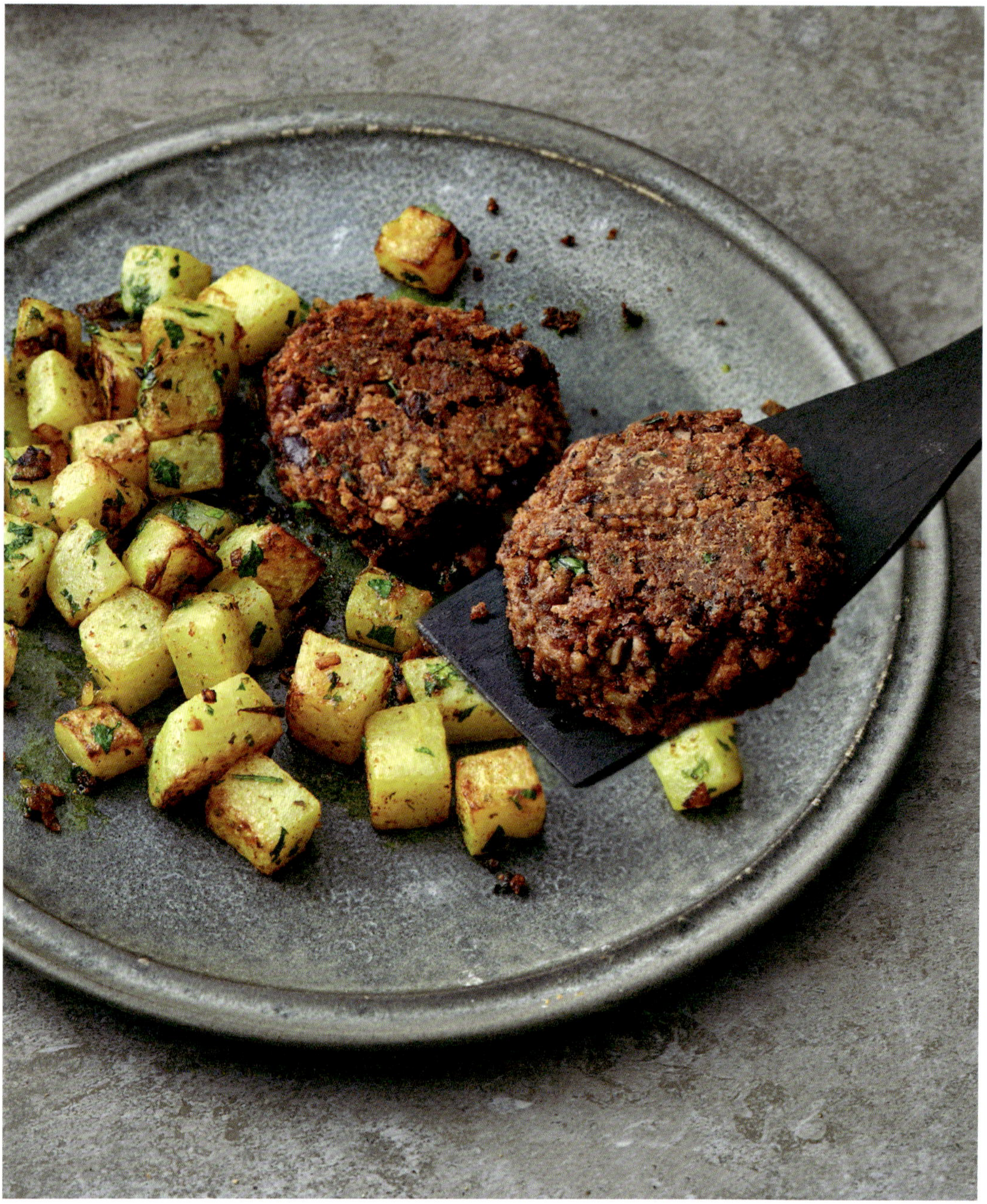

400 g Kohlrabi
1 Dose Kidney-Bohnen (265 g Abtropfgewicht)
50 g zarte Haferflocken
2 kleine Zwiebeln
1 Knoblauchzehe
1 Bund Petersilie
2 TL mittelscharfer Senf
2 TL geräuchertes Paprikapulver (ersatzweise edelsüßes)
Salz, Pfeffer
4 EL Öl
¼ TL gemahlene Kurkuma
½ TL getr. Majoran

FÜR 2 PERSONEN
Zubereitung: 40 Minuten
Pro Portion: ca. 480 kcal, 21 g EW, 23 g F, 47 g KH

Für die „Bratkartoffeln" den Kohlrabi putzen, schälen und 1 bis 2 cm groß würfeln. In einem Topf knapp mit Wasser bedeckt aufkochen und mit geschlossenem Deckel etwa 2 Minuten vordünsten. Anschließend in ein Sieb abgießen, abtropfen lassen und mit Küchenpapier trocken tupfen.

Die Bohnen in einem Sieb abbrausen und gut abtropfen lassen. Die Haferflocken im Blitzhacker zu Mehl mahlen. Zwiebeln und Knoblauch schälen und separat fein würfeln. Die Petersilie waschen, trocken tupfen, die Blätter abzupfen und fein hacken.

Für die Frikadellen die Bohnen mit Hafermehl, der Hälfte der Zwiebeln, Knoblauch, der Hälfte der Petersilie, Senf, Paprikapulver, Salz und Pfeffer verkneten. Aus der Masse mit leicht angefeuchteten Händen 4 Frikadellen formen. 2 EL Öl in einer großen beschichteten Pfanne erhitzen und die Frikadellen darin bei mittlerer Hitze auf jeder Seite etwa 5 Minuten braten.

Währenddessen in einer zweiten Pfanne das übrige Öl erhitzen und die vorgegarten Kohlrabiwürfel darin etwa 10 Minuten rundum goldbraun braten, dabei ab und zu wenden. Dabei nach etwa 5 Minuten Garzeit die übrigen Zwiebeln, Kurkuma und Majoran dazugeben.

Zum Servieren die „Bratkartoffeln" mit Salz und Pfeffer würzen und die übrige Petersilie untermischen. Die Veggie-Frikadellen mit den „Bratkartoffeln" auf Teller verteilen.

Ofensüßkartoffeln
mit Erbsen-Ziegenkäse-Dip

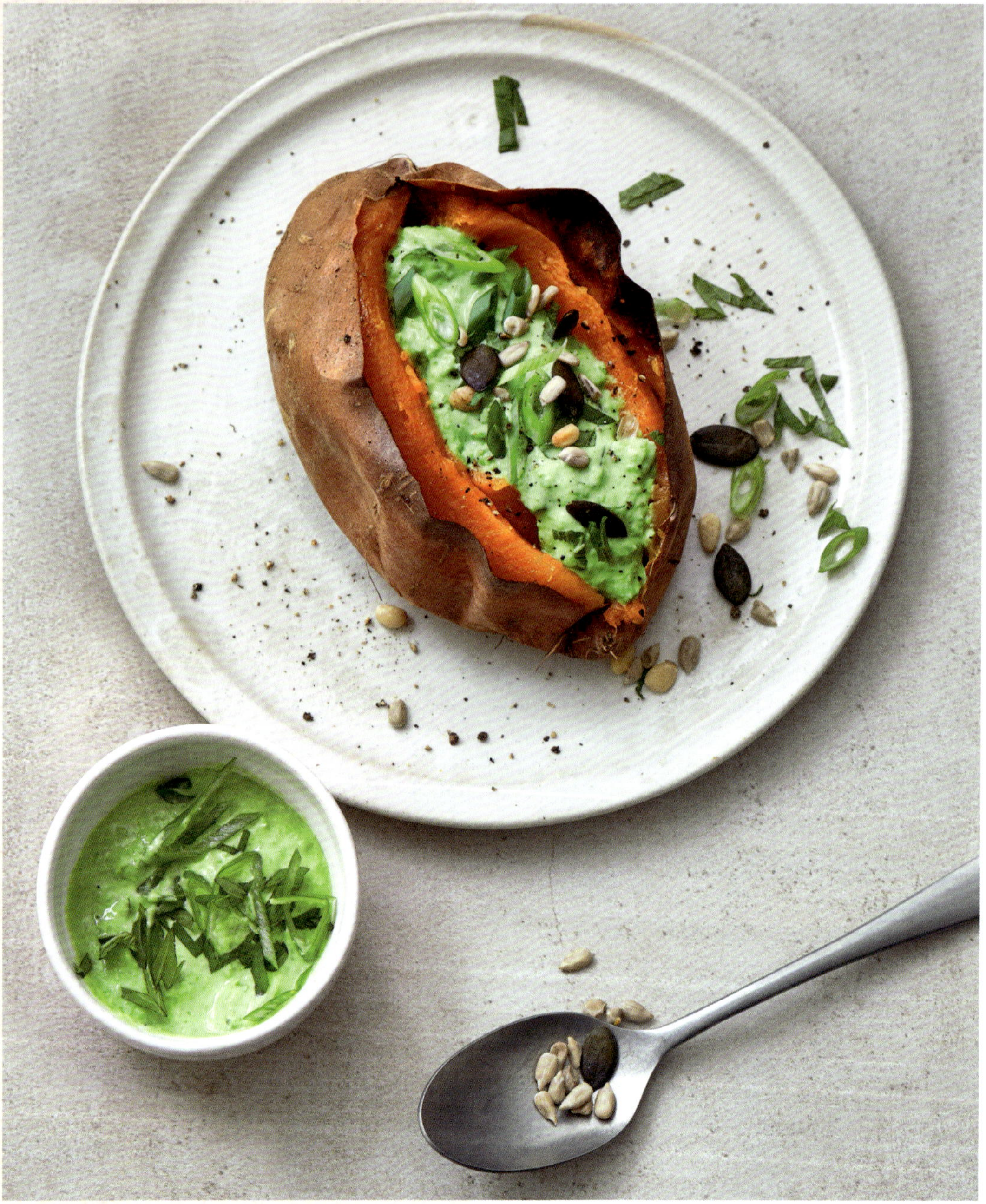

2 Süßkartoffeln (à ca. 300 g)
150 g tiefgekühlte Erbsen
1 Frühlingszwiebel
2 Stiele Minze
30 g Ziegenfrischkäse
1 TL Zitronensaft
Salz, Pfeffer
4 EL Salatkerne-Mix
(z. B. Kürbis-, Sonnenblumen- und Pinienkerne)

FÜR 2 PERSONEN
Zubereitung: 10 Minuten
Garen: 1 Stunde 15 Minuten
Pro Portion: ca. 540 kcal, 19 g EW, 13 g F, 84 g KH

Den Backofen auf 200 °C vorheizen. Die Süßkartoffeln gründlich mit Wasser waschen, rundum mit einer Gabel mehrmals tief einstechen und auf ein Backblech legen. Im Ofen auf der mittleren Schiene 1 bis 1¼ Stunden garen, dabei einmal wenden. Sobald sich die Süßkartoffeln mit einem Messer leicht einstechen lassen und auf Druck weich nachgeben, sind sie gar.

Inzwischen für den Dip die tiefgekühlten Erbsen in einer Schüssel mit kochendem Wasser übergießen und etwa 5 Minuten ziehen lassen. Die Frühlingszwiebel putzen, waschen und in dünne Ringe schneiden. Die Minze waschen, trocken tupfen, die Blätter abzupfen und fein hacken. Die Erbsen in ein Sieb abgießen und gut abtropfen lassen.

In einem hohen Rührbecher Erbsen, Frischkäse und Zitronensaft mit dem Stabmixer fein pürieren, mit Salz und Pfeffer abschmecken. Von Frühlingszwiebel und Minze jeweils ein wenig zum Garnieren beiseitelegen, den Rest unter den Dip heben. Die Kerne in einer Pfanne ohne Fett hell rösten, bis sie duften. Herausnehmen und abkühlen lassen.

Zum Servieren die Süßkartoffeln aus dem Ofen nehmen und auf Teller setzen, längs aufschneiden und das Innere leicht mit einer Gabel aufbrechen. Den Dip darauf verteilen, alles mit beiseitegelegter Minze und Frühlingszwiebelringen garnieren sowie mit dem Kerne-Mix bestreuen.

Mangoldpäckchen
mit Quinoa in Tomatensauce

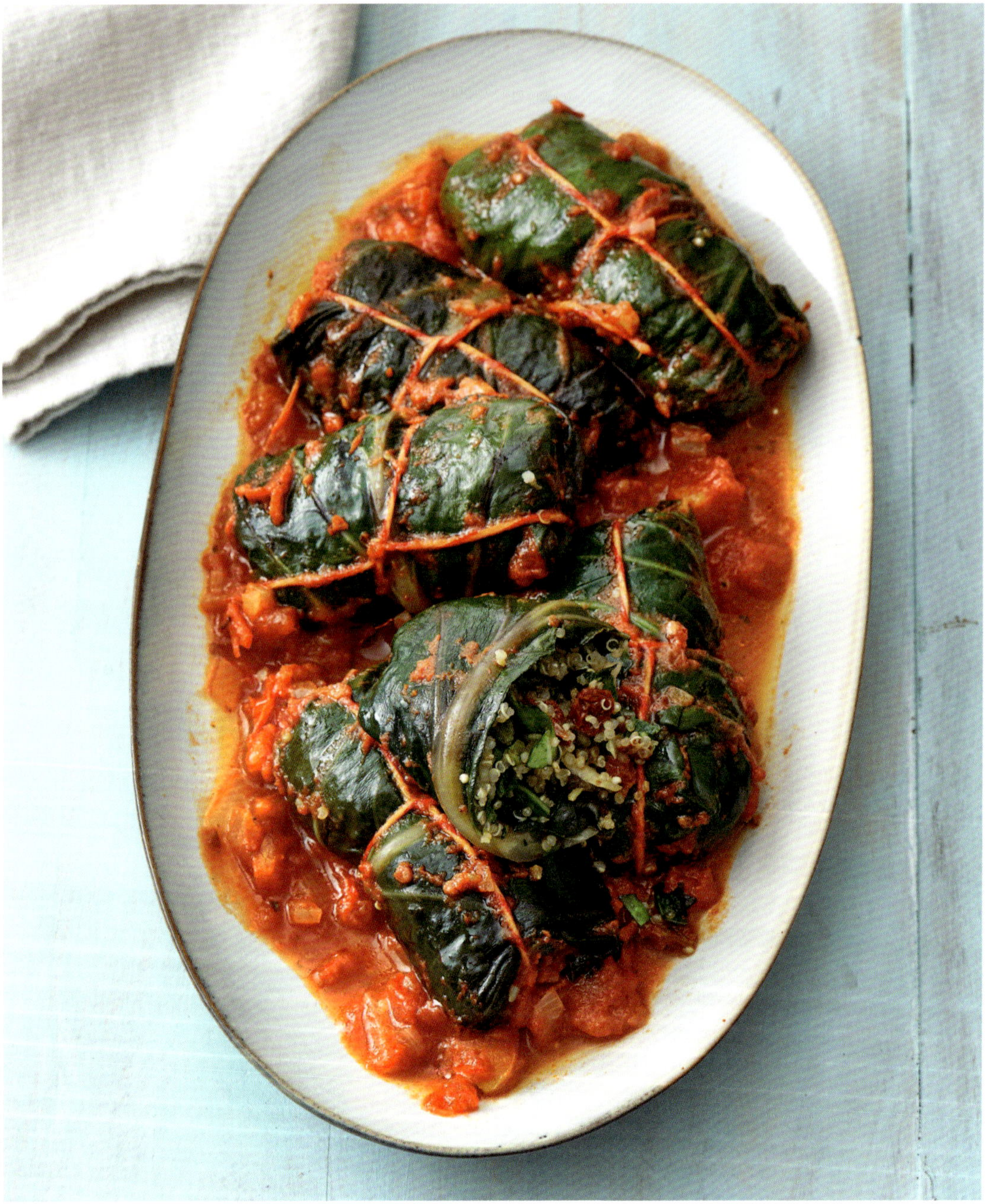

2 Mangoldstauden (ca. 750 g)
2 Zwiebeln
1 Knoblauchzehe
1 EL Olivenöl
1 TL getr. Oregano
1 Dose stückige Tomaten (400 g)
Salz, Pfeffer
Zucker
80 g weiße Quinoa
100 g Pastinaken
50 g getr. Tomaten (in Öl)
½ Bund gehacktes Basilikum

FÜR 2 PERSONEN
Zubereitung: 50 Minuten
Pro Portion: ca. 455 kcal, 15 g EW, 22 g F, 43 g KH

Mangold putzen und waschen. Stiele beiseitelegen. 12 große Blätter in kochendem Wasser 1 bis 2 Minuten blanchieren, herausnehmen und kalt abschrecken. Gut abtropfen lassen und auf einem sauberen Küchentuch ausbreiten. Stiele und übrige kleine Blätter klein schneiden. 1 Zwiebel und Knoblauch schälen, fein würfeln und in einem Topf im Öl kurz andünsten. Oregano, Tomatenstücke und 200 ml Wasser dazugeben und alles mit Salz, Pfeffer und 1 Prise Zucker würzen. Aufkochen und offen etwa 10 Minuten köcheln lassen, warm halten.

Inzwischen Quinoa in einem feinen Sieb heiß abbrausen und in Salzwasser nach Packungsanweisung bissfest garen. Übrige Zwiebel schälen und fein würfeln. Pastinaken putzen, schälen und auf der Gemüsereibe grob raspeln. Die Trockentomaten abtropfen lassen (das Öl dabei auffangen) und klein würfeln. Zwiebel in einem Topf in 2 EL Tomateneinlegeöl andünsten, Pastinaken dazugeben und unter Wenden etwa 5 Minuten kräftig anbraten. Gehackten Mangold hinzufügen, alles noch 2 bis 3 Minuten braten, dann die Trockentomaten dazugeben.

Die Quinoa in ein Sieb abgießen und gut abtropfen lassen, mit Gemüse-Mix und Basilikum verrühren. Die Masse kräftig salzen und pfeffern. Auf jedes Mangoldblatt 1 gehäuften EL Quinoa-Mix geben, die Blattseiten zur Mitte einklappen, das untere Blattende über die Füllung schlagen und die Päckchen kompakt aufrollen. Dann mit Küchengarn fixieren und in der Tomatensauce mit geschlossenem Deckel bei mittlerer Hitze etwa 10 Minuten garen. Zum Servieren die Päckchen mit der Tomatensauce auf Teller verteilen.

FÜR 2 PERSONEN
Zubereitung: 25 Minuten
Pro Portion: ca. 535 kcal, 34 g EW, 25 g F, 45 g KH

150 g Hähnchenbrustfilet
1 Stange Lauch
2 Möhren
15 g Bio-Ingwer
50 g rote Linsen
50 g weiße Quinoa
2 EL Öl
1 TL gemahlene Kurkuma
½ TL gemahlener Kreuzkümmel
¼ TL gemahlener Koriander
1 Dose stückige Tomaten (400 g)
Salz, Pfeffer
½ Bund Koriandergrün
100 ml Kokosmilch
2 TL Zitronensaft

Indischer Linseneintopf
mit Hähnchen

Das Fleisch waschen, trocken tupfen und quer in dünne Streifen schneiden. Lauch putzen, längs halbieren, waschen und in dünne Scheiben schneiden. Möhren putzen, schälen und klein würfeln. Ingwer schälen und fein würfeln. Linsen und Quinoa in einem feinen Sieb abbrausen und abtropfen lassen.

Das Öl in einem Topf erhitzen und das Hähnchenfleisch darin unter Wenden 2 bis 3 Minuten anbraten. Lauch, Möhren und Ingwer hinzufügen und alles unter Wenden 3 bis 4 Minuten anbraten. Die Gewürze darüberstäuben und kurz andünsten.

Die Linsen-Quinoa-Mischung dazugeben, die Tomatenstücke und 400 ml Wasser dazugießen und alles mit Salz und Pfeffer würzen. Den Eintopf aufkochen und mit geschlossenem Deckel etwa 12 Minuten köcheln lassen. Dabei ab und zu umrühren.

Inzwischen das Koriandergrün waschen, trocken tupfen und samt feinen Stielen hacken.

Zum Servieren die Kokosmilch zum Eintopf geben und unterrühren. Den Eintopf nochmals kurz erhitzen und mit Zitronensaft, Salz und Pfeffer abschmecken. Auf tiefe Teller oder Schalen verteilen und mit dem Koriandergrün bestreuen.

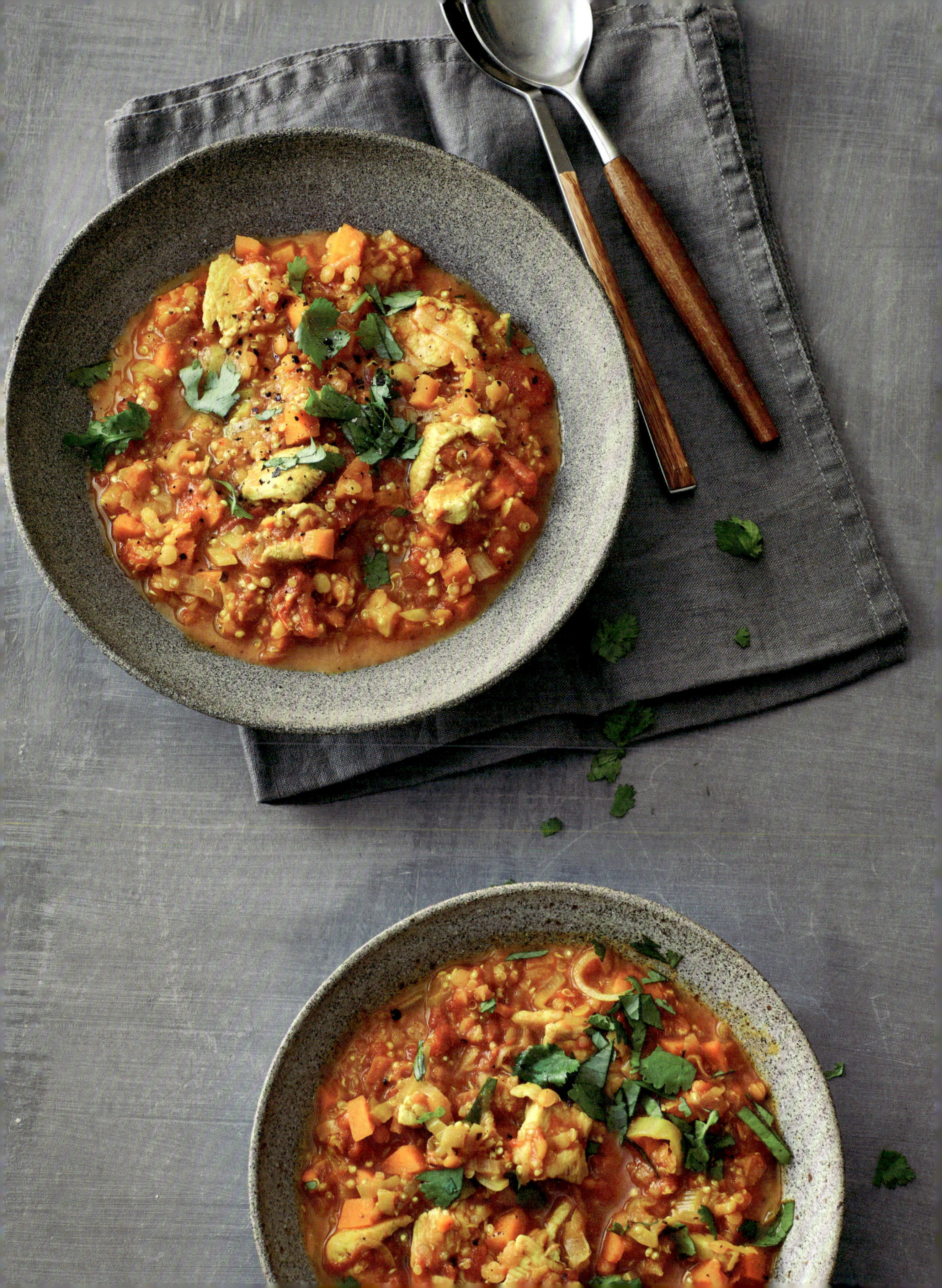

Gebratene Reisnudeln
mit Garnelen und Gemüse

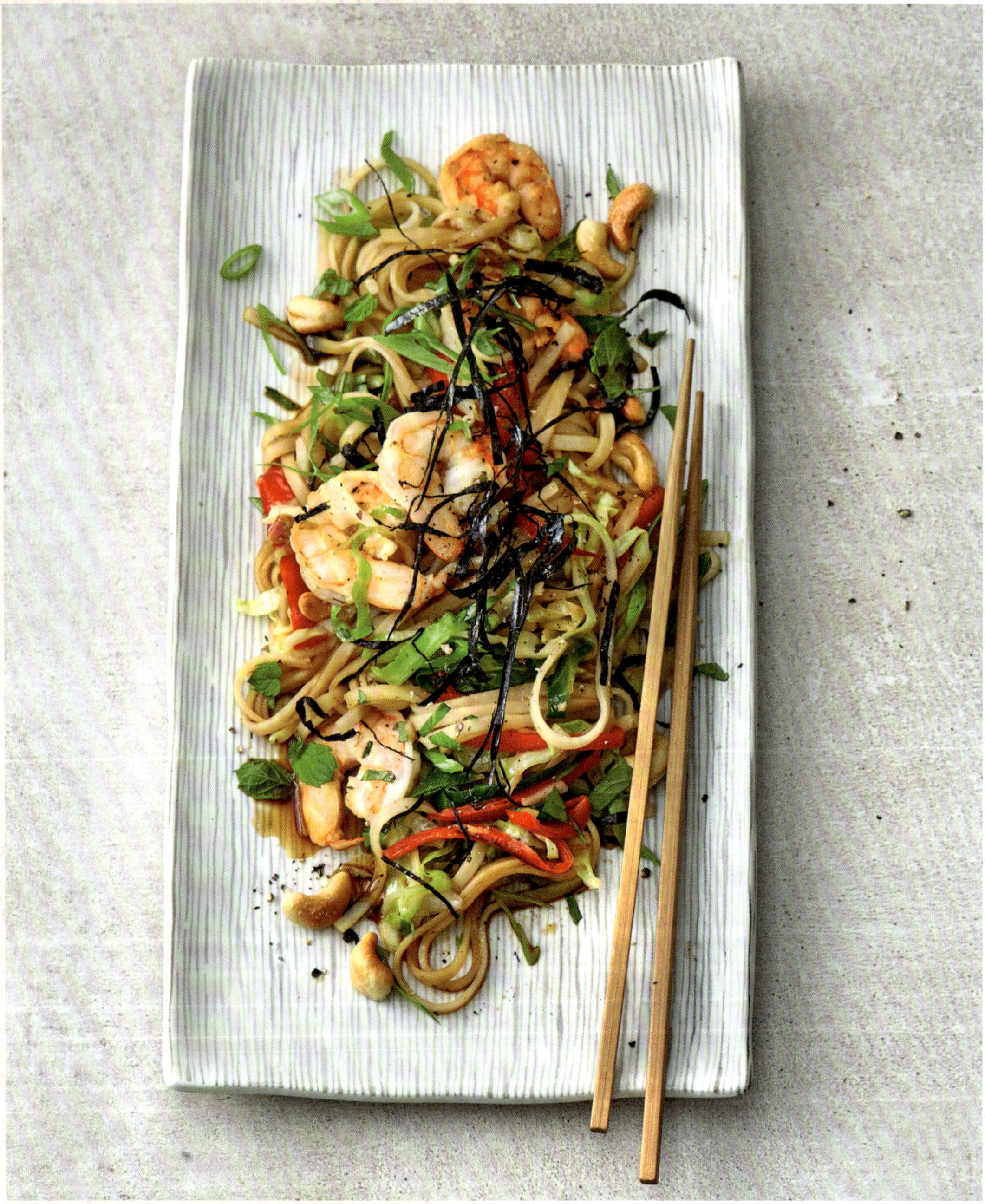

3 Frühlingszwiebeln
15 g Bio-Ingwer
½ Spitzkohl (ca. 400 g)
1 rote Spitzpaprikaschote
200 g rohe Garnelen (küchenfertig; ohne Kopf, geschält)
3–4 EL Tamari (glutenfreie Sojasauce)
2 EL Zitronensaft
2 EL geröstetes Sesamöl
100 g Asia-Vollkorn-Reisnudeln (ersatzweise normale Asia-Reisnudeln)
Salz
25 g Cashewkerne
2 Nori-Algenblätter (à ca. 5 g)
2–3 Stiele Minze
1 EL Olivenöl
Pfeffer

FÜR 2 PERSONEN
Zubereitung: 25 Minuten
Pro Portion: ca. 580 kcal, 34 g EW, 25 g F, 55 g KH

Die Frühlingszwiebeln putzen, waschen und weiße und grüne Teile separat in dünne Ringe schneiden. Ingwer schälen und fein würfeln. Spitzkohl waschen, äußere Blätter entfernen und den Kohl in dünnen Streifen vom harten Strunk schneiden. Paprika längs halbieren, putzen, waschen und in dünne Streifen schneiden. Die Garnelen am Rücken entlang (nicht zu tief) einschneiden und den Darm vorsichtig herausziehen. Garnelen in einem Sieb abbrausen und abtropfen lassen.

Für die Würzsauce Tamari, Zitronensaft und Sesamöl in einer Schüssel verrühren. Die Nudeln in Salzwasser nach Packungsanweisung bissfest garen. Inzwischen die Cashewkerne in einer beschichteten Pfanne ohne Fett hell rösten, herausnehmen und abkühlen lassen. Die Nori-Blätter übereinanderlegen und mit einer Schere in dünne Streifen schneiden. Die Minze waschen, trocken tupfen, die Blätter abzupfen und fein hacken.

Weiße Frühlingszwiebeln und Ingwer in einer Pfanne im Olivenöl kurz andünsten. Spitzkohl und Paprika dazugeben und unter Wenden etwa 5 Minuten braten. Die Nudeln in ein Sieb abgießen und abtropfen lassen, dann samt Garnelen unter das Gemüse mischen. Die Würzsauce dazugießen und alles unter Wenden noch 2 bis 3 Minuten braten.

Zum Servieren alles mit Salz und Pfeffer abschmecken. Die Nudelpfanne auf Teller verteilen und mit Frühlingszwiebelgrün, Nori-Streifen, Minze und Cashewkernen bestreuen.

Gemüsecurry
mit Kokoshirse und Sprossen

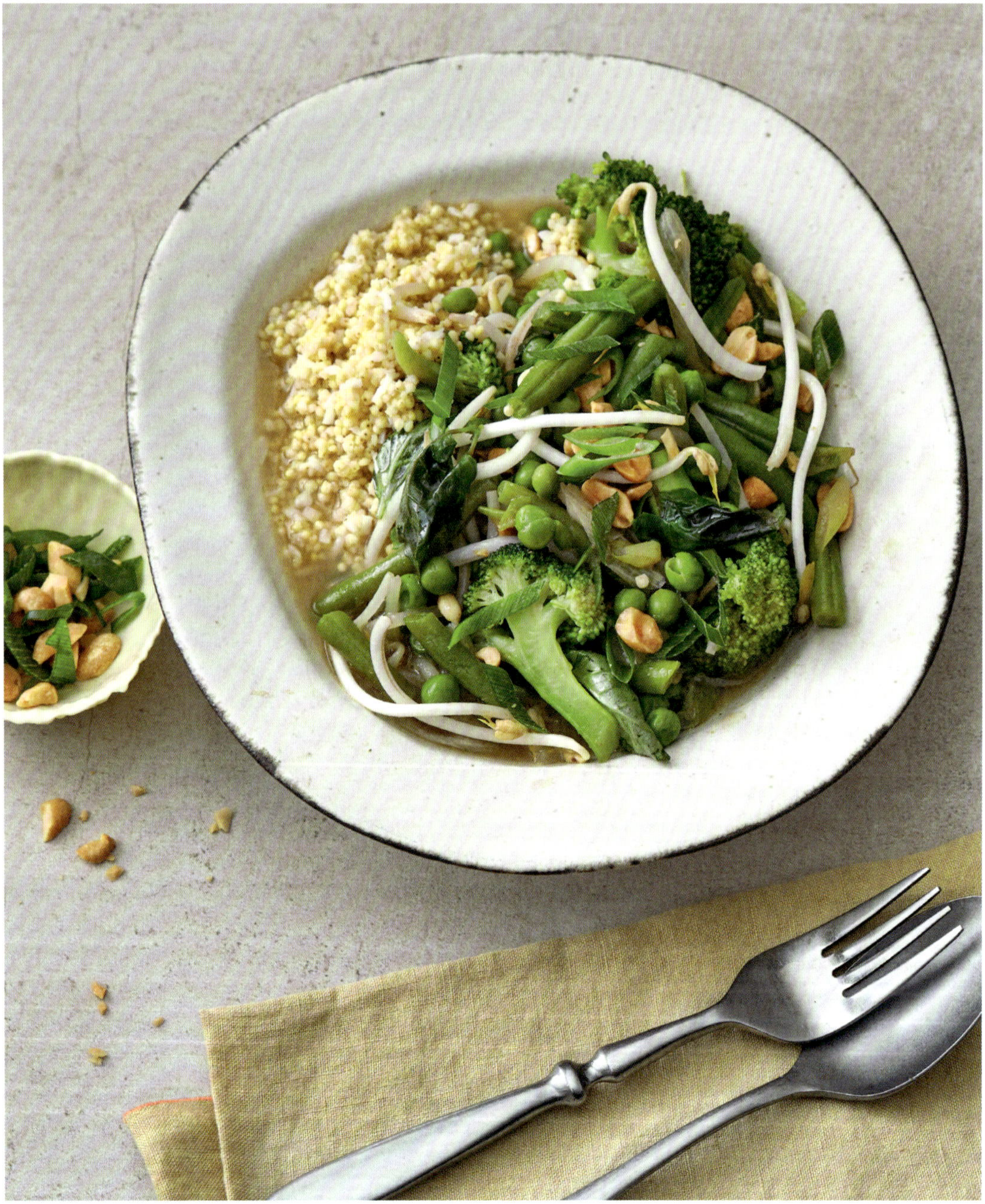

100 g Hirse
Salz
1 EL Kokosraspel
2 Frühlingszwiebeln
50 g Mungobohnensprossen
4 Stiele Thai-Basilikum (ersatzweise normales Basilikum)
2 EL Erdnusskerne
1 EL Rapsöl
2–3 TL vegane grüne Thai-Currypaste
100 ml Kokosmilch
je 125 g tiefgekühlte grüne Bohnen (in Stücken), Erbsen und Brokkoli
1–2 EL Tamari (glutenfreie Sojasauce)
½ TL Kokosblütenzucker
1–2 TL Limettensaft

FÜR 2 PERSONEN
Zubereitung: 40 Minuten
Quellen: 30 Minuten
Pro Portion: ca. 540 kcal, 18 g EW, 28 g F, 55 g KH

Die Hirse in einem feinen Sieb heiß abbrausen und in einem Topf mit 200 ml Wasser, ½ TL Salz und den Kokosraspeln aufkochen. Dann alles mit geschlossenem Deckel etwa 5 Minuten köcheln lassen. Die Hirse vom Herd nehmen und zugedeckt etwa 30 Minuten quellen lassen.

Inzwischen für das Curry die Frühlingszwiebeln putzen, waschen und weiße und grüne Teile separat in dünne Ringe schneiden. Die Sprossen in einem Sieb abbrausen und abtropfen lassen. Das Thai-Basilikum waschen, trocken tupfen und die Blätter abzupfen. Die Erdnüsse in einer Pfanne ohne Fett hell rösten, bis sie duften. Herausnehmen und abkühlen lassen, dann grob hacken.

Das Öl in einem Topf erhitzen und die weißen Frühlingszwiebeln darin andünsten. Die Currypaste dazugeben und 1 bis 2 Minuten andünsten. Kokosmilch und ¼ l Wasser dazugießen, Thai-Basilikum hinzufügen und alles aufkochen. Die tiefgekühlten Bohnen, Erbsen und Brokkoli dazugeben und alles mit geschlossenem Deckel bei mittlerer Hitze 8 bis 10 Minuten köcheln lassen.

Anschließend die Sprossen hinzufügen und kurz im Curry erwärmen, alles mit Tamari, Zucker, Limettensaft und Salz abschmecken. Zum Servieren die Kokoshirse mit einer Gabel auflockern und auf Schalen verteilen. Das Curry darauf anrichten und mit Erdnüssen und Frühlingszwiebelgrün bestreuen.

Italo-Cracker
aus Leinsamenteig

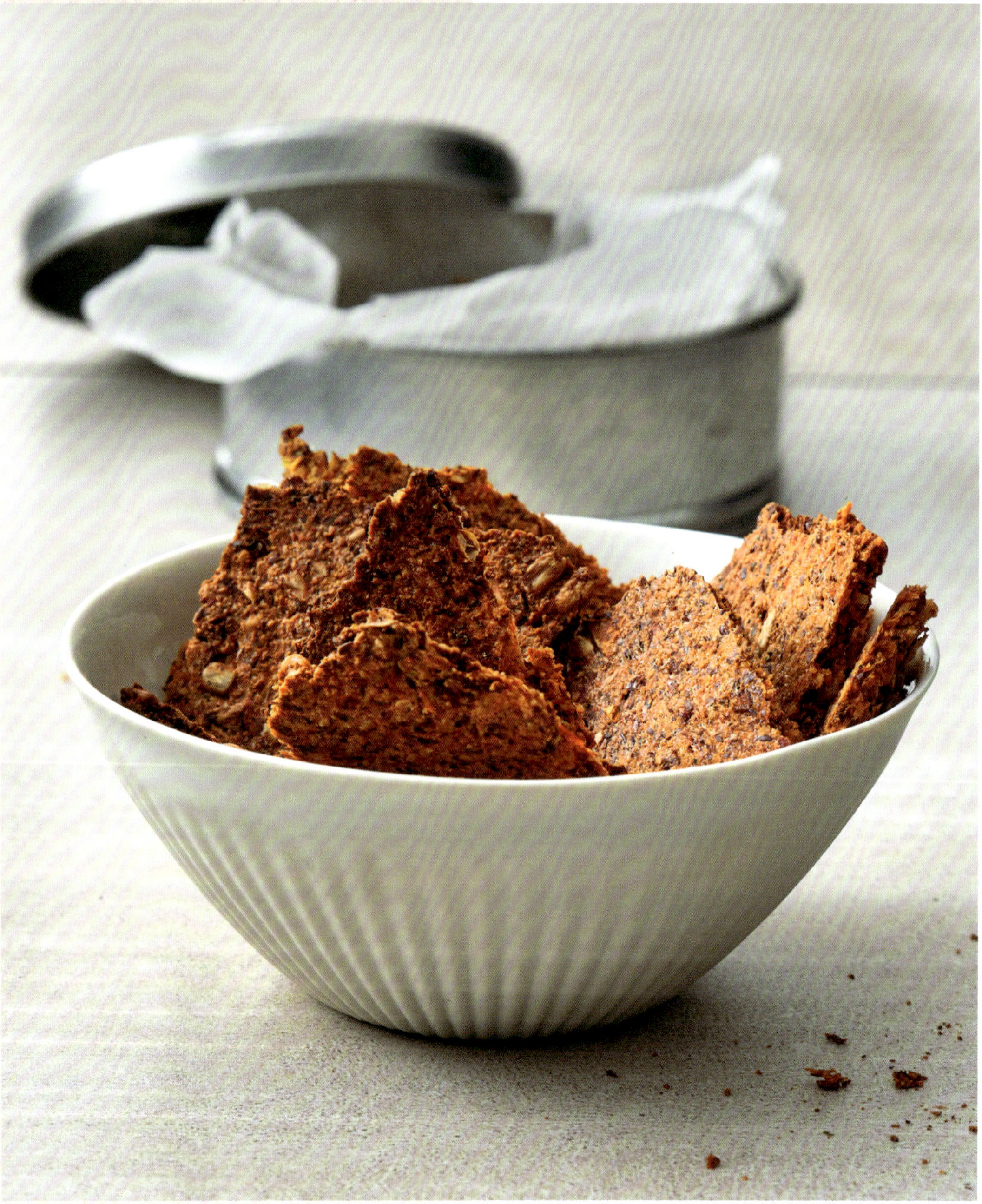

75 g getr. Tomaten
50 g Mandeln
80 g geschroteter Leinsamen
1 Knoblauchzehe
50 g Möhre
1 EL Zitronensaft
40 g Sonnenblumenkerne
Salz
½ TL edelsüßes Paprikapulver
½ TL getr. Oregano

FÜR CA. 20 STÜCK
Zubereitung: 15 Minuten
Einweichen: 12 Stunden, über Nacht
Backen: 1 Stunde
Pro Stück: ca. 40 kcal, 2 g EW, 3 g F, 1 g KH

Am Vortag die Trockentomaten grob hacken und mit Wasser bedeckt etwa 12 Stunden, am besten über Nacht, einweichen. Mandeln und 40 g Leinsamen ebenfalls mit Wasser bedeckt über Nacht einweichen.

Am nächsten Tag den Backofen auf 130 °C (Umluft) vorheizen. Ein Backblech mit Backpapier belegen. Die Tomaten in ein Sieb abgießen und mit den Händen gut ausdrücken. Den Mandel-Leinsamen-Mix in ein Sieb abgießen und gut abtropfen lassen (die glibberige Masse vom Leinsamen ebenfalls verwenden!). Knoblauch schälen und halbieren. Möhre putzen, schälen und in grobe Stücke schneiden. Alle eingeweichten Zutaten mit Knoblauch, Möhre und Zitronensaft im Mixer fein pürieren. Dann Sonnenblumenkerne und übrige Leinsamen dazugeben und kurz mitpürieren, sodass sie noch etwas stückig bleiben. Die Masse mit ½ TL Salz, Paprikapulver und Oregano würzen.

Die Masse auf dem Blech gleichmäßig 2 bis 3 mm dünn verstreichen und im Ofen auf der mittleren Schiene 35 bis 40 Minuten backen, bis sie sich leicht vom Backpapier lösen lässt. Die komplette Platte mithilfe des Papiers wenden, das Papier vorsichtig abziehen. Die Platte im Ofen noch 15 bis 20 Minuten knusprig backen. Aus dem Ofen nehmen und abkühlen lassen. Die Cracker-Platte in etwa 20 Stücke brechen und in einer luftdicht verschließbaren Box aufbewahren.

FÜR 12 STÜCK
Zubereitung: 10 Minuten
Kühlen: 15 Minuten
Pro Stück: ca. 110 kcal, 1 g EW, 10 g F, 2 g KH

125 g ungesüßtes Kokosmus (Creamed Coconut)
25 g getr. Soft-Aprikosen
15 g geschälte Hanfsamen
25 g geschroteter Leinsamen
25 g entöltes Mandelmehl
1–2 TL Zitronensaft
Kokosraspel und ungesüßtes Kakaopulver zum Wälzen

Energy Balls

mit Hanfsamen und Kokos

Alle Zutaten – bis auf Kokosraspel und Kakaopulver – im Mixer zu einer glatten Masse verarbeiten. Im Kühlschrank zugedeckt etwa 15 Minuten durchziehen lassen.

Aus der Masse 12 Portionen (à ca. 1 gehäufter TL) abnehmen und mit angefeuchteten Händen zu einer Kugel rollen. 6 Kugeln in den Kokosraspeln, den Rest rundum im Kakaopulver wälzen.

Die Energy Balls im Kühlschrank in einer verschlossenen Dose aufbewahren. So halten sie sich mindestens 10 Tage. Zum Servieren etwa 5 Minuten Zimmertemperatur annehmen lassen.

Hormon-Tipp

Haben Sie keine Angst vor Fett! Unser Körper benötigt es dringend, um Hormone produzieren zu können. Außerdem ist Fett wichtig, damit wir Sättigung verspüren. Entscheidend ist allerdings, dass Sie – wie hier für die Energy Balls – auf hochwertiges Fett setzen: beispielsweise aus Nüssen, Samen und Mandeln. Das unterstützt unseren Körper dabei, ins Hormongleichgewicht zu kommen.

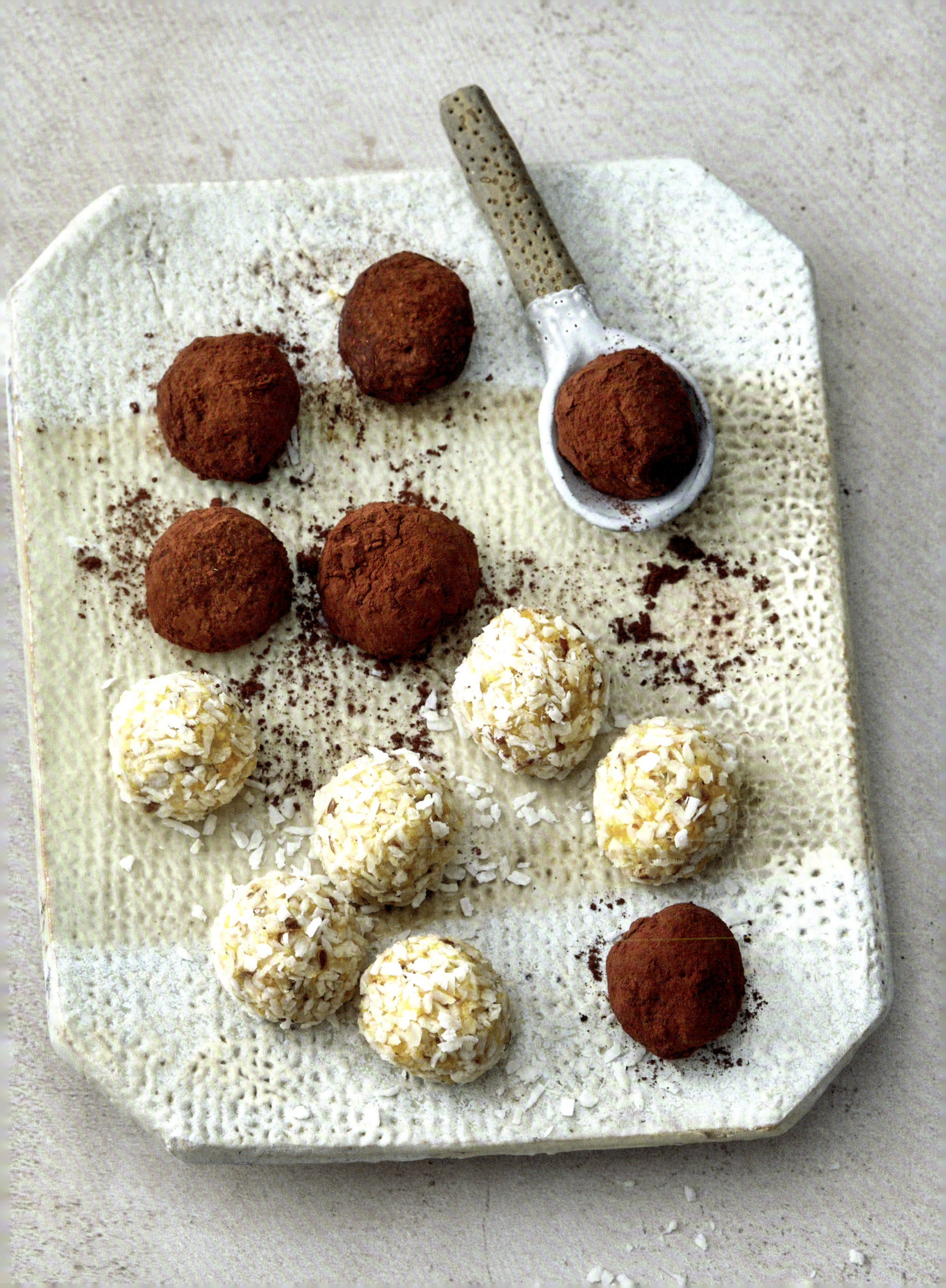

FÜR 2 PERSONEN
Zubereitung: 15 Minuten
Pro Portion: ca. 140 kcal, 3 g EW, 9 g F, 12 g KH

- 20 g Bio-Ingwer
- ½ l ungesüßter Mandeldrink
- ½ Zimtstange
- 3 Tropfen natürlicher Vanilleextrakt
- 1 TL gemahlene Kurkuma
- 20 g ungesüßtes Mandelmus
- 1 TL Ahornsirup

Goldene Mandelmilch

Den Ingwer schälen und in Scheiben schneiden. Den Mandeldrink in einen Topf geben. Ingwerscheiben, Zimtstange, Vanilleextrakt und Kurkuma hinzufügen.

Den gewürzten Mandeldrink einmal kurz aufkochen und mit halb geschlossenem Deckel bei schwacher Hitze etwa 10 Minuten sehr sanft köcheln lassen.

Anschließend Ingwer und Zimtstange mit einem Schaumlöffel aus der Mandelmilch entfernen. Das Mandelmus und den Ahornsirup dazugeben und unter Rühren in der Milch auflösen. Die goldene Milch auf Tassen verteilen und warm servieren.

Hormon-Tipp

Die goldene Mandelmilch hat durch die Aromen der Gewürze eine beruhigende Wirkung, die Ihnen hilft abzuschalten. Sie ist also ideal für eine kleine Auszeit in stressigen Zeiten: Kommen Sie für einen Moment zur Ruhe, schalten Sie äußere Störfaktoren aus und genießen Sie die warme Milch Schluck für Schluck. Das reduziert die Produktion von Stresshormonen.

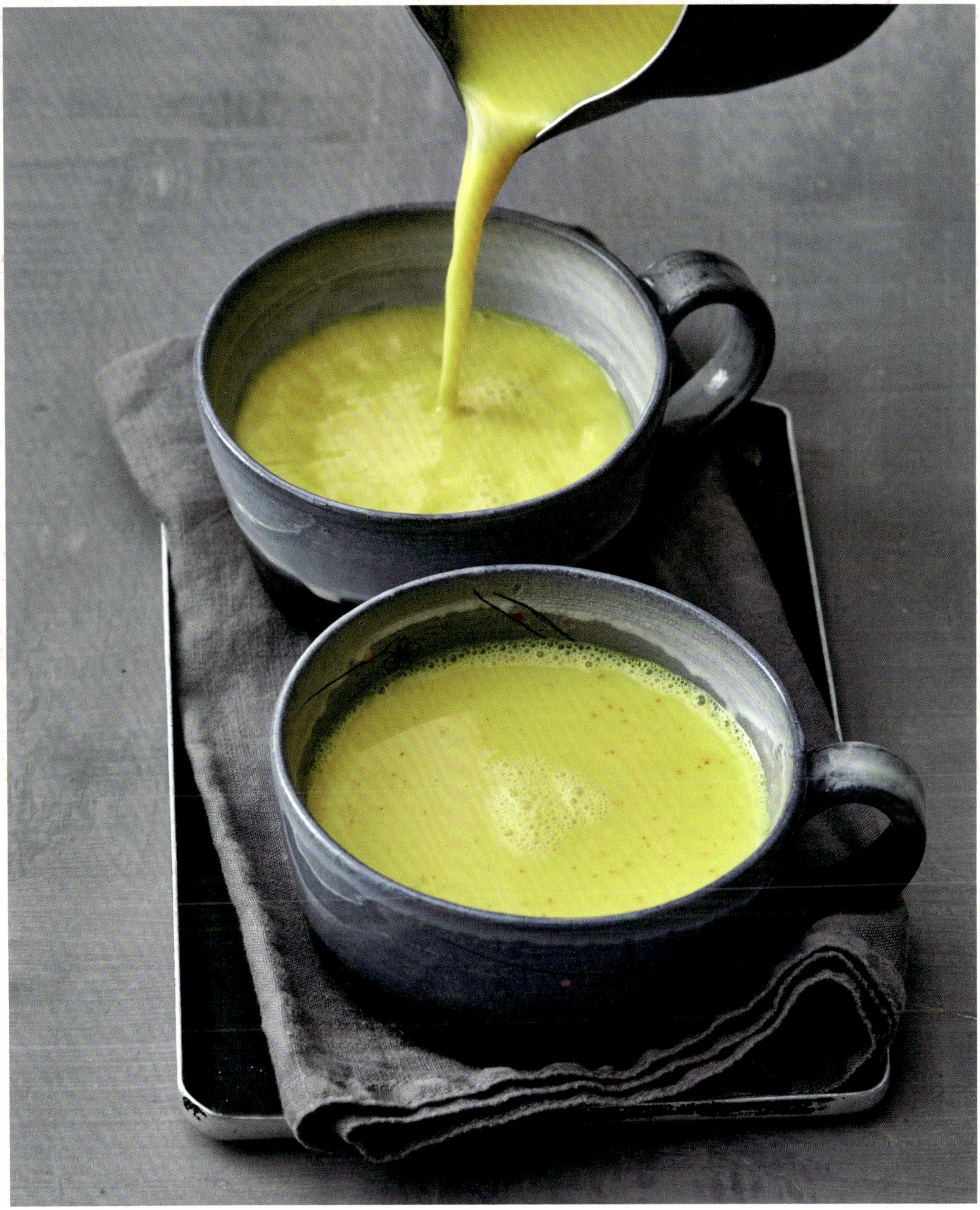

Green Smoothies

Fix gemixt schmecken die Power-Mischungen als kleiner Snack zwischendurch, können aber auch eine Mahlzeit ersetzen. Durch reichlich Gemüse und andere nährstoffreiche Zutaten stecken sie voller gesunder Inhaltsstoffe und helfen so dabei, in Balance zu kommen.

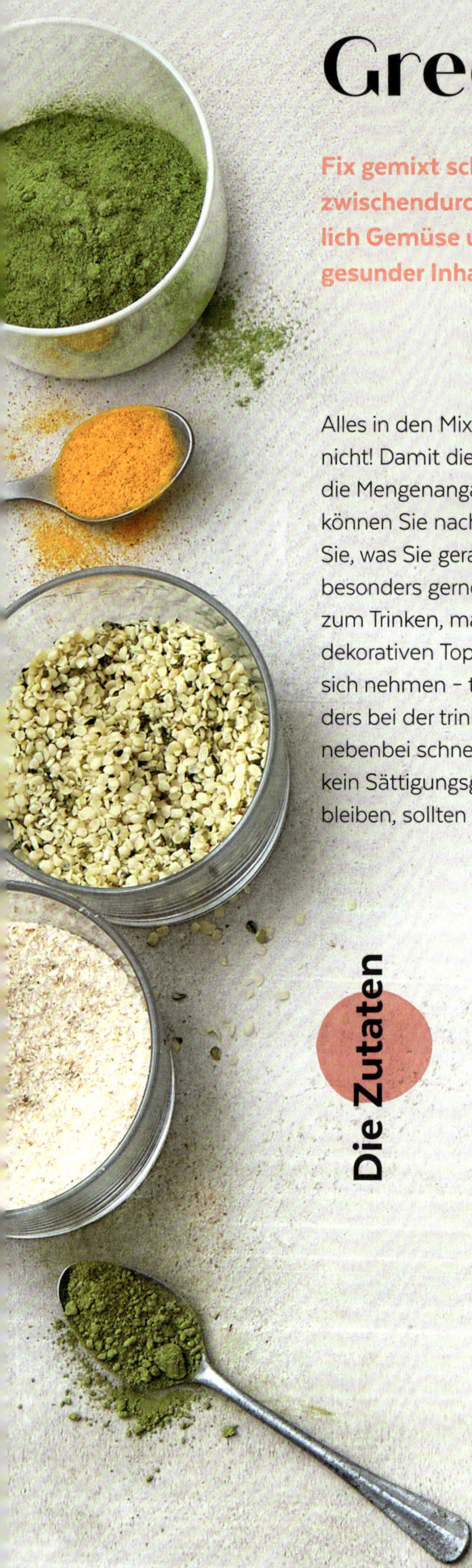

Das Prinzip

Alles in den Mixer werfen und draufdrücken – einfacher geht es nicht! Damit die Mischung stimmt, sollten Sie sich möglichst an die Mengenangaben im Grundrezept rechts halten. Ansonsten können Sie nach Lust und Laune experimentieren: Verwenden Sie, was Sie gerade da haben, was jetzt Saison hat oder was Sie besonders gerne mögen. Machen Sie den Smoothie mal flüssig zum Trinken, mal dickflüssig zum Löffeln und richten Sie ihn mit dekorativen Toppings als Smoothie-Bowl an. Egal, wie Sie ihn zu sich nehmen – tun Sie es langsam und bewusst. Das ist besonders bei der trinkbaren Variante wichtig. Wenn Sie den Smoothie nebenbei schnell wegschlürfen, stellt sich trotz Kalorienaufnahme kein Sättigungsgefühl ein. Damit alle Nährstoffe optimal erhalten bleiben, sollten Sie den Smoothie nicht lange stehen lassen.

Die Zutaten

Gemüse, Salat, Kräuter

Reichlich Grünzeug ist für die schöne Farbe des Smoothies verantwortlich und für seine tolle gesundheitliche Wirkung. Denn mit vielen Vitaminen, Mineral- und sekundären Pflanzenstoffen unterstützt er den Körper bei der Ausscheidung von Giften, hilft dem Verdauungssystem, unterstützt die Abwehrkräfte und schenkt neue Energie. Zarte Stiele unbedingt mitverwenden!

⟶ **z. B. junger Spinat/Grünkohl, Feldsalat, Rucola, Endivien und Blattsalate, Chicorée, Staudensellerie, Salatgurke, Basilikum, Petersilie, Koriandergrün**

Obst

Verleiht dem Smoothie natürliche Süße und viele Vitamine. Nicht zu viel süßes Obst verwenden, sonst wird der Smoothie zu zuckerreich!

⟶ **z. B. Beeren, Banane, Apfel, Orange, Mango**

Eiweißreiches

Regt den Stoffwechsel an, tut den Muskeln gut und erhöht den Sättigungseffekt.
⟶ **z. B. Joghurt oder Quark aus Ziegen- oder Schafsmilch, Nüsse, Kerne wie Sonnenblumenkerne oder Hanfsamen, Nussmus, pflanzliche Joghurt- und Quarkalternativen**

Gesunde Fette

Wichtig für ein gesundes Hormongleichgewicht und einen optimalen Stoffwechsel.
⟶ **z. B. Nüsse, Kerne, Nussmuse, Avocado, Kokosöl, kalt gepresste Öle wie Nuss- oder Leinöl**

Flüssigkeit

Erleichtert das Pürieren. Je nachdem, wie viel Sie dazugeben, lässt sich der Smoothie trinken oder löffeln.
⟶ **z. B. Wasser, ungesüßtes Kokoswasser, Pflanzendrinks**

Extras

Sie verleihen den Smoothies Aroma und Extrawirkungen wie die Anregung des Stoffwechsels oder der Verdauung.
⟶ **z. B. Gewürze wie Zimt, Vanille, Kurkuma, Rohkakao oder Ingwer; Ballaststoffreiches wie Flohsamenschalen; Superfoods in Pulverform wie Maca, Chlorella, Spirulina, Gerstengras oder Matcha; Nahrungszusätze wie Kollagen**

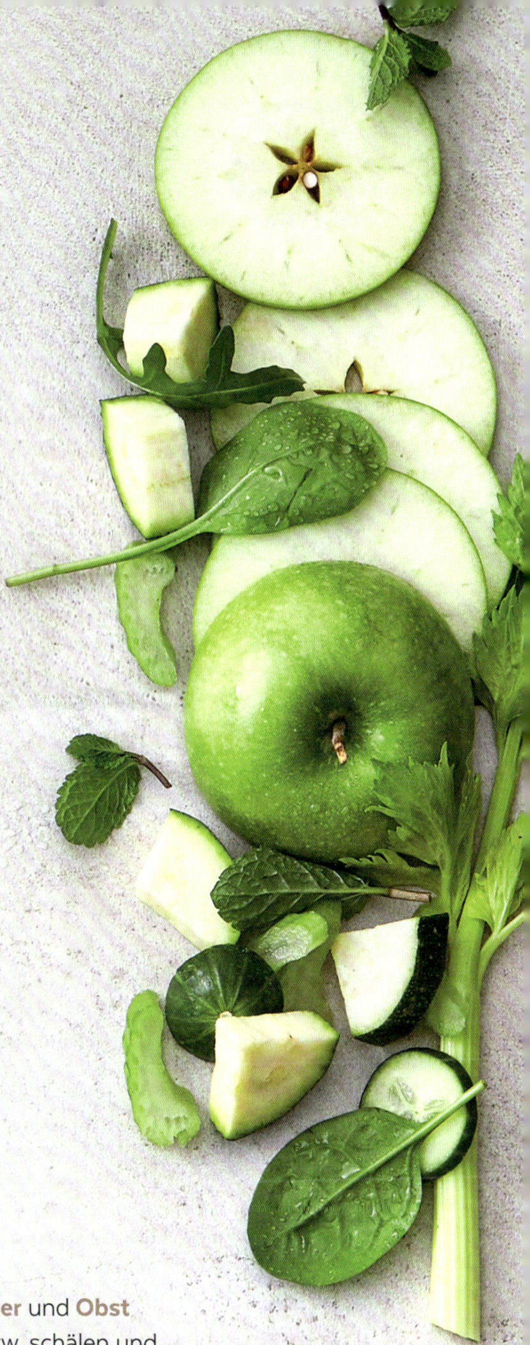

Das Grundrezept

Basic-Smoothie

Zubereitung: 10 Minuten

Für 1 Portion etwa **250 g Gemüse, Salat, Kräuter** und **Obst** (davon maximal 75 g Obst) putzen, waschen bzw. schälen und grob zerkleinern. **5 g Ingwer** schälen. Alles mit **1 EL geschrotetem Leinsamen** oder **geschältem Hanfsamen** und **150 bis 250 ml Flüssigkeit** im Mixer cremig pürieren. Den Smoothie sofort servieren und langsam trinken oder löffeln.

Pro Portion: ca. 100 kcal, 7 g EW, 4 g F, 8 g KH

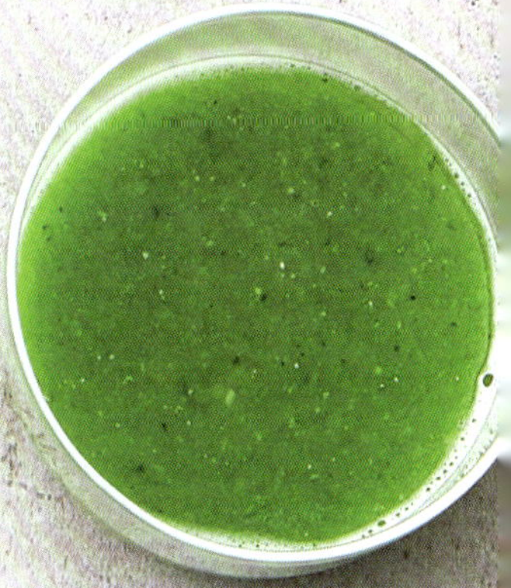

4 Richtige
für jede Gelegenheit

Und welcher Smoothie ist Ihr Liebling? Wählen Sie einfach die Variante, die am besten zu Ihren Bedürfnissen passt. Egal, was Sie bevorzugen, alle Smoothies sind für 1 Portion berechnet und in 10 Minuten gemixt.

Detox-Wunder

100 g jungen Spinat verlesen, waschen und trocken schleudern, dabei grobe Stiele entfernen. **75 g Salatgurke** putzen, waschen und grob schneiden. **½ grünen Apfel** waschen, halbieren und entkernen. **½ Zitrone** und **5 g Ingwer** schälen. Die vorbereiteten Zutaten mit **1 TL geschälten Hanfsamen, ⅛ TL Spirulinapulver** und **1 Msp. Gerstengraspulver** sowie mit etwa **¼ l kaltem Wasser** in einen leistungsstarken Mixer geben und fein pürieren.

Pro Portion: ca. 150 kcal, 8 g EW, 4 g F, 17 g KH

Abwehr-Booster

100 g jungen Grünkohl waschen, trocken tupfen und grob zerkleinern. **75 g Staudensellerie** putzen, waschen und in Stücke schneiden. **50 g Mangofruchtfleisch** ggf. schälen. **½ Limette** schälen. Alles mit **1 EL Sonnenblumenkernen** und **½ TL gemahlener Kurkuma** sowie etwa **¼ l kaltem Wasser** in einen leistungsstarken Mixer geben und fein pürieren.

Pro Portion: ca. 145 kcal, 8 g EW, 4 g F, 17 g KH

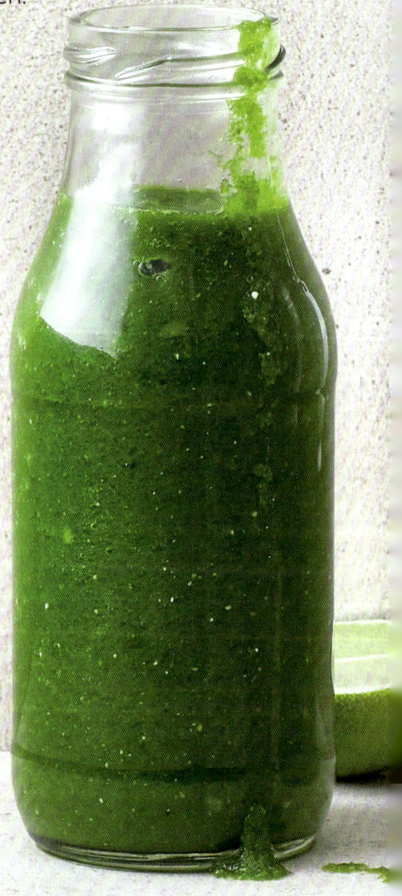

Schönheits-Elixier

100 g Feldsalat verlesen, waschen und trocken schleudern. **75 g Salatgurke** putzen, waschen und grob schneiden. **1 kleine reife Banane** schälen. Alles mit **50 g Ziegenquark, 1 EL geschälten Hanfsamen, 1 TL Zitronensaft** und **1 TL Kollagenpulver** sowie mit **200 ml Wasser** in einen leistungsstarken Mixer geben und cremig pürieren.

Pro Portion: ca. 215 kcal, 12 g EW, 10 g F, 19 g KH

Fit-Macher

50 g jungen Spinat verlesen, waschen und trocken schleudern, dabei grobe Stiele entfernen. **Je 50 g Endiviensalat und Staudensellerie** putzen und waschen. Alles mit **75 g tiefgekühlten Himbeeren, 1 TL Maca-Pulver** und **1 Msp. Chlorellapulver** sowie **300 ml Wasser** in einen leistungsstarken Mixer geben und cremig pürieren.

Pro Portion: ca. 50 kcal, 3 g EW, 8 g F, 5 g KH

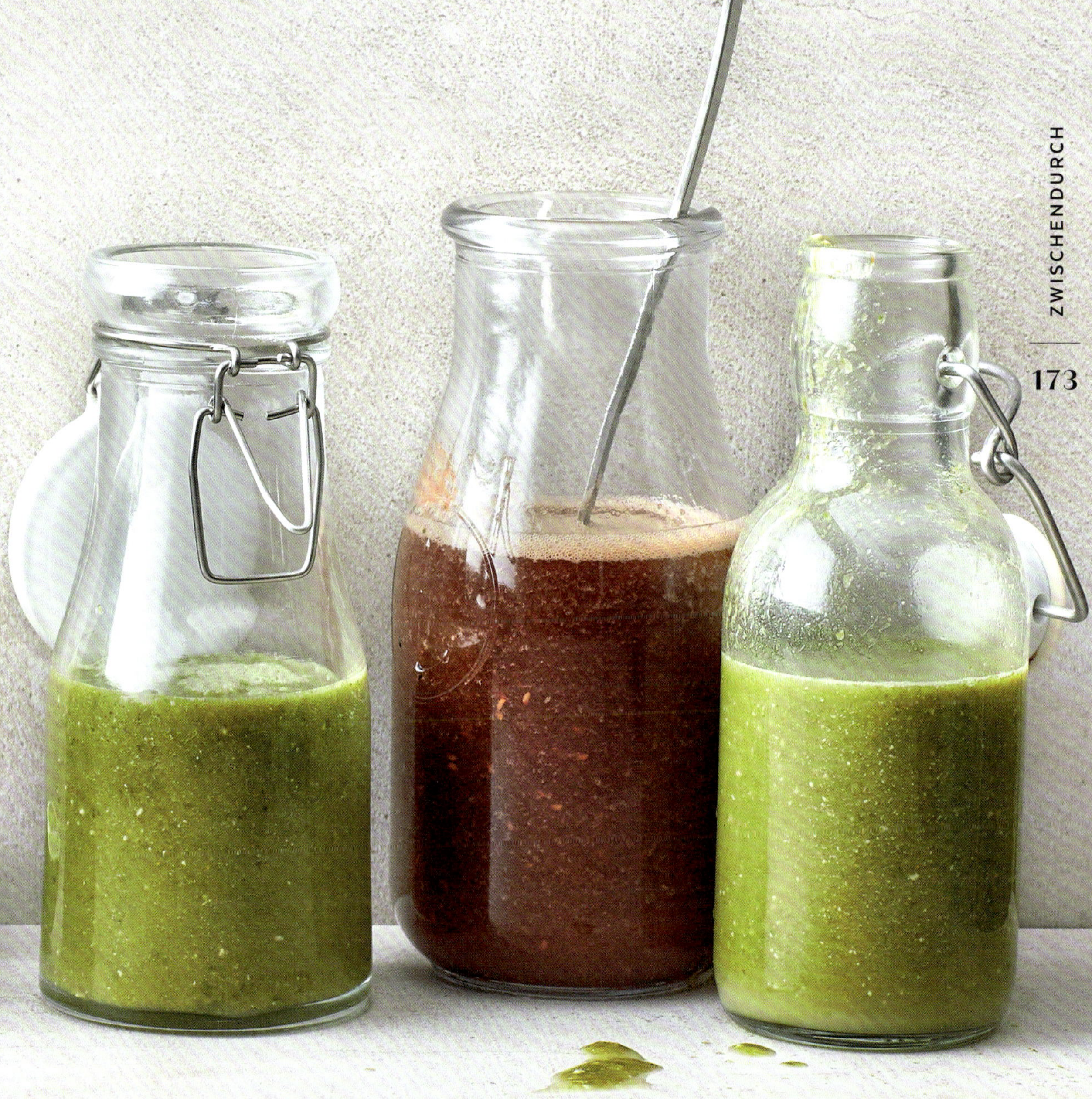

Avocado-Eis am Stiel

mit Kokos-Schoko-Überzug

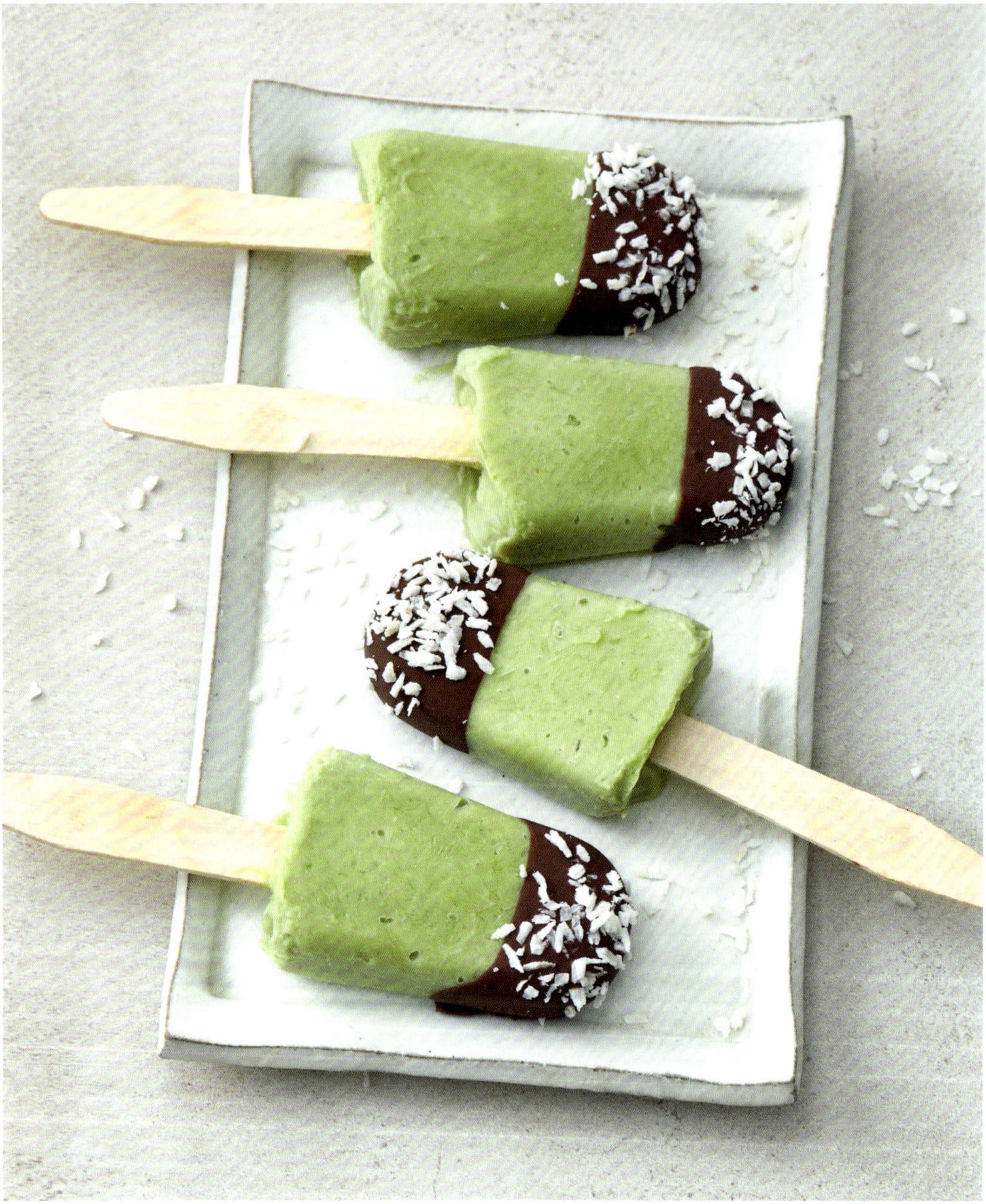

1 reife Avocado (ca. 260 g)
200 ml ungesüßtes Kokoswasser
3 TL Ahornsirup
3–4 EL Zitronensaft
3–4 Tropfen natürlicher Vanilleextrakt

50 g vegane Zartbitterschokolade (mind. 70 % Kakaoanteil)
2 TL natives Kokosöl
10 g Kokosraspel

FÜR 6 EIS-AM-STIEL-FÖRMCHEN (À CA. 80 ML INHALT)
Zubereitung: 10 Minuten
Tiefgefrieren: 5 Stunden
Pro Stück: ca. 120 kcal, 1 g EW, 10 g F, 7 g KH

Die Avocado halbieren, den Stein entfernen und das Fruchtfleisch aus den Schalen lösen. Das Avocadofruchtfleisch mit Kokoswasser, Ahornsirup, Zitronensaft und Vanilleextrakt im Mixer cremig pürieren. Die Masse auf die Eisförmchen verteilen, die Eisstiele hineinstecken und das Eis mindestens 5 Stunden tiefgefrieren.

Zum Servieren die Schokolade grob hacken und mit dem Kokosöl in einer Metallschüssel über dem heißen Wasserbad unter Rühren schmelzen. Vom Wasserbad nehmen und kurz abkühlen lassen. Die Eisförmchen kurz unter heißes Wasser halten. Das Eis jeweils aus dem Förmchen lösen und mit dem oberen Drittel in die flüssige Schokolade tauchen. Sofort mit Kokosraspeln bestreuen und servieren.

Tipp

Das Eis portionsweise entnehmen und jeweils frisch mit Schokolade überziehen. Praktisch dazu: Die Schokolade in einem Schraubglas schmelzen, nach der Verwendung wieder festwerden lassen und im verschlossenen Schraubglas aufbewahren. So ist sie mehrere Wochen haltbar und kann nach Bedarf wieder erhitzt werden.

FÜR 2 PERSONEN
Zubereitung: 15 Minuten
Pro Portion: ca. 190 kcal, 4 g EW, 14 g F, 11 KH

250 g gemischte tiefgekühlte Beeren
100 ml Kokosmilch
1 TL Kokosblütenzucker
2 TL Pistazienkerne

Schnelles Beereneis
mit Pistazien

Die tiefgekühlten Beeren in den Mixer geben. Die Kokosmilch und den Kokosblütenzucker hinzufügen und alles etwa 5 Minuten antauen lassen.

Inzwischen die Pistazien in einer Pfanne ohne Fett hell rösten, bis sie duften. Sofort herausnehmen und abkühlen lassen, dann grob hacken.

Die Beerenmischung im Mixer so lange fein pürieren, bis eine cremige Masse entstanden ist. Das Eis auf Dessertschalen verteilen und mit den gehackten Pisatzien bestreuen.

Hormon-Tipp

Chronische Entzündungen im Körper stören unser Hormongleichgewicht massiv. Beeren können dem entgegenwirken, denn sie sind besonders reich an Antioxidantien und Anthocyanen - sogenannten sekundären Pflanzenstoffen, die Entzündungen im Körper bekämpfen. Zudem zählen fast alle Beeren zu den besonders zuckerarmen Früchten - perfekt für blutzuckerfreundliche Snacks oder Desserts.

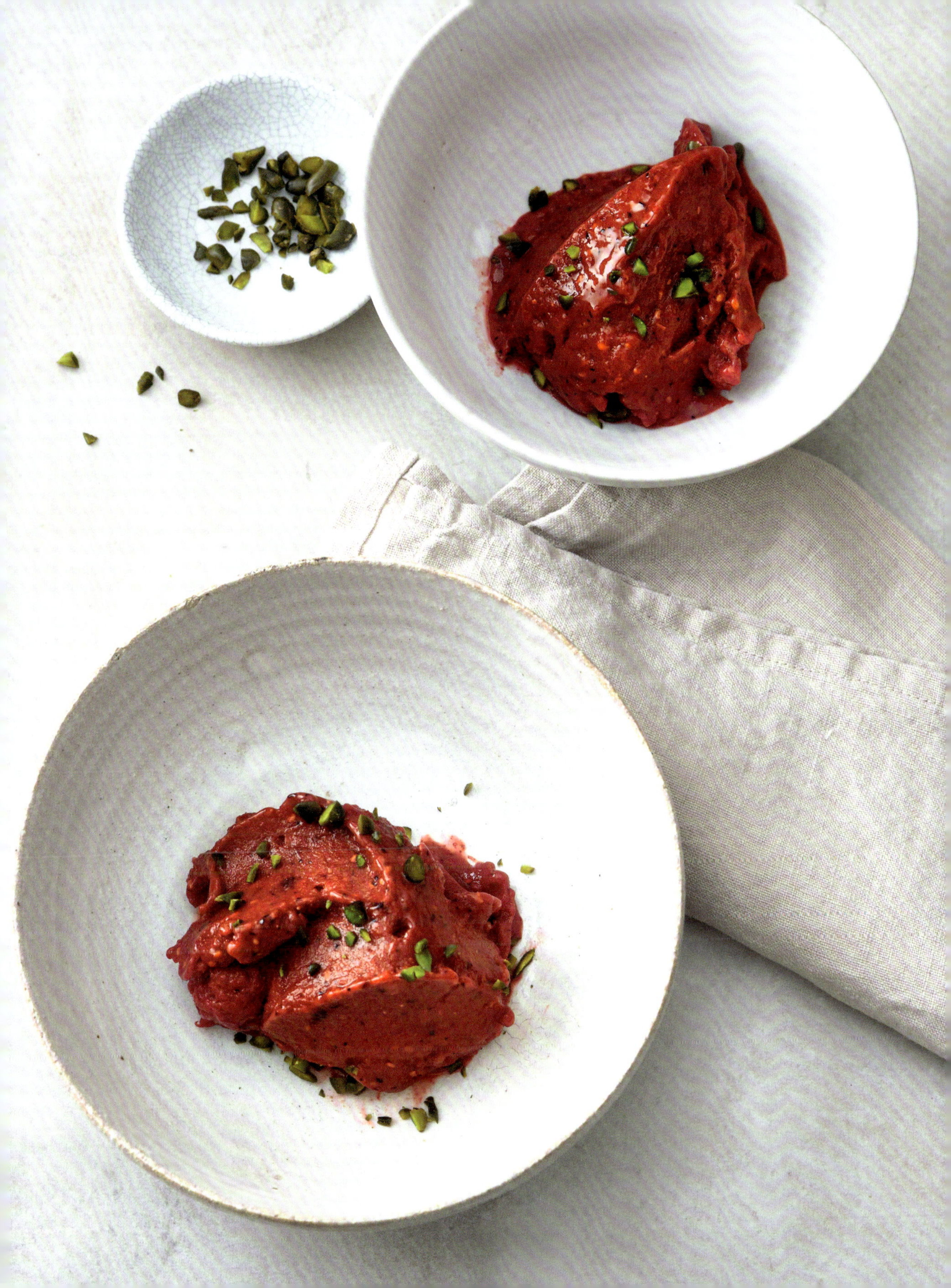

Sachregister

Rezeptregister

vegetarisch vegan glutenfrei laktosefrei Vorrat max. 20 Minuten

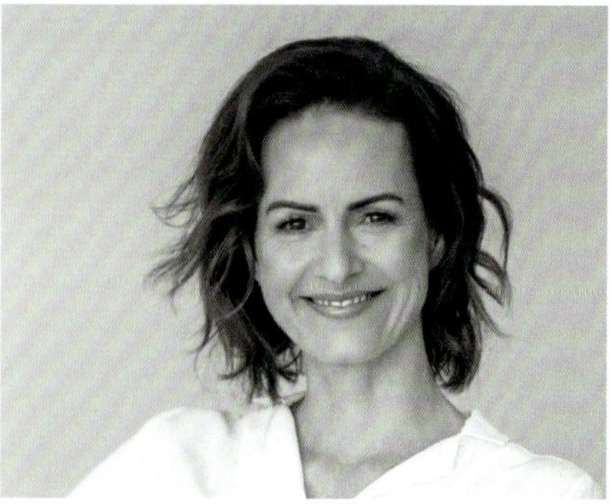

ZUR AUTORIN

Rabea Kieß ist zertifizierter Hormone Health Coach, Expertin für Frauenheilkunde und Host des „Hormon Reset Podcast". In ihren Vorträgen, Beratungen und Online-Programmen unterstützt sie Frauen mit Hormon-, Zyklus- und Wechseljahresbeschwerden, ihren Hormonhaushalt aus eigener Kraft und auf natürlichem Weg wieder ins Gleichgewicht zu bringen.

Website: www.rabea-kiess.de
Instagram: www.instagram.com/rabea.kiess.hormoncoach/

Weitere Bücher der Autorin:

→ Hormon-Balance ab 40

IMPRESSUM

Hinter jedem tollen Buch steckt ein starkes Team

Projektleitung: *Kathrin Ullerich*
Redaktionelle Mitarbeit und Rezepte: *Inga Pfannebecker*
Lektorat: *Kathrin Gritschneder*
Rezepte: *Inga Pfannebecker*
Grafische Gestaltung: *Julia Hollweck*
Satz: *Julia Hollweck, Christopher Hammond*
Rezeptfotografie: *Julia Hoersch*
Foodstyling: *Petra Speckmann*
Illustrationen: *Julia Hollweck*
Bildnachweis: *Andrea Dingeldein: S. 4; Getty: S. 36; Shutterstock: S. 42, 50, 51, 52, 53, 57, 58, 59, 60, 61, 68, 69, 72, 73; Stocksy: S. 6, 76; 31 Media GmbH/Roxy Jenkins: S. 182;*
Herstellung: *Frank Jansen*
Producing: *Jan Russok*
Druck & Bindung: *optimal media GmbH, Röbel*

6. Auflage 2024

Kaiserstraße 14 b
D-80801 München
ISBN: 978-3-96584-107-9

HINWEIS

Die Ratschläge in diesem Buch wurden mit größter Sorgfalt von Autorin und Verlag erarbeitet und geprüft. Eine Garantie kann jedoch nicht übernommen werden. Ebenso ist eine Haftung der Autorin bzw. des Verlags und seiner Beauftragten für Personen-, Sach- oder Vermögensschäden ausgeschlossen. Erkrankungen mit ernstem Hintergrund gehören in ärztliche Behandlung! Bei bereits bestehenden Beschwerden kann das Buch daher keinen fachärztlichen Rat ersetzen.

LIEBE LESERINNEN, LIEBE LESER,

wie schön, dass Sie ein Buch von ZS in den Händen halten. „Jetzt leben!“ ist das Motto unseres Verlages. Es steht für Genuss und Inspiration, Unterstützung und Motivation. Ob Kulinarik oder Fitness, Gesundheit oder Lebenshilfe – seit über 30 Jahren bieten wir kompetente Ratgeber für (fast) alle Lebenslagen. Wir lieben Tradition genauso wie Innovation – sie treiben uns an. Unsere Autorinnen und Autoren sind Menschen, die zu ihrem Thema wirklich etwas zu sagen und zu schreiben haben. Unsere Produkte sind erzählerisch, appetitmachend und als gedruckte Bücher haptisch echte Erlebnisse. Für Sie mit ganz viel Liebe gemacht! Entdecken Sie mehr aus unserer wunderbaren Welt!

UNSER VERLAGSHAUS

Mit Standorten in Hamburg und München zählt die Edel Verlagsgruppe zu den größten unabhängigen Buchanbietern Deutschlands. Zur Gruppe gehören die Verlage Dr. Oetker Verlag, Edel Sports, KARIBU und ZS.

ZS – Ein Verlag der Edel Verlagsgruppe
www.zsverlag.de
www.facebook.com/zsverlag
www.instagram.com/zsverlag

FÜR DIE UMWELT

ZS unterstützt bei der Produktion dieses Buches das Projekt „Junge Riesen für die nächsten 100 Jahre“ im Naturpark Nossentiner/Schwinzer Heide. Damit wird ein Anteil der unvermeidbaren CO_2-Emissionen im direkten Umfeld des Produktionsstandortes kompensiert.

PARTNER Naturpark Nossentiner / Schwinzer Heide
www.optimal-media.com/naturschutzprojekt-001

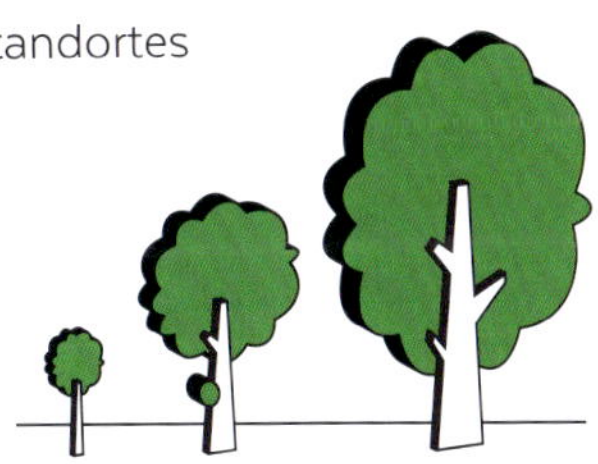

NEWSLETTER

Was koche ich heute Feines? Und wie geht das – schmackhaft und gesund?

Melden Sie sich jetzt zum ZS-Genuss-Service an und verpassen Sie keine kulinarischen und gesundheitlichen Trends mehr.
Wir informieren Sie regelmäßig über unsere Neuerscheinungen, Aktionen oder Gewinnspiele und verraten Ihnen unsere Lieblingsrezepte!

GEWINNEN

Unter allen Neuabonnierenden verlosen wir jeden Monat eine *ZS-Genuss-Box* im Wert von 75,00 €

Jetzt anmelden unter:
www.zsverlag.de/newsletter
oder den QR Code scannen:

ANMELDEN!